食管·胃·十二指肠ESD：

操作、诊断和治疗基础与技巧

［日］滝沢耕平　［日］上堂文也　［日］小田一郎　［日］矢野友规　主编

林香春　译

［日］小野裕之　主审

U0217543

北京科学技术出版社

著作权合同登记号　图字：01-2023-0373

图书在版编目（CIP）数据

食管・胃・十二指肠 ESD：操作、诊断和治疗基础与技巧 /（日）滝沢耕平等主编；林香春译 . — 北京：北京科学技术出版社，2023.6（2024.5 重印）

ISBN 978-7-5714-2992-8

Ⅰ．①食… Ⅱ．①滝… ②林… Ⅲ．①食管镜检②胃镜检③十二指肠疾病—肠镜—内窥镜检 Ⅳ．① R768.3 ② R573 ③ R574.51

中国国家版本馆 CIP 数据核字（2023）第 059647 号

责任编辑： 张慧君　张真真		**电　话：** 0086-10-66135495（总编室）
责任校对： 贾　荣		0086-10-66113227（发行部）
图文制作： 北京永诚天地艺术设计有限公司		**印　刷：** 北京捷迅佳彩印刷有限公司
责任印制： 吕　越		**开　本：** 787 mm × 1092 mm　1/16
出 版 人： 曾庆宇		**字　数：** 300千字
出版发行： 北京科学技术出版社		**印　张：** 16.5
社　　址： 北京西直门南大街16号		**版　次：** 2023年6月第1版
邮政编码： 100035		**印　次：** 2024年5月第2次印刷
网　　址： www.bkydw.cn		ISBN 978-7-5714-2992-8

定　　价： 260.00元

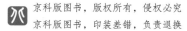

编译者名单

▎主审

小野裕之　　　　　　　日本静冈癌症中心内镜科

▎主编

滝沢耕平　　　　　　　日本交雄会新札幌病院内镜中心
上堂文也　　　　　　　日本大阪国际癌症中心消化内科
小田一郎　　　　　　　日本综合川崎临港医院内科
矢野友规　　　　　　　日本国立癌症研究中心东病院消化内镜科

▎编者名单

道田知树　　　　　　　日本大阪国际癌症中心消化内科
小野裕之　　　　　　　日本静冈癌症中心内镜科
滝沢耕平　　　　　　　日本交雄会新札幌病院内镜中心
吉田将雄　　　　　　　日本静冈癌症中心内镜科
铃木晴久　　　　　　　日本国立癌症研究中心中央病院内镜科
依田雄介　　　　　　　日本埼玉县立癌症中心内镜科
吉永繁高　　　　　　　日本国立癌症研究中心中央病院内镜科
角岛直美　　　　　　　日本东京大学医学部附属医院光学医疗诊疗部
上堂文也　　　　　　　日本大阪国际癌症中心消化内科
金坂卓　　　　　　　　日本大阪国际癌症中心消化内科
佐藤大干　　　　　　　日本埼玉县立癌症中心内镜科
石原立　　　　　　　　日本大阪国际癌症中心消化内科
山本阳一　　　　　　　日本静冈癌症中心内镜科
阿部清一郎　　　　　　日本国立癌症研究中心中央病院内镜科
田中雅树　　　　　　　日本岛根县立中央病院内镜科
山口直之　　　　　　　日本长崎大学医院消化内科（光学医疗诊疗部）
高岛健司　　　　　　　日本国立癌症研究中心东病院消化内镜科
中条惠一郎　　　　　　日本国立癌症研究中心东病院消化内镜科
矢野友规　　　　　　　日本国立癌症研究中心东病院消化内镜科
野中哲　　　　　　　　日本国立癌症研究中心中央病院内镜科

川田登　　　　　　　　　日本静冈癌症中心内镜科

门田智裕　　　　　　　　日本国立癌症研究中心东病院消化内镜科

牧口（江乡）茉衣　　　　日本国立癌症研究中心中央病院内镜科

七条智圣　　　　　　　　日本大阪国际癌症中心消化内科

砂川弘宪　　　　　　　　日本国立癌症研究中心东病院消化内镜科

籔内洋平　　　　　　　　日本神户市立医疗中心中央市民医院消化内科

竹内洋司　　　　　　　　日本大阪国际癌症中心消化内科

吉水祥一　　　　　　　　日本癌研有明医院消化中心上消化道内科

布部创也　　　　　　　　日本癌研有明医院消化中心胃外科

加藤元彦　　　　　　　　日本庆应义塾大学医院肿瘤中心微创疗法研究开发部

▌译者

林香春　　　　　　　　　北京大学国际医院消化内科、内镜中心

推荐序 ▋

"日本人就用 IT 刀"，这句看似毫无因果联系的话在小野裕之先生的演讲中却莫名地充满说服力，这是为什么呢？

众所周知，小野先生是将内镜黏膜下剥离术（endoscopic submucosal dissection，ESD）推广到全世界的 ESD 先驱。在听到"70 多例 ESD 穿孔经保守治疗后几乎全部好转"这一发言后，我于 1999 年决定引进在当时被认为风险极高的 ESD。由于该项技术在大阪是首次开展，在引进前我到日本国立癌症研究中心中央病院进行了为期 1 周的参观学习。从小野先生那里，我不仅学到了 IT 刀的使用方法，还学习了 ESD 适应证、内镜诊断、并发症处理、病理诊断和根治度评价等知识和全部管理方法。同时，小野先生高度的职业责任感，以及他对患者无微不至的关怀也深深感染了我。

随着窄带成像技术（narrow-band imaging，NBI）和放大内镜的普及、附件的多样化、指南的修改完善等，为了更好地参与 ESD 的诊疗，消化内镜医生需要全身心地致力于研究 ESD 技术。基于此，2009 年羊土社出版了 ESD 教科书《消化内镜病例精解：食管与胃 ESD》。这一次，以更具有实践性的入门书为目标，羊土社组织策划、编写了"基础和技巧系列丛书"，《食管·胃·十二指肠 ESD：操作、诊断和治疗基础与技巧》是其中的一本。

本书由小野先生作为主审，由医院里主要使用 IT 刀的专家作为主编，针对贴近临床的问题，由包括日本静冈癌症中心在内的 4 个医院的 ESD 指导老师执笔撰写。治疗手法和治疗策略部分加上了照片和视频，使内容更加简洁易懂。在策划过程中，编者们还收集了一些年轻内镜医生提出的临床问题，并在本书中对这些在实际临床工作中经常遇到的问题展开了仔细、深入的讲解。另外，书中"专家点评"部分是从组稿者的角度对这些问题做的补充说明。本书从多角度对问题进行阐述，因此不仅适用于初学者，对中级医师也非常有帮助。

针对在 2021 年指南中提及的有关十二指肠肿瘤的治疗，本书分别详细介绍了冷圈套息肉切除术、内镜黏膜切除术（endoscopic mucosal resection，EMR）、ESD、腹腔镜 – 内镜联合手术（laparoscopic and endoscopic cooperative surgery，LECS）等内镜治疗方法。

希望年轻医生或者有志于从事消化内科诊疗工作的医生能够阅读本书，书中不仅和大家探讨了内镜技术，还与大家分享了小野先生的"用高水平的内镜治疗造福患者"的坚定信念。

道田知树

日本大阪国际癌症中心消化内科部长

2022 年 4 月

主审序

这次我有幸承担了《食管·胃·十二指肠 ESD：操作、诊断和治疗基础与技巧》一书的主审工作。

以前羊土社出版过专门介绍 IT 刀的属于"通过病例掌握消化内镜系列丛书"的《消化内镜病例精解：食管与胃 ESD》一书，这次新的编者们继承了该书作者的精神，编写了这本全新的著作。

主审是非常重要的职位，在策划内容的沟通会及邮件的来往中，我总是以"交给您了！"这几个字结束。这只是开玩笑的话，因为这样的话根本用不着说。朝气蓬勃的编者们是大家熟知的消化内镜领域的带头人，他们满怀热情，经过热烈讨论，确定了章节框架、执笔者，列出了临床问题，以撰写对读者有用的书为目标编写本书。读这本书时，有不少地方会让我发出"哦，原来如此"的感慨，我也由此对很多基本的医疗器械操作有了新的理解。

和上一本书的不同之处是，本书对 IT 刀以外的前端型刀也有所涉及。我一贯的主张是"只要能很好地切下来，用什么都可以"，也公开对同事和后辈们讲过这些话。但是我也说过："用 IT 刀可以切下几乎所有类型的病变，只要有 IT 刀和针状刀就够了。"大家若想了解编者是否采纳我的观点，可以耐心阅读本书。

ESD 已经成为非常普及的技术，很多内镜医生都在使用。在这种现状下，更需要有这样一本讲解 ESD 的基础和具体操作技巧的书，我相信本书会对读者有所帮助。

小野裕之

日本静冈癌症中心副院长、内镜科部长

2022 年 4 月

　　2009 年由羊土社出版的《消化内镜病例精解：食管与胃 ESD》一书是由小野裕之先生主编的，书中毫无保留地介绍了在不同部位及难度下使用 IT 刀的治疗策略。该书成为关于如何使用 IT 刀的经典著作，获得一致好评，并于 2015 年修订再版，成为众多年轻医生的必读书目之一。

　　IT 刀自发明已有 20 年，需要有一本集大成于一体的书。本书由"IT 刀之父"小野裕之先生担任主审，由医院里主要使用 IT 刀的医生（包括日本国立癌症研究中心中央病院的小田一郎先生、日本国立癌症研究中心东病院的矢野友规先生、日本大阪国际癌症中心的上堂文也先生）担任主编，组成了最强阵容。执笔者来自上述 3 家医院和日本静冈癌症中心，均为在临床一线作为指导者的医生。

　　书中对内镜治疗必备的知识及技术做了详尽的介绍，插入了大量视频，能非常有效地让读者对文字描述的内容形成具体、生动的印象。本书以 IT 刀为主进行介绍，同时对前端型刀也有所涉及，针对不同的治疗策略也做了通俗易懂的解释。另外，和姊妹书《大肠 EMR·ESD 基础和技巧》一样，本书对年轻医生常遇到的一些问题做了详细的解答，这是非常有必要的。

　　本书作为"使用 IT 刀的最强攻略"，相信会成为所有使用 IT 刀的医生和一般不用 IT 刀的医生一定要入手的书。如果本书能够对正在接受培训的年轻医生及作为中坚力量的医生的学习与复习发挥作用，我们将感到无比欣慰。

　　最后衷心感谢在百忙中执笔的医生们，以及给予出版机会的铃木美奈子等羊土社的相关人员！

滝沢耕平

日本交雄会新札幌病院内镜中心部长

2022 年 4 月

目　录

第 1 章　在开始内镜治疗前

1 学习内镜治疗技术 ··· 吉田将雄　1

Q1. 有快速进步的技巧吗?

Q2. 上级医生在指导年轻内镜医生和中级内镜医生时需要注意什么?

Q3. 请教一下左手对镜角的操作技巧及练习方法

Q4. 在治疗困难病例、内镜治疗过程中垂头丧气时,保持良好状态的技巧及方法
是什么?

Q5. 对脚踏板的位置有要求吗?

2 给患者的说明（术前）··· 铃木晴久　6

Q. 为了避免发生医疗纠纷,在知情同意书中需要记录和说明的项目

第 2 章　内镜治疗必要的设备、器具及药物

1 镇静和麻醉 ··· 依田雄介　12

Q1. 在 ESD 治疗中,为了减少患者的身体扭动,内镜操作需要注意什么?

Q2. 对于大量饮酒者的镇静技巧是什么?

Q3. 使用脑电双频指数 / 靶控输注系统,采用丙泊酚镇静,但是在 ESD 治疗中患
者仍有较多的身体扭动,有什么减少患者身体扭动的方法吗?

2 内镜的种类和特性 ·· 吉永繁高　16

Q. 检查中镜头起雾或者容易脏,即使清洗也会沾上新的水滴,请介绍一下清洗的
技巧

3 注射针、注射液的种类和选择 ··· 角岛直美　20

Q. 注射液中加入靛胭脂会使食管腺看不清楚吗?

第3章　食管病变的内镜治疗

4 不同部位、不同情况下的食管 ESD 技术

5 狭窄的预防及狭窄后的管理·····································田中雅树　97

6 出现问题时的应对

第4章　胃部病变的内镜治疗

第5章　十二指肠病变的内镜治疗

1 学习内镜治疗技术

吉田将雄

开始 ESD 之前的心理准备

如果不理解棒球的基本理论或者采用错误的动作，无论如何挥动棒球棒，都不能将球打到远处。这个道理不仅限于棒球，也适用于内镜。无论做了多少年医生、做过多少次内镜治疗，如果没有对理论的正确理解、没有有意识的培训、没有实际的内镜治疗经验、不做自我反思，就可能在到达一定水平后停滞不前，也不能很自信地指导下级医生。有关 ESD 的基本技术将在后文阐述，本章介绍在开展 ESD 之前的准备及培训。

希望阅读本书的年轻医生，作为引领世界的日本内镜技术的继承者，能在 10 年、20 年后活跃在第一线，成为好的指导老师，进一步发展这一领域。也许对于本章内容大家都已经熟悉，希望大家一边阅读一边复习。

ESD 的 3 个基本技术

靶向活检

如果能够把内镜附件放到自己想放的位置，就可以在一定程度上完成黏膜切开及剥离。这正是靶向活检技术的价值所在。这里所说的靶向活检并不是粗枝大叶的，是指直径仅数毫米的靶向活检。

止血

在 ESD 操作过程中，上级医生和初学者最大的差别就是止血所需时间。操作 ESD 需要具备急诊内镜止血的经验，熟练掌握独自一人止血的技术。

黏膜下注射

也许大家会感到意外，但是从个人的指导经验来看，能够恰当地做好黏膜下注射的年轻医生的确很少。能够将注射针穿刺到合适的层面（黏膜下层）本身就难，ESD 还要求医生一边推注注射液，一边用针尖形成自己想要的黏膜下隆起形状。结肠 EMR 是最好的练习机会，这是在挑战 ESD 前需要先练好的技术。

让 ESD 操作稳定的练习

前述的 ESD 的基本技术（包括靶向活检、止血、黏膜下注射）在日常的内镜诊疗中就可以充分练习。在稳定的内镜操作下完成任何处置也是必要的。

这里需要提醒一点，有些年轻医生熟悉内镜后会快速操作内镜（我曾经也是这样），但是，并不是熟悉内镜就等于内镜操作稳定。这一点是年轻医生容易掉进去的陷阱，也有不少人在没有注意到这点时就成为上级医生。事实上，操作内镜时"缓慢移动内镜使图像不摇晃"更难。原则上，在实施 ESD 的过程中，并不仅仅是实时移动视野，而是需要正确而精准地移动视野。这种"不摇晃地缓慢移动"的操作最适合在日常的内镜检查中训练。反复练习，确保拍摄出质量很好的内镜图片，内镜操作才会逐渐稳定下来。

ESD 操作培训

实际上，关于医生如何逐渐参与到 ESD 中，各医院会根据经验而定，这里仅介绍基本的指导方针。本内容是针对指导医生的，如果不需要，可以跳过。

在刚开始进行 ESD 操作时应该选择的病例

在最初开始进行 ESD 的操作时挑战困难部位是不明智的，从保障患者安全的角度也不应这样做，应该选择可以安全地治疗的、没有并发症的患者。最适合的病变是肌层厚、不容易穿孔的胃窦部病变。如果不能保证有数量充足的病例，直肠 ESD 也可以作为开始时的选择。

学习 ESD 的顺序

由于存在个体差异，因此要根据医生的技术水平选择治疗部位，一般是做过 5~10 例胃窦病变后开始操作胃体病变的治疗。对于胃体病变也要从胃体上部到胃体中部小弯开始，内镜容易接近的部位是最适合的。根据笔者所在医院住院医师的数据，当做过 30 例后，剥离的速度就会稳定下来，然后慢慢开始治疗大的病变及胃角、胃体后壁、贲门部、食管的病变。顺利完成上述病变的治疗后就可以晋级到胃体大弯、胃体前壁及伴有溃疡瘢痕的病变的治疗。由于胃底及十二指肠对上级医生来说也是困难的部位，因此应该在成为上级医生后再开始尝试治疗这些部位的病变。

如果让刚开始做 ESD 的医生承担 ESD 的全过程，即使该医生理论上都懂，但实践时常常会对很多流程不清楚。开始的时候要通过不厌其烦地指示、替换术者来让初学者记住一系列流程。在初学者掌握了一定水平的技术后，采用 60 分钟规则，也就是原则上操作超过 60 分钟后要交给上级医生。另外，止血需要 5 分钟以上或者出现穿孔时，也要替换为上级医生，待上级医生将问题解决后再让初学者继续做下去。

Q1 有快速进步的技巧吗？

A1 有很多，尤其是要多做上级医生的助手

在做助手的时候，要观察上级医生的手和手腕的动作，内镜的镜角、旋转及与患者的距离、位置关系等，将这些动作与内镜图像联系起来。这样观察一段时间，就可以仅看着图像猜出现在术者在做什么样的内镜操作。在看自己的 ESD 手术录像时，重新反思自己的动作。进一步在演示现场观看 ESD 操作及观看上级医生做过的 ESD 的录像，将上级医生的 ESD 操作技巧不断地融入自己的内镜操作之中。

Q2 上级医生在指导年轻内镜医生和中级内镜医生时需要注意什么？

A2 首先要让术者本人思考，使之成为本人成功的经验

人与人之间千差万别，要根据术者的性格及能力进行指导，原则上要让术者本人思考。如果术者还是不能解决，则帮助他提出解决对策。成功的体验可以让人成长，因此指导的时候要让他感受到自己完成了操作或者基于别人的建议自己跨越了难点，这是最好的指导。但是，患者的安全是最优先考虑的，绝不能没有底线地放任自由。

Q3 请教一下左手对镜角的操作技巧及练习方法

A3 锁住左右钮（图 1.1）

笔者刚来到日本静冈癌症中心做内镜检查时，在内镜刚刚通过食管入口的瞬间，站在身后的上级医生悄悄地把左右钮锁上了，左右钮不能像原来那样自由地操作。虽然锁住左右钮使检查更耗费时间，但是在逐渐地适应了被锁住的状态后，笔者发现了其意义所在。如果不锁住左右钮，当左手离开左右钮的瞬间，内镜前端或多或少会移动，锁住后就可以防止这一现象的发生。能在锁住左右钮的

状态下完成检查及治疗意味着可以随心所欲地调整镜身的左右移动。也有人不是采用锁住内镜旋钮，而是用左手固定左右钮。由于在内镜治疗中如何用好左右钮是关键，因此一定要在将内镜左右钮锁住的状态下，通过日常的检查及治疗，掌握内镜操作的技巧。

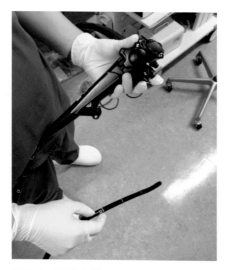

图 1.1　锁住内镜左右钮进行内镜诊治

在治疗困难病例、内镜治疗过程中垂头丧气时，保持良好状态的技巧及方法是什么？

A4　要想到对患者是只有一次的治疗，适当休息一下再继续

不顺利的时候，谁都有可能垂头丧气。那时候，我会让自己想一想，这对患者来讲是只有一次的治疗，我的操作会影响到患者的人生。没有做不完的治疗，多花一点时间也不是坏事。如果心情不佳有可能影响操作，可以稍作休息，调整好之后再认真地操作到治疗结束。

对脚踏板的位置有要求吗？

A5　放在左侧比放在正面好（图 1.2）

为了保持内镜的稳定，固定内镜与患者之间的距离是重点。我们是以右脚为轴，用腹部和腰部右侧固定内镜（图 1.3），将脚踏板放在左侧，用左脚踩脚踏板。如果将脚踏板放在右侧，就不能稳定内镜，内镜前端晃动会导致视野不稳定。

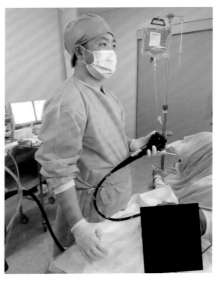

图 1.3　以右脚为轴，用腹部和腰部右侧固定内镜

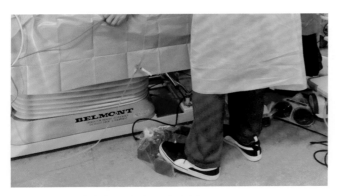

图 1.2　以右脚为轴，左脚踩脚踏板

专家点评

　　关于 ESD，常讨论的是刀的选择及其使用方法。但是，如果内镜的位置好（操作稳定、视野良好、接近的角度合适），无论用哪种器械都能获得好的治疗效果。一般的金属刀是采用机械的力量切割，如果刀没有一定的重量就不能切割。电刀是通过刀与组织间的发热进行切割，保持合适的接触面积很重要。因此，切割时，不是要"移动"刀，而是要在"保持"的意识下操作，这是使用电刀的要点。另外，培训应该在实际治疗前完成，不要将实际治疗现场作为培训场所。

（上堂文也）

■ 参考文献

［1］Yamamoto S, et al: Endoscopic submucosal dissection for early gastric cancer performed by supervised residents: assessment of feasibility and learning curve. Endoscopy, 41: 923-928, 2009
［2］Yoshida M, et al: Learning curve and clinical outcome of gastric endoscopic submucosal dissection performed by trainee operators. Surg Endosc, 31: 3614-3622, 2017

2　给患者的说明（术前）

铃木晴久

为患者解释病情是治疗的一个环节，在对早期食管癌和早期胃癌实施 ESD 之前，向患者进行充分的、简单易懂的说明是必需的。本文将介绍给患者说明的要点，包括目前的病情、ESD 适应证、操作技术、并发症、追加治疗及抗血栓药的停药和恢复用药等。

患者病情的说明

详细说明本次治疗的病变的部位、大小、浸润深度及组织学类型等情况（治疗前诊断），解释满足 ESD 治疗适应证的理由。

ESD 适应证的说明

食管癌

根据浸润深度及淋巴结转移的可能性等，向患者解释其病变适合 ESD 治疗的理由，还要交代相对适应证及加用预防狭窄措施后的适应证。有关哪些病变是食管癌 ESD 的适应证见**第 3 章第 1 节**。

胃癌

同样，需要向患者说明病变适合 ESD 治疗的理由。另外，治疗适应证分为绝对适应证、扩大适应证及相对适应证，需要解释患者的病变属于哪一种适应证。有关胃癌 ESD 治疗的适应证将在**第 4 章第 1 节**阐述。

另外，考虑到以扩大适应证为目标的研究的开展，将淋巴结转移风险不足 1% 的病变、长期预后证据不足的病变定义为扩大适应证，有关这些病变的处理详见**第 4 章第 1 节**。

操作技术的说明

不同器官、病变的操作技术难度有所差别，因此要基于具体病变向患者说明操作的难易程度。详细内容请参考相关章节。

并发症的说明

食管癌

主要的并发症包括切除导致的**出血**（0.2%）、**穿孔**（1.9%）及切除后的**瘢痕性狭窄**（6.0%～16.7%）等，需要充分说明并发症的预防、应对及治疗。当黏膜切除超过环周 3/4（颈部食管为环周 1/2 以上）时，可能出现内镜治疗后的瘢痕性狭窄。为了预防术后狭窄，需要进行球囊扩张、糖皮质激素局部注射或长期口服糖皮质激素等措施。以上内容需要在术前详细说明。

胃癌

代表性并发症为**出血**和**穿孔**。根据日本全国性多中心前瞻性研究结果，早期胃癌并发症和其他不良事件的发生率如下：术后出血 4.4%、输血 0.7%、术中穿孔 2.3%、迟发性穿孔 0.4%、因并发症行急诊手术 0.2%。其他发生率较低的并发症有狭窄、肺炎、空气栓塞。在实施内镜治疗前，需要充分说明存在出现并发症的风险。

如前文所述，要根据不同的病变器官进行具体说明，还要说明大多数并发症可以保守治疗，但是也有需要手术治疗的病例及非常少见的死亡病例。有关预防及应对详见相关章节。

追加治疗的说明

食管癌

ESD 治疗后的组织学评价对于评价是否需要追加治疗是极其重要的。组织学上为 pT1a-EP/LPM 且脉管侵袭阴性、切除断端阴性时判定为治愈性切除，应对患者进行随访。对组织学上为 pT1a-MM 且脉管侵袭阳性的病变及组织学上为 pT1b-SM 的病变，有必要进行追加治疗（手术或者放化疗）。对组织学上为 pT1a-MM 且脉管侵袭阴性的病变，在《食管癌 ESD/EMR 指南》中有关追加外科切除或者放化疗的内容中没有相关推荐意见。

胃癌

当内镜治疗的根治度为 eCuraC（相当于非治愈性切除）时，如果是因为分块切除后侧方断端阳性或者只是由于分块切除而不符合 eCuraA/B 的标准时归为 eCuraC-1，除此之外均归为 eCuraC-2。如果是 eCuraC-1，转移风险低，不仅可以选择追加手术治疗，还可以根据医院的治疗原则，在充分告知患者并获得知情同意后进行再次 ESD、局部烧灼或者随访。当内镜根治度为 eCuraC-2 时，要考虑转移、复发的风险，原则上需要追加外科手术。当由于某种原因不追加手术时，要参考关于淋巴结转移率的报道来评价根治度，并向患者充分说明出现复发后不能根治的可能性大，获得患者的知情同意。

抗血栓药的停药和恢复用药

停药

ESD 是出血风险高的消化内镜技术之一，治疗后会有一定比例的患者发生治疗后出血，服用抗血栓药患者 ESD 术后出血的发生率更高。而为了预防出血，停止服用抗血栓药有可能引起血栓栓塞，因此不仅要考虑到预防出血，还要兼顾避免诱发血栓栓塞，《针对服用抗血栓药患者的消化内镜诊疗指南》于 2012 年发表，表 1.1 中列举了停用抗血栓药易引起血栓栓塞的高危人群（血栓栓塞高风险患者）。关于针对抗血栓药的管理，在 2012 年指南的基础上，《针对服用抗血栓药患者的消化内镜诊疗指南，包括直接口服抗凝血药在内的抗凝血药相关补充（2017）》于 2017 年发布，表 1.2 列出了该指南中关于抗血栓药的应用建议。

表 1.1　**High-risk conditions of thromboembolism associated with withdrawal of antithrombotic therapy**

High-risk conditions associated with withdrawal of antiplatelet agents
Two months following coronary artery bare metal stenting
Twelve months following coronary artery drug eluting stenting
Two months following carotid arterial revascularization (carotid endarterectomy or stenting)
Ischemic stroke or transient ischemic attack with >50% stenosis of major intracranial arteries
Recent ischemic stroke or transient ischemic attack
Obstructive peripheral artery disease ≥ Fontaine grade 3 (rest pain)
Ultrasonic examination of carotid arteries and magnetic resonance angiography of head and neck region where withdrawal is considered high risk of thromboembolism

High-risk conditions associated with withdrawal of anticoagulants[*]
History of cardiogenic brain embolism
Atrial fibrillation accompanying valvular heart disease
Atrial fibrillation without valvular heart disease but with high risk of stroke
Following mechanical mitral valve replacement
History of thromboembolism following mechanical valve replacement
Anti-phospholipid antibody syndrome
Deep vein thrombosis/pulmonary thromboembolism

*The risk of thromboembolism associated with withdrawal of anticoagulants, such as warfarin, varies considerably. Once thromboembolic complications have occurred, they are often serious. All patients on anticoagulant therapy are treated as high-risk patients.

注：应版权方要求，本表按原表列出，不予翻译。

表 1.2　抗血栓药的应用建议

药物类别		内镜检查		内镜治疗	
		观察	活检	低出血风险	高出血风险
单独服用	阿司匹林	◎	○	○	○，或者停药 3~5 天
	噻吩吡啶衍生物	◎	○	○	换为 ASA 或 CLZ，或者停药 5~7 天
	噻吩吡啶衍生物以外的抗血小板药	◎	○	○	停药 1 天
	华法林	◎	○（在治疗范围内）	○（在治疗范围内）	○（在治疗范围内），或者换为肝素，或者临时更换为直接口服抗凝血药
	直接口服抗凝血药	◎	○	○	当日停药，或者换为华法林

注：◎—无须停药；○—有可能不停药；ASA—阿司匹林；CLZ—西洛他唑。
更换用药仅作为内镜检查前的暂时措施。在内镜诊疗出血风险高、服用 2 种以上药物时，建议将内镜诊疗延期，直至可以停药。

① 阿司匹林、噻吩吡啶衍生物等

在进行出血风险高的消化内镜操作前，单独服用阿司匹林的患者，血栓栓塞风险低者可以停药，血栓栓塞风险高者可以不停药。如果血栓栓塞风险低，原则上可以停药 3~5 天。噻吩吡啶衍生物的停药时间为 5~7 天，噻吩吡啶衍生物以外的抗血小板药的停药时间为 1 天。血栓栓塞风险高、服用噻吩吡啶衍生物的患者可以考虑换成阿司匹林或者西洛他唑治疗。

② 华法林、直接口服抗凝血药

服用华法林的患者，根据 2012 年的指南，推荐换成肝素。如果出血时间及国际标准化比率（PT-INR）在治疗范围内，可以继续使用华法林或换为肝素；对于非瓣膜性心房颤动，推荐暂时换成直接口服抗凝血药（direct oral anticoagulant，DOAC）。服用 DOAC 的患者可以换成肝素或者手术当日停药。

③ 合并用药

对于合并使用华法林和抗血小板药（阿司匹林、噻吩吡啶衍生物）的情况，需要根据病情谨慎处理，希望将内镜诊疗延期到病情可以停用抗血栓药时。如果内镜诊疗延期困难，将抗血小板药换成阿司匹林或者西洛他唑，当国际标准化比率（INR）在治疗范围内时继续使用华法林或者换成肝素。对于非瓣膜性心房颤动，可以考虑在术前暂时将华法林换成 DOAC。合并使用 DOAC 和抗血小板药时，需要慎重考虑 ESD，建议等待患者的病情允许停药后再实施内镜诊疗。如果病情不允许等待，可以考虑将抗血小板药变更为单独服用阿司匹林或者西洛他唑。DOAC 可以在内镜诊疗当日早晨开始停用。

恢复用药

停用抗血栓药后恢复用药是从在内镜下确认出血停止的时候开始，恢复服用的药物是患者停药前服用的药物。由于恢复用药后有可能发生出血，因此依然需要应对出血的策略。停用 DOAC 的患者可于 ESD 治疗后第二天恢复用药。

总结

一方面，ESD 从微创、保留脏器功能的方面来讲是非常出色的治疗方法，这是毋庸置疑的。但是，另一方面，如果适应证判断错误而造成切除不完整、对并发症的应对不足、没有做出恰当的追加治疗，均会导致非根治性治疗，有可能对患者的生命造成巨大影响。

因此，在实施 ESD 时，需要针对 ESD 的适应证、操作技术、并发症、追加治疗等要点给患者做出详细的说明，获得患者的充分理解，在此基础上进行 ESD，这是非常重要的。

 Q 为了避免发生医疗纠纷，在知情同意书中需要记录和说明的项目

A 疾病名称及疾病状态、手术内容、手术的风险、可选择的其他疗法以及预后

根据日本最高法院裁决的案例，在知情同意书中需要包括这些事项：①疾病名称及疾病状态；②即将实施的手术内容；③手术伴随的风险；④其他可选择的疗法，及其利害得失；⑤预后。另外，根据日本地方法院裁决的案例，需要向患者充分说明并获得理解的要素包括：①签署知情同意书；②医院保留由患者及医生签署好的知情同意书；③诊疗记录及护理记录中记载着患者同意的意愿等；④便于患者理解的具体图示；⑤医生给了患者充分的时间去考虑医生解释的内容。

专家点评

 在对 ESD 进行知情同意的告知时，不能花很多时间啰啰唆唆地解释，需要用图示说明要点，避免用专业术语，尽量用简单的词语去说明。尤其是需要让患者充分了解并不是采用 ESD 切除病变就意味着治疗结束，在最终病理结果出来之前都有追加治疗的可能。

（滝沢耕平）

■ 参考文献

[1] 「食道癌診療ガイドライン2017年版（第4版）」（日本食道学会／編），金原出版，2017
[2] 石原立，他：食道癌に対するESD/EMRガイドライン．Gastroenterol Endosc, 62：221-271, 2020
[3] 「胃癌治療ガイドライン 第6版（医師用）」（日本胃癌学会／編），金原出版，2021
[4] 小野裕之，他：胃癌に対するESD/EMRガイドライン（第2版）．Gastroenterol Endosc, 62：273-290, 2020
[5] Takizawa K, et al：Recurrence Patterns and Outcomes of Salvage Surgery in Cases of Non-Curative Endoscopic Submucosal Dissection without Additional Radical Surgery for Early Gastric Cancer. Digestion, 99：52-58, 2019
[6] 藤本一眞，他：抗血栓薬服用者に対する消化器内視鏡診療ガイドライン．Gastroenterol Endosc, 54：2075-2102, 2012
[7] 加藤元嗣，他：抗血栓薬服用者に対する消化器内視鏡診療ガイドライン 直接経口抗凝固薬（DOAC）を含めた抗凝固薬に関する追補．Gastroenterol Endosc, 59：1547-1558, 2017
[8] 荒川廣志，他：内視鏡診療に必要な問診と同意取得．消化器内視，29：310-314, 2017
[9] 藤谷克己，長谷川敏彦：インフォームドコンセントにおける同意の意義—最近の下級審判例分析を基に．医療マネジメント会誌，15：102-107, 2014

1 镇静和麻醉

依田雄介

引言

为了在内镜室进行良好的 ESD 操作，使患者处于良好的镇静状态是必需的。（如果患者移动或者烦躁就不可能进行精细的内镜操作！）

在实施 ESD 时，需要先了解最新的镇静指南以及药品说明书，之后再进行恰当的镇静。

内镜治疗中合适的镇静

美国麻醉学会关于内镜治疗中的镇静推荐采用镇静、麻醉分类中的"中度镇静 / 镇痛（moderate sedation/analgesia）"。但是，根据治疗的难度及治疗时间，有时需要采用"深度镇静 / 镇痛（deep sedation/analgesia）"。

镇静前的评估

为了给患者实施合适的镇静以及预防并发症，在镇静前评估病史、用药史、全身状态等是很重要的。如合并重度的肺疾病、缺血性心脏病等，应根据具体情况请相关科室会诊。如果预测治疗时间较长或者存在呼吸相关风险，有必要进行全身麻醉。尤其需要注意的要点总结如下。

- 合并症及用药情况：慢性阻塞性肺疾病、睡眠呼吸暂停综合征、心脏病、慢性肾功能不全、肝硬化、重症肌无力、服用抗精神病药等。对这类患者需要注意镇静药的使用量及种类。
- 高龄患者：注意低血压、低氧血症、心律失常、误吸的发生风险。
- 妊娠患者：要考虑镇静药对胎儿的影响（低氧血症、致畸等），如有可能，将内镜操作延期。

镇静时的监测

内镜治疗中发生的最重要的致死性并发症是心肺事件。在内镜诊疗中至少每隔 5 分钟评估一次患者的意识状态和生命体征，还应定期监测脉搏、血压及血氧饱和度。

在指南中有以下规定。

- 高难度内镜诊疗需要配置 1 名以上专职监护人员。
- 建议给内镜医生及内镜室工作人员培训镇静相关的知识。

可以使用的药物

代表药物如下所示，通常联合使用镇静药和镇痛药，以便实现更好的镇静管理。针对出现的呼吸抑制使用拮抗剂。

镇静药和静脉麻醉药

① 苯二氮䓬类（地西泮、咪达唑仑、氟硝西泮等）

这类镇静药可以稳定地作用于中枢神经系统，还具有抗焦虑等作用，有轻微降低血压的作用，而对循环系统的影响非常小。

在指南中，从镇静效果和患者的满意度角度推荐使用咪达唑仑。

② 盐酸右美托咪定（dexmedetomidine hydrochloride, DEX）

DEX 为 α_2 肾上腺素受体激动剂，具有镇痛及交感神经抑制作用，对呼吸的抑制作用轻微，安全性高。在指南中，DEX 推荐用于需要长时间镇静的情况。在内镜治疗中，DEX 的使用已经纳入医疗保险的适应证。

用药后需要注意的是有可能出现低血压、心动过缓，使用中需要注意存在约 10 分钟的初期负荷。

③ 丙泊酚

丙泊酚为静脉麻醉药中觉醒质量好、很少引起恶心及呕吐的药物，特点是麻醉恢复时间及离室时间短，患者、护士使用的满意度高。

丙泊酚在小剂量时具有镇静作用，大剂量时具有麻醉效果，镇静和麻醉之间剂量宽度小，推荐具有充分的气道保护经验的医生使用。在日本，没有针对非麻醉科医生安全使用丙泊酚的培训系统及指南，各个医院根据其人员情况自行判断使用。

监测镇静深度的仪器为脑电双频指数 / 靶控输注（BSI/TCI）系统，该系统可以测定脑电波并将其转化为数字，可以帮助降低过度镇静的风险，减少丙泊酚的使用量。

镇痛药

① 阿片类镇痛药（哌替啶）

哌替啶和吗啡一样，都是阿片受体激动剂，具有中枢镇静作用，其镇痛效果为吗啡的 1/10 ~ 1/5。

② 拮抗性镇痛药（喷他佐辛）

喷他佐辛具有很强的镇痛作用及轻微的阿片类拮抗作用，其镇痛效果为吗啡的 1/4 ~ 1/2，采用 15 ~ 30 mg 静脉注射可以获得中度镇痛效果。

拮抗剂

① 氟马西尼

为苯二氮䓬类药物的拮抗剂，由于药物作用持续时间短，有时会出现清醒后再次入睡的现象。本药安全性高，但是长期服用苯二氮䓬类药物的癫痫患者禁止使用。

② 盐酸纳洛酮

为哌替啶、喷他佐辛等药物的拮抗剂，在哌替啶引起恶心及喷他佐辛引起呼吸抑制时使用。

在 ESD 治疗中，为了减少患者的身体扭动，内镜操作需要注意什么？

A1 即使在镇静状态下，较强的疼痛刺激也可以增加身体扭动，因此要尽可能减少诊疗的痛苦

胃的过度拉伸（所谓的"硬推"）以及由于空气（如内镜医生无意识地注气）、烟雾、液体造成的胃扩张状态会使患者感到痛苦及疼痛，造成患者的身体扭动增加。

这种状态下因迷走神经反射诱发心动过缓及低血压，对镇静的管理会变得更难。采用以下的措施能减少患者的身体扭动及避免追加使用镇静药。

（1）尽可能减少内镜推进胃里的时间。

（2）采用 CO_2 注气治疗。

（3）不断吸出胃内过多的空气、烟雾、液体。

（4）给有胃造口的患者做食管 ESD 时从胃造口处吸气。

对于大量饮酒者的镇静技巧是什么？

A2 使用不易出现镇静失效的 DEX 和丙泊酚

大量饮酒者为食管癌的高危人群，有时会出现镇静失效的情况，甚至患者会拔出内镜，这种情况下继续进行内镜治疗是非常危险的。

指南推荐在出现镇静失效时停用镇静药并快速给予拮抗剂。在患者状态稳定后给予镇痛药（哌替啶）和氟哌啶醇后再次开始内镜治疗。患者会有一定程度的意识，大多数情况下可以和患者做适当的交流并完成治疗。

指南不建议对大量饮酒的患者用苯二氮䓬类药物，而建议使用不易出现镇静失效的 DEX 和丙泊酚。这类药物发生镇静失效的概率虽然很低，但是也有发生的可能，因此对于有镇静失效既往史的患者或者患者在镇静诱导期出现奇怪的行为时，要尽快追加使用氟哌啶醇。

采用以上措施仍难以控制时，需要选择全身麻醉。

使用脑电双频指数/靶控输注系统，采用丙泊酚镇静，但是在 ESD 治疗中患者仍有较多的身体扭动，有什么减少患者身体扭动的方法吗？

A3 追加少量咪达唑仑

在采用脑电双频指数/靶控输注系统的情况下使用丙泊酚可以获得稳定的镇静效果，但是仍会有身体扭动，可以通过追加少量咪达唑仑应对。另外，大多数身体扭动的原因是疼痛，也可以使用哌替啶以及 Q1/A1 中提及的方法。

专家点评

为了安全地实施 ESD，进行合适的镇静管理尤其重要。各个医院都需要有完善的镇静下内镜治疗的体系，以防止由于镇静本身的并发症、不合适的镇静深度引起的身体扭动造成 ESD 并发症的发生。另外，为了安全实施 ESD，有时需要给予全身麻醉。各医院也要完善全身麻醉下内镜治疗适应证的标准。

（小田一郎）

■ 参考文献

[1] 後藤田卓志, 他：内視鏡診療における鎮静に関するガイドライン（第2版）. Gastroenterol Endosc, 62: 1635-1681, 2020

[2] Early DS, et al: Guidelines for sedation and anesthesia in GI endoscopy. Gastrointest Endosc, 87: 327-337, 2018

2 内镜的种类和特性

吉永繁高

认识内镜

内镜的特性

笔者所在医院主要使用的是奥林巴斯内镜，因此本部分内容以奥林巴斯内镜为例。内镜大体上分为 2 种：检查用的常规内镜和治疗用的治疗内镜。

常规内镜的钳道孔径为 2.8 mm，治疗用附件的直径多为 2 mm 左右，因此插入治疗用附件后吸引力量会减弱。最新的放大内镜具有注水功能。没有放大功能的内镜直径比较小，前端硬性部分短，因此转弯半径小，多可以做小反转（图 2.1）。

治疗内镜的钳道孔径为 3.2 mm，因此即使插入治疗用附件也可以有充分的吸引力量。治疗内镜一般都有注水功能，双弯曲内镜具有 2 个钳道和 2 个弯曲（图 2.2）。

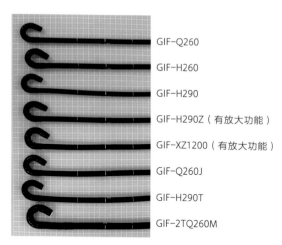

GIF-Q260

GIF-H260

GIF-H290

GIF-H290Z（有放大功能）

GIF-XZ1200（有放大功能）

GIF-Q260J

GIF-H290T

GIF-2TQ260M

图 2.1 不同内镜向上打满镜角时的比较

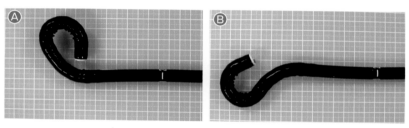

图 2.2 双弯曲内镜（GIF-2TQ260M）的弯曲部
Ⓐ 第 1 弯曲和第 2 弯曲同时向上打镜角时的内镜形态。
Ⓑ 第 1 弯曲向上打镜角、第 2 弯曲向下打镜角时的内镜形态。

内镜之间的细微差别

如图 2.1 所示，各种内镜弯曲部分的位置、半径等有些差别，除了表 2.1 内所示的内镜外径及钳道孔径的差别外，还有钳道开口位置及注水孔位置的细微差别。即使都是治疗内镜，GIF-Q260J 和 GIF-H290T 的注水孔的位置也完全不同，GIF-H290T 的钳道开口位置略偏向 6 点方向。重要的是，要基于这些内镜的细微差别选择适合自己操作习惯的内镜。

表 2.1 **不同型号内镜的钳道及注水孔的位置**

内镜	GIF-H290Z	GIF-XZ1200	GIF-Q260J	GIF-H290T	GIF-2TQ260M
插入附件注水时的图像					
内镜前端的直径	9.9 mm	9.9 mm	9.9 mm	9.8 mm	11.7 mm
钳道的直径	2.8 mm	2.8 mm	3.2 mm	3.2 mm	3.2 mm/3.2 mm
钳道的位置	8 点	8 点	7 点	7 点	7 点 /5 点
注水孔的位置	7 点	7 点	4 点	6 点	6 点

不同部位对内镜功能的要求

食管

食管是直径约 2 cm 的管状器官，不能反转内镜操作，因此对于内镜的弯曲度没有特殊的要求，**只要是治疗内镜就可以，选择钳道及注水孔位置适合自己操作习惯的内镜即可**。但是，有时由于食管受椎体的压迫等原因，采用具有常规向下镜角的内镜会难以接近病变，可以选择向下镜角为 180° 的 GIF-H290T。由于该内镜的向下镜角比普通内镜大，在使用 IT 刀进行黏膜切开时，会比想象的切得深，需要引起注意。

胃

胃呈袋状，有弯曲，而且胃腔较宽，因此与食管不同，**选择内镜很重要**。除胃小弯以外，对胃窦、胃体中部小弯至胃后壁等处的病变，原则上用哪种内镜都可以。对胃角小弯的病变，由于内镜要在狭小的空间内进行反转，建议使用弯曲度好的治疗内镜；即使这样仍然难以操作时，可以使用转弯半径小的普通胃镜。当需要在胃窦小弯、胃体下部至胃角大弯等处反转内镜来操作时，有时也会选择常规胃镜。对大多数胃体大弯的病变可以使用治疗内镜，但是如果反转内镜操作困难，也可以考虑使用普通内镜。对于胃体上部小弯至贲门周围等内镜被胃体小弯夹持却要反转操作的部位，建议使用弯曲度好的治疗内镜，操作困难的时候也可以使用转弯半径小的常规内镜。胃体小弯至前壁、胃底穹隆部的病变难以接近，主要使用双弯曲内镜。胃体小弯的病变难以接近时，也可以考虑使用双弯曲内镜。

双弯曲内镜的优势是在难以接近病变的时候可以通过第 2 弯曲接近病变；反之，当过于靠近病变时，也可以通过第 2 弯曲离开病变，从而创造更好的剥离条件。另外，在使用双弯曲内镜时，尤其是调节左右钮及左右旋镜时，由于存在第 2 弯曲，内镜的动作和普通内镜有所不同，因此在使用附件进行切开、剥离时，要先试着空切，观察好内镜的动作后再开始实际操作，这样会更安全。

十二指肠

十二指肠为空腔脏器，有较明显的弯曲，内镜不能像在食管及胃内那样自由活动。由于内镜前端硬性部分的长度及弯曲的细微差别、推进式插入或者内镜拉直等不同，接近病变的难易程度有所不同，因此要根据病变选择能与病变保持合适距离以及便于恰当处理病变的内镜。如果病变位于水平段，用胃镜有可能难以接近病变或者处置病变困难，这时也可以考虑使用结肠镜。笔者个人在治疗十二指肠病变的时候多选用双弯曲内镜，因为双弯曲内镜有左、右两个钳道，可以从更好操作的钳道伸出附件，必要时还可以使用第 2 弯曲以与病变保持合适的距离。当病变位于幽门管背侧或者十二指肠上角时，需要反转内镜操作，这时建议选择转弯半径小的内镜。需要注意的是，如果勉强反转内镜，有可能造成穿孔，一定要谨慎操作。

Q 检查中镜头起雾或者容易脏，即使清洗也会沾上新的水滴，请介绍一下清洗的技巧

A 要关注钳道的位置以及重力方向，也可以将内镜贴在黏膜上清洗

在安装透明帽的情况下，透明帽的一端会存水。要考虑钳道开口的位置，也就是在内镜顺镜的时候要让钳道在透明帽的下方，这样在反转观察时若发现水滴，将内镜变成顺镜观察的状态，就可以使透明帽内的水流向钳道方向而被吸出来。如果没有安装透明帽，通过尝试注气、注水等手段仍没有改善，可以轻轻地将内镜前端贴到黏膜上，从钳道注入含有蛋白酶及消泡剂的水来清洗，也可以在黏膜表面擦拭。如果这样做镜头依然不清楚，建议不要犹豫，尽早拔出内镜，直接擦洗内镜前端的镜头。

专家点评

　　虽然说"善书者不择笔"，但还是要精通各种工具并使用适合自己的工具。ESD 也是一样的，不要认为内镜的选择不重要，一定要选择适合治疗病变的内镜。另外，即使是同一个内镜，在维护状态不佳时，也会出现镜角不能打到头等情况，因此在治疗贲门部、幽门管背侧等需要完全反转操作的病变时，一定要事先确认好内镜的维护状态。

（滝沢耕平）

3 注射针、注射液的种类和选择

角岛直美

引言

在 EMR/ESD 中，为了保证被切除肿瘤的水平断端及垂直断端为阴性，同时避免损伤肌层，有必要在黏膜下层进行适当的注射。注射针及注射液的选择很重要，现在有各种注射针及注射液，对于其使用没有特殊的规定，根据使用的刀以及技术程度选择习惯使用的就可以。

注射针：种类和特点的比较

注射针的特征除了针的直径、出针的长度以外，还有维持针的伸出状态的针锁功能、安全收回针的弹簧回收功能、追求操作性能的防滑设计、有利于推入黏稠度高的液体的高流量型、针尖的形状（锋利或钝的）等，不同厂家开发了具有各种不同特征的注射针（表2.2）。

表 2.2　**注射针的种类和特征**

名称	直径 / G	针长 / mm	制造商	特征
M·Jector™ Needle	23，25	3，4	Medicos Hirata	锁定伸出针的长度，弹性回收，人体工程学手柄
M·Jector™ Needle Neo	23，25	3，4	Medicos Hirata	高级自动锁定系统（提高了单手操作性能，并融合了弹性回收功能）
Super Grip®	23，25，26	1.8，3，4，5	株式会社 Top	可以单手出针及回针 用声音及触觉感受锁定针长的功能 4 种不同的针截面积对应不同的阻力 针尖分为锐利、钝、细边、平钝 4 种 有超细内镜（外径 1.9 mm）
Super Grip® hommage®	25，26	4	株式会社 Top	手柄小，预充容量降低
NeedleMaster	21，23，25，26	1.8，3，4，5，6	奥林巴斯	针尖锐利，钝针可以单手操作
Prime Ject	23，26	3，4	波士顿科学（日本）	针尖极小的 26 G Pro Bevel 针带有确认穿刺深度的标志，通过声音及感觉传递针头锁定信息
SureLIFTER™	23，25	3，4，5	波士顿科学（日本）	针尖分锐利型和钝型 高流量设计 通过声音及感觉传递针头锁定信息 可单手操作

在笔者所在医院，对胃部病变使用 25 G、针长 4 mm 的钝针，消化道其他部位使用针长 3 mm 的钝针，为预防食管 ESD 术后狭窄而局部注射糖皮质激素时使用针长 1.8 mm 的钝针。

注射液：种类、使用量和选择

黏膜下注射所用的注射液需要具有能够形成高的隆起并能维持隆起、不损伤组织、容易用注射针注射等特性。高张生理盐水或者葡萄糖溶液会造成切除后溃疡增大，并影响对切除标本的病理学评价，因此，在 ESD 中使用透明质酸钠溶液，除此之外还有甘油果糖、海藻酸钠等。另外，为了预防出血，还可添加肾上腺素（40 ml 注射液加 0.1 ~ 2 mg 肾上腺素）；为了更好地识别黏膜下层，可加用少量靛胭脂。由于透明质酸钠价格高，常用生理盐水、5% 葡萄糖溶液或者将甘油果糖稀释使用。

当伴有严重瘢痕、病变位于胃底和穹隆部等胃壁薄的部位、由初学者实施 ESD 时，建议使用透明质酸钠溶液。最近的多中心前瞻性随机对照研究证实海藻酸钠溶液具有和 0.4% 透明质酸钠溶液相似的作用，已经开始应用于临床（表 2.3）。笔者所在医院治疗胃部病变时，使用的注射液是用甘油果糖将 0.4% 透明质酸钠溶液稀释 2 倍而成的溶液；在治疗食管病变时，则直接用 0.4% 透明质酸钠溶液。

表 2.3　注射液的种类和特征

名称	渗透压比	pH	特征
生理盐水	1	4.5 ~ 8.0	等张溶液，对组织无损伤，隆起保持性差
5% 葡萄糖溶液	约 1	3.5 ~ 6.5	对组织无损伤，隆起保持性比生理盐水好
甘油果糖®	约 7	3 ~ 6	高张溶液，不损伤组织，隆起保持性好
Muco-up®	0.9 ~ 1.2	7 ~ 8	0.4% 透明质酸钠溶液，隆起保持性好
k-smart®	0.9 ~ 1.2	7 ~ 8	0.4% 透明质酸钠溶液，隆起保持性好
Liftal®K	0.9 ~ 1.1	6 ~ 8	海藻酸钠溶液，多中心前瞻性随机对照研究显示其效果不比 0.4% 透明质酸钠溶液差

Q 注射液中加入靛胭脂会使食管腺看不清楚吗？

A 过浓时可能会看不清楚

如果靛胭脂浓度过高，可能造成黏膜下层的透见度下降，看不清食管腺和血管。浓度较低的靛胭脂会使确认局部注射范围及剥离黏膜下层与肌层变得更容易，因此，笔者所在医院使用浓度稍低的靛胭脂（20 ml 的 0.4% 透明质酸钠溶液加入 0.15 ~ 0.20 ml 的 0.4% 靛胭脂）。

专家点评

局部注射是决定 ESD 成败的极其重要的步骤。建议初学者进行黏膜下层注射时，要直视刺入部位并谨慎地注射。在对严重的瘢痕病变进行 ESD 操作时，由于有效的局部注射区域小，因此这是很好的训练机会。

（矢野友规）

4 刀的种类和选择方法

吉永繁高

了解刀的种类和特性

ESD 中使用的刀分为 3 大类，如表 2.4 所示。

表 2.4 **刀的类型**

分类	例子
IT 刀系列	ITknife、ITknife2™、ITknife nano™ 等
前端型系列	NeedleKnife、HookKnife™、DualKnife™、FlushKnife®、TriangleTipKnife™、Jet B-knife® 等
剪刀型系列	ClutchCutter®、SB 刀、SB 刀 Jr®

IT 刀系列

　　IT 刀是在针状刀前端加上球形绝缘头的刀。最早的 ITknife 仅仅是前端加上了球形绝缘头，由于绝缘头的阻力，这种刀难以横向切开。后来开发出 ITknife2™，它的球形头背侧加上了向 3 个方向放射状延伸的电极，（图 2.3 Ⓐ），使切开功能有了飞跃式的提升。其后又开发出适用于食管、结肠等黏膜下层薄的部位的 ITknife nano™，它的小而短的绝缘头后方有圆盘状电极（图 2.3 Ⓑ）。IT 刀系列由于前端有绝缘头，实际具有切开功能的是头和外鞘之间的金属部分（刀刃）（图 2.4），因此能极大地避免出现穿孔。另外，固定的刀头可以进行稳定的切除，即使是治疗受呼吸、心搏影响大的部位也可以避免附件偏离，从而完成治疗。需要注意的是，现在市面上的 ITknife2™ 和 ITknife nano™ 的绝缘头的背侧有电极，**如果在黏膜切开时过分向下按压，会切得超乎想象的深，有穿孔的风险**。在剥离黏膜下层时，由于电流一直传导到绝缘头的边缘，有时会切到比刀刃更深的部位，所以一定要注意。

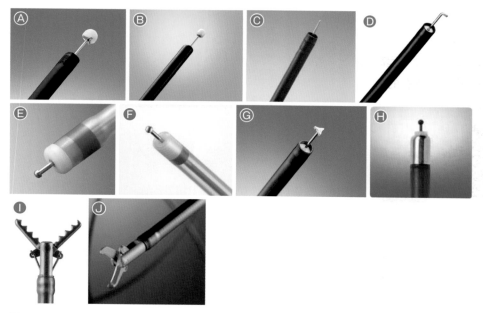

图 2.3 ESD 使用的各种刀

ⒶITknife2™。Ⓑ ITknife nano™。Ⓒ NeedleKnife。Ⓓ HookKnife™。Ⓔ DualKnife™。
Ⓕ FlushKnife®。Ⓖ TriangleTipKnife™。Ⓗ Jet B-knife®。Ⓘ ClutchCutter®。Ⓙ SB 刀 Jr®。
（图片来源：ⒶⒷⒸⒹⒺⒼ由奥林巴斯株式会社提供；ⒻⒾ由富士胶片株式会社提供；
Ⓗ由锡安医学株式会社提供；Ⓙ由 SB-Kawasumi 株式会社提供。）

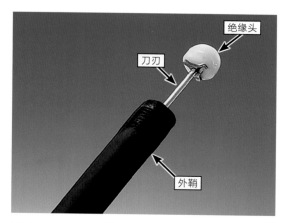

图 2.4 ITknife2™ 的构造

（图片来源：奥林巴斯株式会社。）

　　另外，IT 刀系列由于前端带有绝缘头，在黏膜切开时必须要用前端型刀进行最初的预切开，即"打黏膜洞"。由于前端有绝缘头，难以边推边剥，IT 刀的基本操作为边拉边剥离，动作是"从远到近，由外到内"。但是，在剥离黏膜下层时，可以像将近端恰到好处深度的层次和黏膜切开线连接起来一样切开外侧的浅层，这样就可以向着离开肌层的方向安全地进行切除，也可以边凝固浅层的血管边切（视频 2.1）。这个方法对食管病变也是有效的。开始的时候将绝缘头压在正面黏膜下层，然后轻微通电，将绝缘头稍微埋进黏膜下层，制作牵拉点，然后向远离肌层的方向往外侧剥离，就可以完成安全、高效的剥离。此外，IT 刀特有的切法是"以前端绝缘头为支点，用刀刃切除"（视频 2.2）。这个方法重要的是通过旋镜或者调节镜角，将刀刃紧密贴在想切开的组织（大多数情况下是黏膜下层的纤维）上并牵拉。

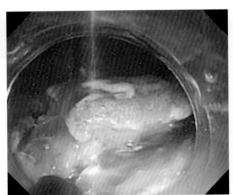

视频 2.1　使用 IT 刀由内向外剥离

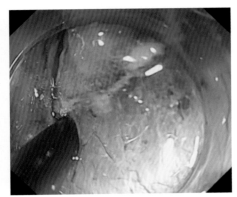

视频 2.2　以前端绝缘头为支点，用刀刃切除

另外，有时候由于刀刃隐藏在切开的黏膜下，会看不见正在切的部分，这时候要了解消化道管壁的走行，一定要避免刀向着肌层切。

前端型系列

前端型系列包括：① NeedleKnife（图 2.3 Ⓒ）；② 将 NeedleKnife 的前端弯曲 90° 的 HookKnife™（图 2.3 Ⓓ）；③由原来作为刀使用的细径圈套器开发而成的 FlexKnife 和 DualKnife™（图 2.3 Ⓔ）；④ 最早在 ESD 刀中配备了注水功能的 FlushKnife®（图 2.3 Ⓕ）和前端为球形的拓展型 FlushKnife® BT-S；⑤ 刀头为三角形的 TriangleTipKnife™（图 2.3 Ⓖ）；⑥ 刀和外鞘为双极的 B-knife®（双极电刀）及刀的前端呈球形且具有注水功能的拓展型 Jet B-knife®（图 2.3 Ⓗ），等等。和 IT 刀不同，这类刀由于是通过刀的前端通电切断组织，因此统称为"前端型"。现在几乎所有的前端型刀都有注水功能。HookKnife™、TriangleTipKnife™ 可以用前端钩住希望切开的组织，能够更准确地切开、剥离组织，但是 TriangleTipKnife™ 和 HookKnife™ 的不同是缺乏放电的指向性，这点需要注意。DualKnife™ 的前端类似小的光盘样结构，FlushKnife® BT-S 和 Jet B-knife® 的前端呈球形，也可以钩住希望切开的组织，虽然钩的作用没有 HookKnife™、TriangleTipKnife™ 那样强。

前端型刀的基本操作与 IT 刀相反，是"从近到远，由内到外"，与 IT 刀的不同是没有前端的绝缘头，因此刀的自由度好，在切断纤维时可以用前端牵拉组织，向切的方向拉紧并切开。尤其是 HookKnife™ 可以将钩子旋转到想切的方向，充分钩住组织，从而进行有效的切开、剥离。但是，由于前端型刀的动度大，电流一直通到刀的前端，和 IT 刀相比穿孔的风险高。Jet B-knife® 采用双极电路，进行组织切开时电流主要是在刀和外鞘之间流动，降低了穿孔的风险。

剪刀型系列

剪刀型刀是用刀夹起组织后切开，和前两种刀原理不同，包括 Clutch-Cutter®（图 2.3 ❶）和 SB 刀，以及将剪刀臂变小来改变开口宽度的 SB 刀 Jr®（图 2.3 ❿）。

剪刀型刀的基本操作是将组织"夹闭后切开"，切的顺序是从近端向远端推进。由于是将要切的部分"夹闭""确认"后切开，可以说是安全性高的刀。另外，剪刀型刀和其他的刀不同，内镜医生是将刀放到合适位置的"助手"，而助手则是将刀旋转到合适的方向并夹闭通电的"术者"。

要根据部位、病变的状况选择刀

食管

食管是直的管腔脏器，不同的部位都可以采用几乎相同的策略，原则上不用特殊挑选刀。但是，与胃相比，食管的 ESD 容易出现穿孔，且一旦发生穿孔，处理起来难度大，因此要选择具有注水功能的刀。如果选择 IT 刀，应该选择对食管壁通电少的 ITknife nano™。当椎体等壁外组织压迫、使用 ITknife nano™ 操作困难时，也可以合并使用前端型刀。

胃

对于胃的病变，选择了合适的内镜且注意空气量的调整，用任何刀都是可以的。对于受呼吸影响大的病例以及难以接近的病变，使用前端具有绝缘头的附件可以使内镜状态稳定，因此 ITknife2™ 是有效的。但是在对胃体中部至胃角大弯侧病变进行顺镜牵拉切开黏膜时，由于 ITknife2™ 垂直于黏膜，有时会难以切开，这时如果勉强将 ITknife2™ 用力下压，就有可能穿孔，这一点需要注意。

对黏膜下层进行充分的局部注射可以避免穿孔，但是有些情况下使用前端型刀压下去切会更安全。当瘢痕纤维化造成 ITknife2™ 的头端不能进入黏膜下层时，用前端型刀一点点切开瘢痕部分更好一些。没有球形刀头的前端型刀 NeedleKnife 可以进行细微的切除，如果内镜状态稳定，可以考虑选择这种刀。

十二指肠

十二指肠由于黏膜下层纤维化明显，而且空间狭小，比起 IT 刀，一般使用前端型刀的情况要更多一些。但是由于肌层薄，一旦发生穿孔容易造成重症，需要谨慎操作。如果选择 IT 刀系列，应该选择前端头小、容易钻到黏膜下层、不易对肌层造成热损伤的 ITknife nano™。

Q1 从前端型刀换成 IT 刀，请教一下切法的不同以及注意事项

A1 没有固定的切法，但是"从近到远"的切法并不是高效率的，重要的是要一直关注肌层的走行方向

我认为并没有哪种刀就一定要用什么样的切法的规定，只要能安全地切开、剥离，任何切法都是可以的。但是刀的结构不同，基本的切法不同，比如 IT 刀基本上是"从远到近，由外到内"，但是如前所述，也有"由内到外"切更有效的情况。但是由于 IT 刀的前端有绝缘头，可以说"从近到远"的切法并非高效的切法。所有的刀的操作共同点是"要一直关注消化道管壁，尤其是肌层的走行方向，采用最适合切除组织的动作进行切除"。

Q2 需要用 IT 刀以外的刀进行内镜治疗的病变有什么特点？

A2 十二指肠病变、伴有瘢痕的病变等更适合使用前端型刀

IT 刀的优点是前端的绝缘头使热损伤减少，从而降低了穿孔的风险，还可以以前端为支点进行稳定的操作。但是因为是用绝缘头近端的金属切割组织，所以不能快速切断。另外，当前端绝缘头不能进入黏膜下层的狭小空间时，操作也会较为困难。因此，IT 刀不适合治疗十二指肠病变、伴有瘢痕的病变等。此外，只能从正面接近的病变，比如位于管腔弯曲处且反转时难以靠近的病变，需要将病变的近端部分进行黏膜切开并剥离部分黏膜下层，这种情况下更适合用前端型刀。

专家点评

电刀对组织的切断及凝固是通过控制刀和组织之间的接触面积、使接触部位发热完成的。根据刀的形状、与组织接触的部位及动作产生的效果的不同，操作方法有所不同。但是如果熟悉了操作方法，使用任何刀都可以获得同样的效果（恰当的切断和凝固）。现在开发了各种各样的附件，但除了是否有绝缘部分及注水功能以外，不会有大的差别。我认为与其尝试各种新的刀，不如充分掌握一种刀的操作方法并用其他类型的刀来弥补这种刀的不足。

（上堂文也）

5 组织夹的种类和选择方法（更高效的使用方法）

吉田将雄

引言

视频 2.3

在内镜治疗中使用的组织夹，其用途大致有：①止血；②夹闭；③牵引。本节介绍有关牵引的内容。有日本学者报道了有关食管、胃 ESD 中带线组织夹牵引法有效性的随机对照研究结果。截至 2022 年 3 月，针对组织夹以及安装顺序等还没有成文的规定，因此本节仅以笔者的经验为基础进行说明。

有关带线组织夹的制作方法请参考视频 2.3。

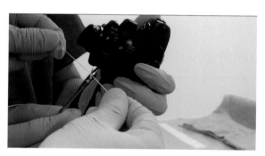

视频 2.3　带线组织夹的制作方法

组织夹的常见种类及其特征

EZ Clip™（奥林巴斯）（图 2.5）

在食管中操作时使用臂长为 6 mm 的短型组织夹（HX-610-090S，白色），在胃部操作时使用臂长 7.5 mm 的标准型组织夹（HX-610-090，黄色）。组织夹具有旋转功能，闭合前可以适当调整组织夹臂的方向。

SureClip（Micro-Tech）（图 2.6）

在食管中操作时使用短型组织夹（ROCC-C-26-165-C，粉色），在胃部操作时使用标准型组织夹（ROCC-D-26-165-C，蓝色）。SureClip 在内镜镜角被打得比较大的状态下可以顺畅地旋转，也可以反复夹持，在夹闭前调整组织夹的位置。由于组织夹的芯进一步变短（短杆型），在夹闭后不影响剥离视野，因此笔者现在大多使用 SureClip。

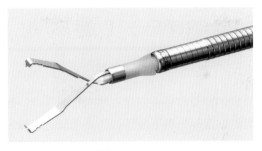

图 2.5 EZ Clip™
（图片来源：奥林巴斯株式会社。）

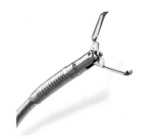

图 2.6 SureClip
（图片来源：艾姆西医学
株式会社。）

牵引线的种类和特征

丝线

过去是用丝线牵引，但是由于丝线粗、吸收水分后容易裂开、容易从组织夹臂脱落，现在已经不用。

牙线

虽然不像丝线那样容易裂开，但是在内镜进出的时候由于摩擦，会出现非预期的牵拉，尤其是在拔出内镜时，因此要注意缓慢地进出内镜，在牙线稍微松弛的状态下拔出内镜。牙线价格便宜，容易买到，可以作为第一选择。

聚酯纤维缝合线（夏目制作所）

比牙线不容易获得，但是和内镜发生的摩擦较少，拔出内镜时很少发生组织夹脱落。可以在需要多个部位牵引或者牙线容易脱落的病例中使用。

 Q1 请教一下不同部位的牙线牵引策略

A1 食管是在最口侧；胃在顺镜方向时为口侧，反转内镜时为肛侧

在完成全周切开、修整以及剥离部分黏膜下层到可以安装带线组织夹的程度后，安装带线组织夹。虽然没有临床证据，但是一般而言，对于食管，在最口侧安装带线组织夹；对于胃，顺镜时在口侧、反转内镜时在肛侧安装带线组织夹。对于胃大弯的病变，不是在口侧或肛侧安装带线组织夹，而是在大弯侧安装。一般大弯侧剥离是最需要时间的，为了最大限度地发挥带线组织夹的作用，安装时要从大弯向贲门侧牵引。

Q2 请教一下避免组织夹夹上肌层的技巧

A2 通过修整及剥离制作夹闭"轨道"

将安装带线组织夹的部分修整及剥离，制作"轨道"是要点，这样可以使组织夹臂更容易夹到需要剥离的黏膜及黏膜下层而避免误夹肌层。而且牵引使病变被抬举，能更好地暴露黏膜下层，使组织夹臂不妨碍剥离，剥离会更顺畅。另外像 SureClip 等具有重新夹闭功能，在夹上组织后稍微向上抬举一下，掀起组织，确认没有夹到肌层后再进行夹闭也很重要。

专家点评

在进行食管、胃的 ESD 操作时，使用带线组织夹牵引，能使黏膜下层的剥离更简便、更安全。如何选择组织夹及牵引线目前还没有规定，这取决于术者的经验以及个人喜好。建议大家常备组织夹及牵引线，必要时进行有效的牵引。

（小田一郎）

■ 参考文献

［1］Yoshida M, et al：Conventional versus traction-assisted endoscopic submucosal dissection for gastric neoplasms：a multicenter, randomized controlled trial（with video）. Gastrointest Endosc, 87：1231-1240, 2018

［2］Yoshida M, et al：Conventional versus traction-assisted endoscopic submucosal dissection for large esophageal cancers：a multicenter, randomized controlled trial（with video）. Gastrointest Endosc, 91：55-65.e2, 2020

6 高频电装置的设定

上堂文也

使用高频电装置进行组织切断及凝固的原理

为了高水平地完成 ESD，需要理解高频电装置的原理并合理设定参数后再进行附件的操作。要高效使用高频电装置，需要根据不同的组织切换合适的切断及凝固效果（不是指仪器的切断模式和凝固模式）。如果组织中没有血管，可以只考虑锋利地切开，但是如果组织中有血管，切断血管就可能造成出血。出血不仅会造成视野不清、增加并发症发生的风险，还会造成电流传导不良，降低切割效率。因此，在切断组织时，需要将血管凝固，避免引起出血。

高频电装置对组织的切断与凝固的切换是由附件接触组织产生的温度及其上升速度来调节的。也就是说，组织温度急速上升会造成细胞内液蒸发，使细胞破裂，组织被切断。相反，如果温度缓慢提升或者温度不是很高，组织会干燥、变性而凝固（图 2.7）。前者用于无血管组织的切断，后者用于避免血管出血的凝固，将这两种模式很好地切换或者组合起来，就可以在体内进行有效的电手术。

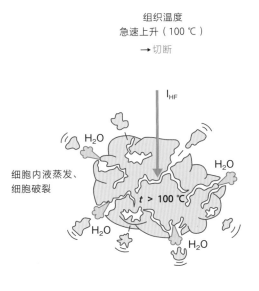
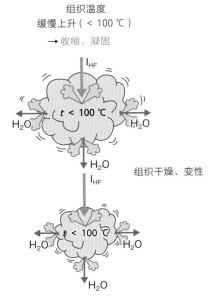

图 2.7　高频电装置引起的组织切断及凝固

I_{HF}—高频电流。

输出模式的类型及其设定

ERBE 公司等制作及销售的高频电装置有几种输出模式，各种模式的特性以输出波作为特点就更容易理解（图 2.8）。纵轴的电压与温度相关；横轴的时间中，每单位时间的输出时间比例（工作周期）与温度上升速度相关。Auto Cut 是纯切开波，因为是连续波，组织温度会急速上升，从而使组织被切断。Dry Cut、Swift Coag、Forced Coag 为断续波，温度上升徐缓，输出时间（工作周期）短，温度上升速度缓慢，凝固的占比高于切断。Soft Coag 是连续波，但是由于电压低，组织的温度只能升到 80 ℃左右，仅产生组织变性及凝固效果，主要用于止血钳止血（表 2.5）。

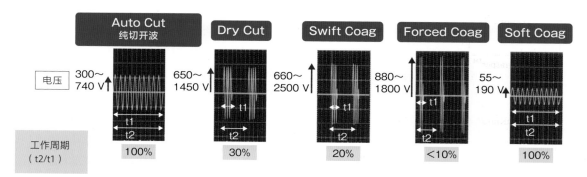

图 2.8　各输出模式的输出波差别

表 2.5　**代表性高频电装置不同附件的设定**

高频电装置	刀	标记	黏膜切开	黏膜下层剥离	止血
VIO® 300D	DualKnife™, FlushKnife®	• Forced Coag, Effect 2, 20 ~ 30 W • Soft Coag, Effect 4, 40 W	• Endo Cut I, Effect 2 ~ 3, Duration 3, Interval 3 • Dry Cut, Effect 5, 40 ~ 60 W	• Forced Coag, Effect 2, 40 ~ 50 W • Swift Coag, Effect 3 ~ 4, 40 ~ 80 W • Endo Cut I , Effect 2 ~ 3, Duration 3, Interval 3（黏膜下层没有血管）	• Forced Coag, Effect 2, 40 ~ 50 W（小血管渗血）
	HookKnife™	• Forced Coag, Effect 2, 20 ~ 30 W • Soft Coag, Effect 4, 40 W	• Dry Cut, Effect 5, 40 ~ 60 W • Endo Cut I, Effect 2 ~ 3, Duration 3, Interval 3	• Forced Coag, Effect 2, 40 ~ 50 W • Swift Coag, Effect 3 ~ 4, 40 ~ 80 W • Spray Coag, Effect 2, 40 ~ 60 W	• Spray Coag, Effect 2, 40 ~ 60 W（小血管渗血）
	ITknife2™		• Endo Cut I, Effect 2, Duration 3, Interval 3 • Dry Cut, Effect 5, 40 ~ 60 W	• Swift Coag, Effect 3, 80 ~ 100 W • Forced Coag, Effect 2 ~ 3, 50 ~ 60 W • Endo Cut I, Effect 2, Duration 3, Interval 3（黏膜下层没有血管）	• Swift Coag, Effect 3, 80 ~ 100 W（小血管渗血）
	ClutchCutter®, SB 刀	• Forced Coag, Effect 3, 20 ~ 30 W	• Endo Cut Q, Effect 1, Duration 1 ~ 3, Interval 1	• Endo Cut Q, Effect 1, Duration 1 ~ 3, Interval 1 （血管凝固：Soft Coag, Effect 5 ~ 6, 80 ~ 100 W）	• Soft Coag, Effect 3 ~ 5, 40 ~ 100 W

高频电装置	刀	标记	黏膜切开	黏膜下层剥离	止血
VIO® 300D	Coagrasper™ 等				• Soft Coag, Effect 5 ~ 6, 80 ~ 100 W
VIO®3	DualKnife™, FlushKnife®	• Forced Coag, Effect 0.6 ~ 0.8 • Soft Coag, Effect 6 ~ 6.2	• Endo Cut I, Effect 1 ~ 2, Duration 3 ~ 4, Interval 3 • Dry Cut, Effect 2.2 ~ 5.0	• Forced Coag, Effect 6.6 ~ 7 • Swift Coag, Effect 3.4 ~ 4 • Endo Cut I, Effect 1 ~ 2, Duration 3 ~ 4, Interval 3（黏膜下层没有血管）	• Forced Coag, Effect 6.4（小血管渗血）
VIO®3	HookKnife™	• Forced Coag, Effect 0.6 ~ 0.8 • Soft Coag, Effect 6 ~ 6.2	• Endo Cut I, Effect 1 ~ 2, Duration 3 ~ 4, Interval 3 • Dry Cut, Effect 2.2 ~ 5.0	• Forced Coag, Effect 6.6 ~ 7 • Swift Coag, Effect 3.4 ~ 4	• Forced Coag, Effect 6.4（小血管渗血）
VIO®3	ITknife2™		• Endo Cut I, Effect 2, Duration 3 ~ 4, Interval 3	• Forced Coag, Effect 6.6 ~ 7 • Swift Coag, Effect 3.4 ~ 4 • Endo Cut I, Effect 1 ~ 2, Duration 3 ~ 4, Interval 3（黏膜下层没有血管）	• Forced Coag, Effect 6.4（小血管渗血）
VIO®3	Coagrasper™ 等				• Soft Coag, Effect 6.4 ~ 8
ESG 300	DualKnife™, FlushKnife®	• Forced Coag, Effect 2, 40 W • Soft Coag, Effect 3, 80 W	• Pulse Cut Fast, Effect 2 ~ 3, 40 ~ 100 W	• Forced Coag, Effect 3 ~ 4, 40 ~ 50 W • Pulse Cut Fast, Effect 2 ~ 3, 40 ~ 100 W（黏膜下层没有血管）	• Forced Coag, Effect 3 ~ 4, 40 ~ 50 W（小血管渗血）
ESG 300	ITknife2™		• Pulse Cut Fast, Effect 3, 120 W	• Power Coag, Effect 3, 80 ~ 120 W • Pulse Cut Fast, Effect 3, 120 W（黏膜下层没有血管）	• Power Coag, Effect 3, 80 ~ 120 W（小血管渗血）
ESG 300	Coagrasper™ 等				• Soft Coag, Effect 3, 80 W

　　VIO 系列（ERBE）的 Endo Cut 的设计理念是 Auto Cut 和 Soft Coag 交替输出模式（图 2.9），在 Auto Cut 之间的 Soft Coag 可以使血管凝固，减少出血。但是，由于组织在输出 Auto Cut 时已被切断，不能过于期待其止血的效果。Endo Cut 的优点是 Auto Cut 的输出会自动停止，这样就更容易控制切断组织的多少。

　　Endo Cut 通过持续时间（Duration）设定 Auto Cut 的输出时间，通过效果（Effect）设定 Soft Coag 的输出功率，通过间隔（Interval）设定整个周期的时间（图 2.9）。如前所述，在 Endo Cut 模式下 Soft Coag 的止血效果并不值得期待，要通过调整持续时间来调节切割量（锋利度）。有很多内镜医生在 Endo Cut 模式下采用断续踩下脚踏板的方式进行剥离，如果采用持续踩脚踏板的方式，将间隔时间缩短也可以增加单位时间 Auto Cut 的输出频率，增加切割量。

　　VIO®300D 的凝固模式下可以设定效果及电压（Maximum Wattage）（图 2.10），而 VIO®300D 在设定效果后会自动设定相应的电压。效果与电压相关，增加电压的设定值就会增加电极周围组织的烧灼范围。设定的电压值是最大输出值，即使设定得高，也不代表会一直输出高电压，设备会根据组织的阻力等在设定范围内输出必要的电压。电压值设定过低时，设备不能输出必要的电压，这会导致对组织的切割及凝固不完全，还可能造成通电时间过长等问题。例如，对食管、结肠使用 Soft Coag 模式进行止血时，如果顾虑可能损伤组织而将电压值设置过低，这反而会使通电时间延长（热对组织的影响与时间成比例），增加由于组织损伤造成迟发性穿孔的风险。在这种情况下可以将电压值设定得足够高，通过调整效果及医生踩脚踏板的通电时间来控制组织的烧灼程度。

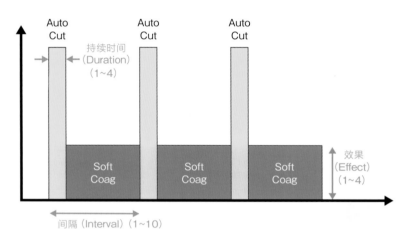

图 2.9　Endo Cut 的输出设定

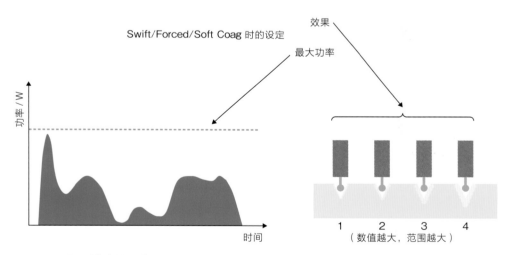

图 2.10　凝固模式的设定

不同组织的设定及操作

组织温度的上升速度也与附件的操作（接触面积和动作速度）相关。首先保持刀与组织的接触状态很重要。有时可以看到有人为了切断组织，会采用用刀抬起组织、牵拉组织、使刀离开组织等操作方法，但是单极电极如果离开组织就不能通电，会成为单纯的铁棍，不能切断也不能凝固。

在切断组织时，Auto Cut 和 Endo Cut 下的输出功率本身可以使组织的温度急剧上升，对于含水量较高的组织，可以增加刀与组织的接触面积，从而一边确认没有血管，一边一点点地剥离。用凝固模式剥离时，如果刀与组织的接触面积大，就不能使温度急剧上升，因此要一直保持刀与组织的接触面积较少。这时我们操作刀的目的不是要切断组织，而是要根据切断组织的量使刀与组织保持一定的接触面积。刀的移动速度越快，剥离面的凝固层越少。在凝固模式下进行组织凝固时，可以选择增加刀与组织的接触面积或者稍微离开组织以增大电阻，抑制温度上升。另外，增加刀的通电时间，缓慢移动刀可以使凝固层增多，加强止血效果。在控制附件与组织的接触面积时，关注刀与组织的接触部位也是重要的（图 2.11）。

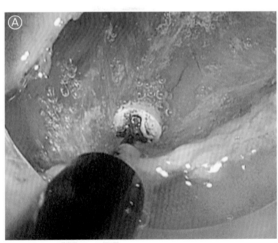
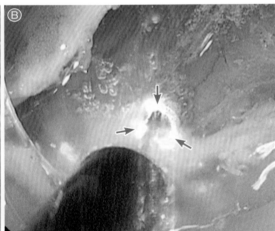

图 2.11　ITknife2™ 发生的电弧放电
三角形金属部分的前端、棒状金属的远端为电流密度最高处（Ⓑ ➤）。

在理解上述原理的基础上，根据不同的组织选择输出模式，调整刀与组织的接触面积以及刀的移动速度，调整通电时间，一边凝固血管一边进行高效率的剥离（图 2.12）。

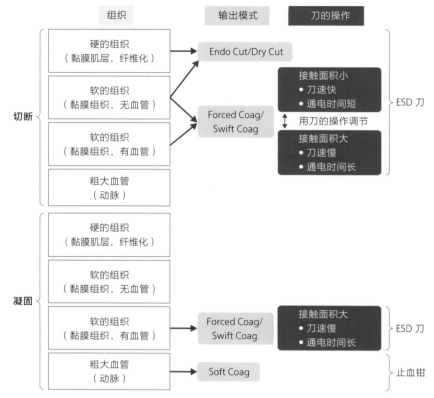

图 2.12　不同组织输出模式的选择与刀的操作

Q1 VIO® 3 的 PreciseSECT 适用于什么场合？

A1 用于不太硬的组织、没有粗大血管的黏膜下层的剥离

　　PreciseSECT 是通过机器感知电阻，可以在 Dry Cut 到 Swift Coag 的波形之间自动切换输出模式。如前所述，Dry Cut 和 Swift Coag 均为断续波，可利用最合适的切断、凝固特性，在获得一定程度的止血效果的基础上进行精细化（凝固层少）的剥离。这对于不太硬的组织、没有粗大血管的黏膜下层的剥离是有帮助的。但是高效地切断及凝固组织与刀的形状、刀和组织的接触面积、刀的移动速度等很多因素相关，仅仅依赖高频电装置的调节范围是有限的。高水平的内镜医生是在模式选择的基础上，观察组织切断情况及烧焦情况，通过调整刀与组织的接触面积及刀的移动速度来进一步调整内镜操作。

Q2 请教一下不烧焦的技巧

A2 使用 Cut 波，在凝固模式下减少接触面积，缩短通电时间，加快刀的移动速度，等等

如前所述，不烧焦（凝固）的切断操作包括：①使用 Auto Cut 和 Endo Cut 等连续波；②在使用凝固波时减少刀与组织的接触面积；③减少通电时间，加快刀的移动速度，等等。另外一旦发生烧焦（尤其是合并出血时），由于刀与组织间的电阻增加会造成输出功率降低，在这一状态下持续通电会使组织温度上升的速度减慢，就会更容易烧焦。出现烧焦时，不要继续在同一个部位通电，要改变一下刀的接触部位，在确认没有血管后用切开模式将烧焦部分（有时候可以用前端型刀）切除，露出新鲜组织，这样就有可能做到没有烧焦的切断。附在刀上的焦痂会使电阻增大，需要经常将焦痂去掉。组织干燥也会增大电阻，可以采用注水泵适当注入生理盐水。

Q3 前端型系列刀的凝固模式中，Forced Coag 和 Swift Coag 哪个更好？

A3 Forced Coag 用得更多

从理论上讲，与 Swift Coag 相比，Forced Coag 是工作周期短、温度上升速度被抑制、凝固性能强而切断性能弱的输出模式（图 2.8）。使用前端型刀进行黏膜下层剥离时，与刀的切割锋利度问题比起来，出血更容易成为问题，因此从止血优先的角度考虑，会更多地使用 Forced Coag。但是如果感觉焦痂过多、切断不够锋利，也可以切换为 Swift Coag。此外即使是在 Forced Coag 模式下，将电压提高到足够高并提高效果（Effect）的设定值、减小前端的接触面积、适当追加水分也是有效的。

专家点评

　　我总是靠感觉进行高频电装置的参数设定，通过本节我认真学习了高频电理论，我想大家也是一样的。顺便介绍一下，我实施胃 ESD 时黏膜切开的设定为：Effect 2，Duration 4，Interval 1。我是非常重视切开效率的。1：4：1 是切开最锋利的模式，将 Effect 调整为 2 会使凝固作用稍微增强，这样剥离起来会更干脆、利落一些。

（小野裕之）

7 其他附件

吉永繁高

前端透明帽

前端透明帽包括像 elastic touch® 一样的直筒型（图 2.13 Ⓐ）和像 SThood® 一样的前端略变细的类型（图 2.13 Ⓑ）。前端变细的透明帽的特点是容易钻进黏膜下层，虽然是透明的，但是也会影响观察。直筒型即便对视野影响很小，但也会使视野变小，因此建议在观察及标记的时候露出的长度较短一些（图 2.14 Ⓐ），在切开和剥离时露出的长度较长一些（图 2.14 Ⓑ）。另外为了保证工作空间，使用前端型刀时前端帽要比 IT 型刀的前端帽戴得长一些。当钻进黏

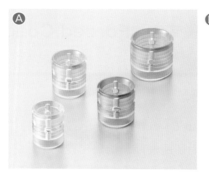
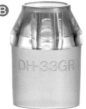

图 2.13 各种透明帽

Ⓐ elastic touch® 直筒型和孔型（图片来源：株式会社 TOP）。

Ⓑ SThood®（DH-33GR）（图片来源：富士胶片株式会社）。

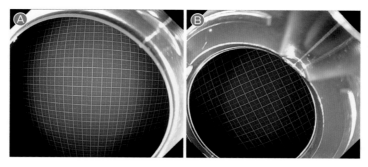

图 2.14 透明帽对视野的影响

Ⓐ 在 GIF-H290T 前端安装露出长度为 2 mm 的 elastic touch® 透明帽。

Ⓑ 在 GIF-H290T 前端安装露出长度为 5 mm 的 elastic touch® 透明帽。

膜下层困难时，可以将透明帽戴得长一些。

在使用透明帽时，如果前一次治疗造成了病变近端狭窄，戴着透明帽的内镜就可能插不进去，因此要确认是否存在狭窄。另外也有在治疗过程中透明帽脱落的现象，因此要根据口径使用，必要时用胶布固定。

外套管（图 2.15 Ⓐ）

并不是对所有病例都使用外套管，在担心对食管（少数情况下为胃）的病变部位注水或出血造成患者误吸时，或者治疗胃的病变时为防止空气溢出时会使用。因后一种情况使用时，可以给外套管加上防止空气漏出的专用盖子（图 2.15 Ⓑ）。即使这样依然漏气时，将一次性手套的手指打个小洞，然后将其套在不带盖子的外套管上。在使用外套管时，需要确认**病变不是位于颈段食管以及颈段食管无狭窄**。

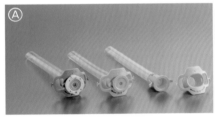
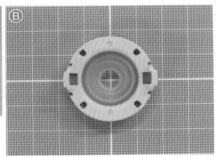

图 2.15　外套管
Ⓐ Flexible 外套管®（图片来源：SB-Kawamitsu 株式会社）。
Ⓑ 带防漏气瓣的专用盖。

CO₂ 注气系统

CO_2 的特点是不助燃、血液的溶解度高、生物膜透过性高，其一直用于腹腔镜手术中建立气腹。上消化道内镜注气使用 CO_2，有可能造成吸入气体中的 CO_2 浓度增高从而引起昏迷，因此一直没有普及。在 2010 年前后有多篇有关其安全性评价的文章发表，现在 CO_2 注气不仅用于上消化道内镜的治疗，还用于内镜下观察，尤其是不仅可以减轻内镜治疗后的腹胀，当出现穿孔时还可以加快漏出到腹腔内的气体的吸收速度（图 2.16）。因此，**在操作治疗内镜时必须使用 CO_2**。

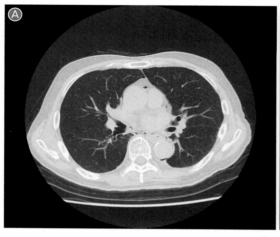 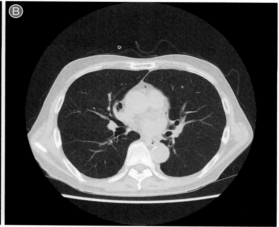

图 2.16　食管 ESD 术后出现小穿孔

Ⓐ 刚结束 ESD 后的 CT 图像。可见食管、主动脉及心脏周围的气肿。
Ⓑ 2 天后的 CT 图像。食管及主动脉周围的气肿几乎消失。

Q1 在观察及治疗时戴上透明帽一定更好吗？

A1 原则上不戴更好

在观察时不是必须戴透明帽的。在放大观察时，为了观察得更详细，可以戴短一些的透明帽。我想大家在观察后进行标记时可能也不戴透明帽，但在标记时戴上透明帽可以使内镜更稳定，因此我在进行标记时一定要戴上透明帽。在其后的治疗中，只要没有消化道狭窄等不能戴透明帽的理由，我一定是戴着透明帽进行治疗的，有时会根据不同的情况调整透明帽的长度。

Q2 请教一下在胃内难以存留空气时的对策

A2 首先是使患者颈部前屈，仍无效时可以用手压迫，插入外套管

首先是使患者颈部前屈，但是这样会使气道变窄，需要观察呼吸状态。无效时尝试用手压迫气管后方，注意不要压迫气管及大血管。如果空气仍然不能存留，可以用外套管，必要时联合用手压迫的方法。

Q3 只专注于内镜治疗而无意中注气过多，或者即使注意了仍然有注气过多的情况，为了避免注气过多，左手手指的位置是重点。请教一下内镜高手的手指放在什么位置

A3 为了避免不必要的注气，不要把中指放在注气、注水钮上

　　虽然不是所有医生，但是以操作消化道内镜为主的医生通常会把示指放在注气、注水（或者喷雾）钮上，而以操作胆胰内镜为主的医生多数会把左手示指放在吸引钮上并用中指握着内镜。我在用注水法做超声内镜时，为了避免注入不必要的气体，也会注意不把中指放在注气、注水钮上。为了避免不必要的注水，需要关注中指的位置。

专家点评

　　在看初学者做 ESD 时，经常会感觉到很多年轻医生并没有真正理解内镜前端安装透明帽的目的。透明帽在切开及修整过程中会有效打开黏膜与黏膜之间的间隙，剥离的时候可以在钻入黏膜下层或者在拨开剥离下来的病变侧黏膜时给予有效的牵引。透明帽的使用方法是 ESD 术者必须掌握的技术。

（矢野友规）

■ 参考文献

[1] Nonaka S, et al：Safety of carbon dioxide insufflation for upper gastrointestinal tract endoscopic treatment of patients under deep sedation. Surg Endosc, 24：1638-1645, 2010
[2] Takano A, et al：Capnographic monitoring during endoscopic submucosal dissection with patients under deep sedation：a prospective, crossover trial of air and carbon dioxide insufflations. Digestion, 84：193-198, 2011

8 切除标本的处理

金坂卓

基于切除标本病理诊断的根治度评价

实施 ESD 后，为了判断是否需要追加治疗，需要做根治度的评价。图 2.17、图 2.18 分别显示的是食管癌和胃癌内镜切除后达到治愈性切除的标准。为了对这些因素进行评价，必须要做病理诊断。

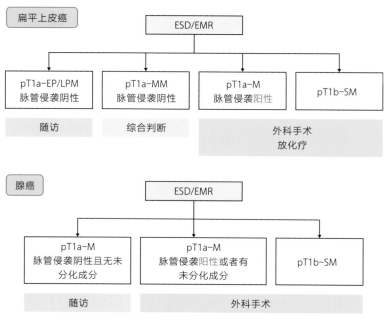

图 2.17 食管癌的治愈标准
根据参考文献 [1] 制作。

标本的处理

新鲜标本的固定

内镜切除后的标本要迅速固定于台板上。一般可以用泡沫塑料、橡胶板、软木板做台板。在固定的时候，将黏膜面朝上，标本的展开程度要和内镜下观察的肿瘤大小一致，用大头针固定于台板（图 2.19 Ⓐ），然后标记好病变的口侧和肛侧。

		分化型为主		未分化型为主	
T1a（M）	UL0			2 cm 及以下	>2 cm
	UL1	3 cm 及以下	>3 cm		
T1b（SM1）		3 cm 及以下	>3 cm		
T1b（SM2）					

eCuraA
- 限于 HM0、VM0、Ly0、V0
- 未分化成分的长径超过 2 cm 为 C-2

eCuraB
- 限于 HM0、VM0、Ly0、V0
- SM 浸润部位存在未分化成分为 C-2

eCuraC
- C-1：分化型，水平断端阳性，或者因分片切除不符合根治度 A、B 的标准
- C-2：上述情况之外的情况

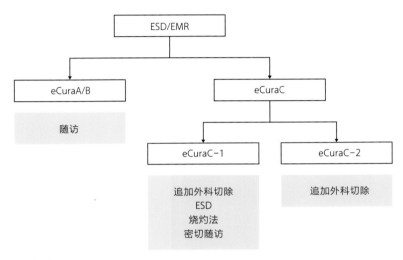

图 2.18　胃癌的治愈标准
根据参考文献 [2]、[3] 制作。

福尔马林固定

　　将固定好的标本迅速浸泡于 10% 中性缓冲福尔马林中。使用泡沫塑料等会漂浮在水上的台板时，要将标本朝下浸泡，推荐固定时间为 6 小时以上、72 小时以内。

固定标本的取材

　　取材时，第 1 刀要在能够评价与断端距离最短的病变部位的组织学情况的位置切开，其后平行于第 1 刀每隔 2~3 mm 取材。取材结束后加上标尺拍照（图 2.19 **B C**）。这张照片在做病变范围的重建图时是必须有的。对于食管鳞状细胞癌，推荐在取材前用流动水清洗 30 分钟后进行碘染色，确认病变的不染色区域。

包埋

取材后的标本放入包埋盒里（图 2.19 **D**），用自动包埋机（图 2.19 **E**）脱水、脱脂、浸蜡，然后从自动包埋机中取出标本，用石蜡包埋。这时要把取材面朝下排列（图 2.19 **F**）。

薄切

用超薄切片机（图 2.19 **G**）切片。先修整蜡块，露出标本后薄切，将薄切的标本放到玻片上（图 2.19 **H** ~ **J**）。

染色

将薄切的标本染色后进行病理观察和诊断。

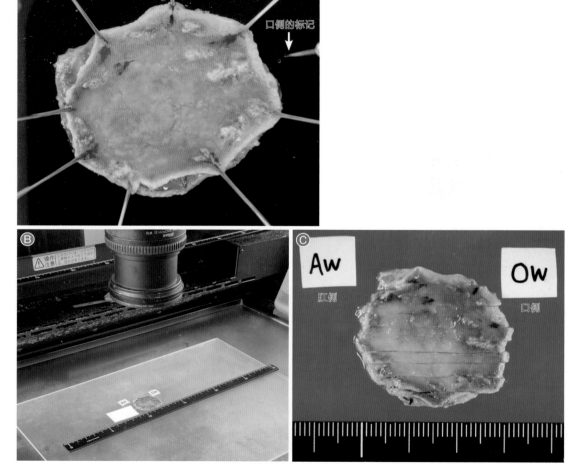

图 2.19　标本的处理

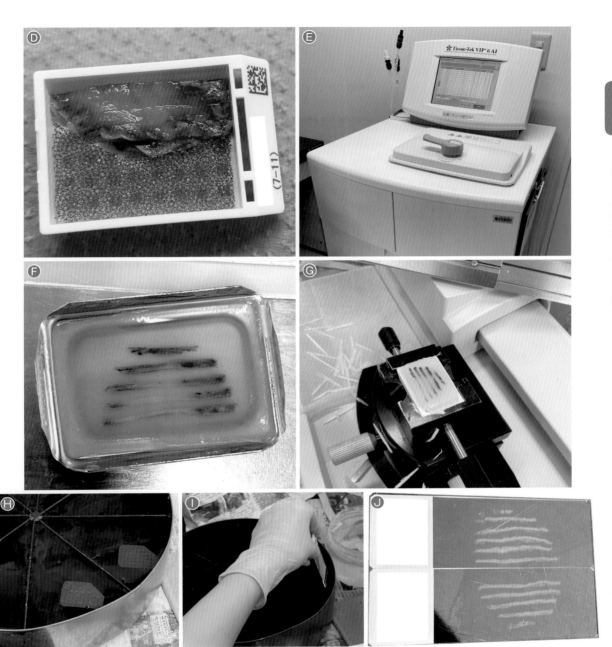

图 2.19（续）

病理所见

评价项目

病理所见的记录方法在《食管癌处理规约》《胃癌处理规约》中有定义，在病理诊断报告书中需要记录的项目包括肿瘤部位、标本大小、肉眼类型、肿瘤大小、组织学类型、管壁浸润深度、有无溃疡或瘢痕、有无脉管侵袭、切除断端的评价。

例子（胃癌的 ESD 标本）：L，Ant，30 mm × 27 mm，0-Ⅱc 型，20 mm × 16 mm，tub1，pT1a（M），pUL0，Ly0，V0，pHM0（3 mm），pVM0

未分化型早期胃癌的测量方法

不同组织学类型的胃癌的治愈判断标准不同，其评价方法略有些复杂。

在《胃癌 ESD/EMR 指南（第 2 版）》中，当癌灶中存在数个未分化癌灶时，推荐测量各自的长径，并**计算所有长径之和**（图 2.20）。如果分化型和未分化型癌混杂存在或者表层以分化型为主、深部为未分化型时，要将该**范围整体**看作未分化癌并计算其长径。

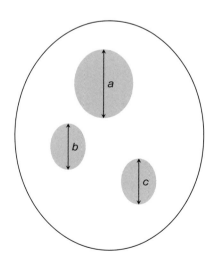

图 2.20　存在多个未分化癌灶时的计算方法
当有多个未分化癌灶时，分别测量各自的长径（a、b、c）后，记录这些长径之和。
根据参考文献 [2] 制作。

脉管侵袭的评价

在内镜切除标本的病理诊断中，有无脉管侵袭是判断是否需要追加外科切除的重要参考因素（图 2.17、2.18）。建议通过特殊染色来判断是否存在脉管侵袭。

内镜与病理所见的对比

为了提高内镜下对癌的诊断能力，对比内镜与病理所见是非常重要的。现在，由于内镜图像质量的提高、图像增强内镜及放大内镜的开发，可以在术前进行详细的内镜观察。建议通过观察内镜下的表现考虑这些表现所反映的组织病理改变，从而进一步加深对内镜下表现的理解。

专家点评

ESD 的重建图并不单单是对不同浸润深度（M、SM）用不同的颜色来标记，对于存在多种组织类型的病例（tub2 ＋ por 和 tub1 ＋ sig 等），重建图上要标注不同组织类型的分布，这对于判定治愈与否是必需的。

如果术前内镜诊断与病理诊断不一致（浸润深度评价不一致、没有发现病变等），需要和病理医生充分讨论，必要时要求进行深切。很重要的是我们要在平时和病理医生构建良好的协商、讨论的关系。

（滝沢耕平）

■ 参考文献

[1] 石原立，他：食道癌に対するESD/EMRガイドライン．Gastroenterol Endosc，62：221-271，2020
[2] 小野裕之，他：胃癌に対するESD/EMRガイドライン（第2版）．Gastroenterol Endosc，62：273-290，2020
[3]「胃癌治療ガイドライン 第6版（医師用）」（日本胃癌学会／編），金原出版，2021
[4]「胃癌取扱い規約 第15版」（日本胃癌学会／編），金原出版，2017
[5]「ゲノム診療用病理組織検体取扱い規程」（ゲノム診療用病理組織検体取扱い規程策定ワーキンググループ／作成），日本病理学会，2017
[6]「臨床・病理 食道癌取扱い規約 第11版」（日本食道学会／編），金原出版，2015

1 食管癌的内镜治疗适应证

佐藤大干

决定治疗方针的要点

在指南中针对表浅型食管癌浸润深度的定义如图3.1所示。现阶段根据内镜的术前诊断明确鉴别 EP 和 LPM 以及 MM 和 SM1 是困难的。在治疗方案的选择方面,浸润深度的诊断目的是鉴别以下 3 大类:没有脉管及淋巴结转移且可以局部治疗的 EP/LPM;淋巴结转移率低,可以考虑内镜治疗的 MM/SM1;由于淋巴结转移率高,需要进行包括淋巴结清扫在内的外科切除的 SM2/SM3。另外,有关内镜治疗适应证,需要考虑病变的**浸润深度**以及**占据食管环周的范围**这2 个因素。

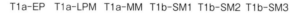

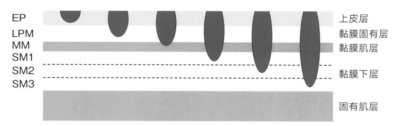

图 3.1 表浅型食管癌的浸润深度
根据参考文献 [1] 制作。

cEP/LP

浸润深度为 EP 及 LPM 的病变出现淋巴结转移极其罕见,因此,如果为非全周性病变,推荐内镜切除。但是对于累及 3/4 周以上的病变,由于内镜切除后出现狭窄的风险高,在 2017 年版《食管癌诊疗指南》中建议采取预防狭窄的措施。《食管癌 ESD/EMR 指南》提出,即使是全周性病变,如果病变长度在50 mm 以下,也可以在采取预防狭窄的措施的情况下进行内镜治疗,推荐等级为弱推荐(图 3.2)。这一推荐的背景是即使是全周性病变,如果长度在 50 mm以下,使用糖皮质激素可以预防狭窄,并且即使出现了狭窄,也可以在比较少的扩张次数下解除症状。

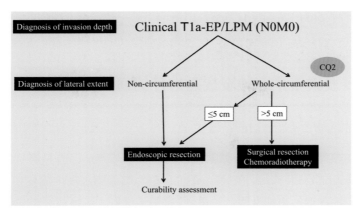

图 3.2　Recommendation summary 2

注：应版权方要求，本图按原图列出，不予翻译。

cMM/SM1

　　一直以来，cMM 是内镜治疗的相对适应证。对于 cT1b 病变的治疗，2017年版的《食管癌诊疗指南》中提出，如果患者可以耐受，推荐外科切除或者放化疗（chemo-radio therapy，CRT）。而《食管癌 ESD/EMR 指南》中首次提出，对于非全周性 cMM/SM1 病变，首次治疗可以选择内镜治疗，推荐级别为弱推荐（图 3.3）。主要原因是目前对于 cMM/SM1 的术前诊断准确率不够，基于 B2血管以及超声内镜（endoscopic ultrasonography，EUS）诊断为 cMM/SM1 的病例中有 27.4% ~ 55.2% 的病例其实是内镜可治愈性切除的 pEP/LPM。另外通过JCOG0508 研究发现，这些病变的内镜切除的安全性高，即使是非治愈性切除的病例，追加预防性放化疗后仍会取得良好的治疗效果，还可以根据内镜切除标本的病理结果确定是否需要追加治疗。还有一些数据显示，对于 pT1 癌，内镜切

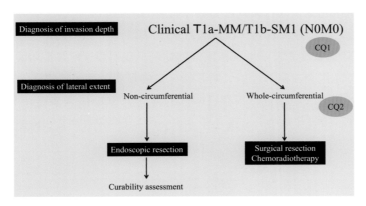

图 3.3　Recommendation summary 3

注：应版权方要求，本图按原图列出，不予翻译。

除和外科切除的预后没有差别，内镜治疗是一种安全、微创的治疗方法。对于这些患者，需要充分告知内镜治疗后有追加治疗的可能性。

 Q1 ## 如何在多发碘不染区域发现需治疗的病变？

A1 要观察是否有粉红征和银色征

在多发碘不染区域，如果发现长径大于 5 mm、边界清楚且边缘不整、粉红征（pink color sign，PC 征）阳性，则为高级别上皮内瘤变或恶性度更高的需要治疗的病变的可能性大。对于 PC 征阳性区域，切换成窄带成像技术（narrow-band imaging，NBI）观察，可见阳性区域的对比更明显，即银色征（metallic silver sign，MS 征）。PC 征是指食管上皮几乎全层被异型细胞取代，碘染后呈现碘不染带，在数分钟后由于碘的消失而露出病变本来的粉红色的现象，银色征是对应于 PC 征的 NBI 图像。PC 征是白色和琥珀色的不染带出现粉红色的征象，而银色征是在粉红色不染带中显现出银色部分，因色差增大而使可识别性更好。出现多发碘不染的患者为食管癌的高风险人群，在内镜检查中发现病变是非常重要的。我认为在碘染色后需要确认是否存在 PC 征，然后一键转换成 NBI 图像，观察是否存在银色征。

 Q2 ## 诊断浸润深度的关键是什么？

A2 需要理解内镜诊断的局限性，联合使用放大内镜及 EUS 很重要

就像在 2017 年版的《食管癌诊疗指南》中推荐的那样，EUS 及放大内镜较非放大内镜具有更高的诊断准确率。JCOG1604 研究对 EUS 在 cT1 食管癌的浸润深度诊断方面的作用进行了评价，从最新的验证结果上看，在普通观察联合放大观察后追加 EUS 检查并不能提高诊断准确率，反而会提高诊断过深的比例，因此研究结论认为在常规检查中不推荐 EUS 检查。在这一研究中也明确在常规观察后应加上放大观察，该方法对于 SM1 以浅及 SM1 以深的鉴别诊断准确率为 72.9%。因此，对于一些诊断困难的病例，我们要理解在现阶段，内镜对浸润深度的诊断是存在局限性的，需要结合普通观察、放大观察及 EUS 下的表现综合判断。对于非全周性、不存在明显的浸润到 SM2 以深表现、拟诊为 cMM/SM1 的病变，以及全周性、长度小于 50 mm 的 cEP/LPM 病变，诊断性内镜切除是可选择的治疗方式之一。

Q3 术前诊断 B2 血管，深度为 MM/SM1 的病例中，接受诊断性 ESD 及其他治疗的比例是多少？

A3 没有正式的数据，如果有 27%～55% 的病变做了手术以及 CRT，则存在过度治疗的可能性，需要注意

　　诊断为 cMM/SM1 的病例中有多少比例的病例接受了 ESD 或者手术、CRT，由于没有准确的数据，笔者无法回答。但是如前所述，有报道即使是通过 B2 血管和 EUS 诊断为 cMM/SM1，仍有 27.4%～55.2% 的病变为 pEP/LPM，因此对于这一比例的病变实施手术及 CRT 有过度治疗的可能性。由于内镜治疗的安全性高，基于切除标本的病理结果追加治疗也可以使患者获得良好的预后。在日本，和胃癌及结肠癌相比，食管癌是较少见的疾病，在日常内镜诊疗中遇见这些病变，常常会纠结其诊断及治疗方案。如果有些医院对于这样的病变不做 ESD 治疗，我建议可以将患者介绍到更专业的医院去接受会诊。

专家点评

　　随着以使用激素为中心的预防狭窄方法的开发以及 JCOG0508 研究显示出良好的结果，指南中表浅型食管癌的内镜治疗适应证也在不断扩大。但是，对于占据环周较广的病变以及浸润深度较深的病变，ESD 的治疗难度大、并发症多，因此，我认为各家医院要充分讨论治疗方案的选择标准，逐渐扩大适应证。对于纠结于如何选择治疗方案的病例，建议将患者转诊至更有相关诊疗经验的医院。

（矢野友规）

■ 参考文献

[1]「食道癌診療ガイドライン　2017 年版（第 4 版）」（日本食道学会／編），金原出版，2017
[2] 石原立，他：食道癌に対するESD/EMRガイドライン. Gastroenterol Endosc，62：221-271，2020
[3] Minashi K, et al：Efficacy of Endoscopic Resection and Selective Chemoradiotherapy for Stage I Esophageal Squamous Cell Carcinoma. Gastroenterology，157：382-390.e3，2019
[4] Zhang Y, et al：Outcomes of endoscopic submucosal dissection vs esophagectomy for T1 esophageal squamous cell carcinoma in a real-World Cohort. Clin Gastroenterol Hepatol，17：73-81，2019
[5] Min YW, et al：Comparison of endoscopic submucosal dissection and surgery for superficial esophageal squamous cell carcinoma：a propensity score-matched analysis. Gastrointest Endosc，88：624-633，2018
[6] 中村理惠子，他：色素内視鏡（ヨード／トルイジンブルー）. 胃と腸，56：554-555，2021
[7] 井上晴洋，他：こだわりの境界診断とESD—ピンクカラーサインとシルバーメタリックサイン—. 消化器内視鏡，18：171-178，2006
[8] 淺井哲，他：metallic silver signが存在診断に有用であったまだら食道に発生した食道表在癌の2例. Gastroenterol Endosc，53：1076-1083，2011
[9] Ishihara R, et al：Assessment of the Diagnostic Performance of Endoscopic Ultrasonography After Conventional Endoscopy for the Evaluation of Esophageal Squamous Cell Carcinoma Invasion Depth. JAMA Netw Open，4：e2125317，2021

2 食管 EMR 的适应证和基本操作

石原立

表浅型食管鳞状细胞癌的内镜切除适应证

罕见转移的 EP/LPM 癌经内镜切除后治愈的可能性极高，为内镜切除的适应证。而浸润到黏膜肌层的癌（MM 癌）或者黏膜下层浅层的浸润癌（SM1 癌）在基于病理诊断的基础上，考虑到淋巴结转移的风险，被定义为内镜切除的相对适应证。

但是，病变是否适合内镜切除是基于术前诊断的结果制订，在《食管癌 ESD/EMR 指南》中以临床诊断为 MM/SM1 的病例为例进行了对内镜切除适应证的探讨。结果显示术前内镜诊断为 cMM/SM1 的病例中 27.4% ~ 55.2% 的病例为经内镜可行治愈性切除的 pEP/LPM 癌，而内镜切除后诊断为非治愈切除的病例根据病理所见追加治疗也可以期待良好的预后。基于此，cMM/SM1 癌（除外全周性病变）现在还是作为内镜切除的适应证。

EMR 和 ESD 的选择

关于食管癌的内镜下治疗，最重要的是**整块切除**以预防局部复发，应进行**严格的组织学评价**以预测转移风险。因此，采用 EMR 难以整块切除的病变是 ESD 的适应证。而大小在 10 mm 左右的小病变通过 EMR 整块切除的可能性高，是治疗简便而迅速的 EMR 的适应证。

食管 EMR 的技术流程

双钳道法（视频 3.1）

视频 3.1

这是使用双钳道内镜的方法。将双钳道内镜推进到病变处，从其中一个钳道伸出注射针进行黏膜下注射，当局部注射形成前后方向的细长隆起，其后的处置就容易了。局部注射后，从右侧钳道插入圈套器，从左侧钳道插入异物钳。在食管腔内打开圈套器，异物钳穿过圈套器后，轻轻张开圈套器，用异物钳夹持病变边缘口侧黏膜，将夹持的黏膜充分拉入张开的圈套器后，收紧圈套器，通电切除。

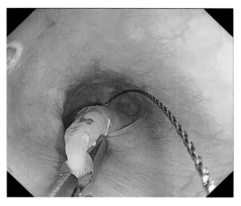

视频 3.1　双钳道法

　　双钳道法的特征是对于用异物钳夹得住的病变可以完整切除，还可以调整切除范围的大小，另外穿孔是非常罕见的。缺点是技术本身稍微复杂，需要技术熟练，还有就是可切除范围比较小（图 3.4）。

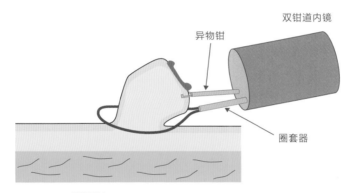

双钳道内镜

异物钳

圈套器

图 3.4　双钳道法

透明帽 EMR（EMR with a Cap，EMRC）法（视频 3.2）

视频 3.2

　　该方法需要在内镜前端安装带凹槽的透明帽。安装时要将钳道口对上透明帽的凹槽处。安装好透明帽后，将内镜插入食管，在通过食管入口时，要将透明帽沿着后壁安全插入。将内镜推进到病变部位，先模拟一次将病变吸入到透明帽内，以确认病变能够被吸入，然后开始实际治疗。插入注射针，进行黏膜下层注射，然后从钳道口插入圈套器，轻微吸引正常黏膜，使透明帽的出口闭合，将圈套器前端固定到透明帽凹槽后张开，使圈套器在透明帽前端形成圈，就完成了预先打圈的步骤。其后要吸引目标黏膜，这时要将透明帽整体紧贴着食管黏膜后吸引，可以调整吸引黏膜的范围，即切除范围。不同的透明帽的切除范围有所不同，病变大小在 15 mm 以下最适合。EMRC 法的特征是技术简单，切除范围较大（图 3.5），穿孔发生率极低（如果局部注射量少，有可能发生穿孔）。另外对于存在食管狭窄的病例，透明帽不能通过，有必要先进行扩张。

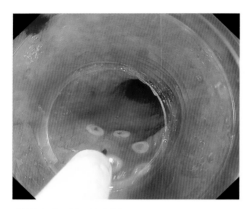

视频 3.2　EMRC 法

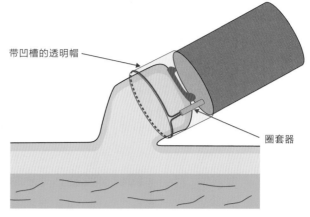

图 3.5　EMRC 法

带凹槽的透明帽

圈套器

EEMR 管法

　　EEMR 管法是使用长度 60 mm、外径 18 mm、内径 14 mm 的硅胶 EEMR 管的方法。内镜通过 EEMR 管后将内镜插入食管。用注射针进行黏膜下层注射后，将 EEMR 管推进到病变附近，从管的侧通道插入圈套器并在病变上方打开。将 EEMR 管手柄部的球囊打开后，用内镜吸引，将病变吸入 EEMR 管内，收紧圈套器后通电切除。15 mm 以下的病变最适合用本方法切除。

　　EEMR 管法的特点是切除范围比较大，而同时使用 EEMR 管侧通道及内镜钳道的双钳道法也可以切除小的病变（图 3.6）。但是操作略微复杂，需要一个逐渐熟练的过程。对于食管狭窄的病例，EEMR 管不能通过时需要扩张治疗后实施。

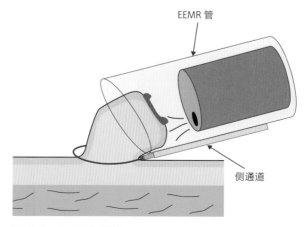

EEMR 管

侧通道

图 3.6　EEMR 管法

并发症

纵隔气肿、穿孔

　　熟练者实施食管 EMR 时穿孔率不足 1%。为预防穿孔，重要的是要保持良好的视野，从容实施 EMR。万一出现穿孔，要控制注气，仔细观察患者的状态后决定治疗对策。如果患者的状态不稳定，要立即中止操作，进行胸部 X 线片以及 CT 检查以确认是否存在气肿及气胸，再决定是否继续治疗。如果患者的状态稳定，可以继续治疗。皮下气肿有可能造成呼吸状态的急速改变，要尽早结束操作。如果患者状态稳定且没有皮下气肿，可先行 EMR，切除完成后，再用组织夹闭合穿孔处。但是如果穿孔部位的肌层露出，组织夹有可能使穿孔更严重。闭合穿孔处费时较多时，有可能造成严重的纵隔炎，需要引起注意。即使穿孔处未能经内镜闭合，如果没有并发感染，禁食 2 周也可以使大多数穿孔愈合。因此，如果预计闭合穿孔处较为困难，不要勉强去闭合，在患者状态恶化之前尽早结束操作并进行保守治疗也是一个选择。

　　术后要进行胸部 X 线片及 CT 检查以确认气肿是否增大以及是否有肺炎、气胸及胸腔积液。其后留置食管内减压管，使用抗生素。如果患者的状态逐渐改善，可以继续保守治疗。如果感染控制不佳，可以考虑外科治疗。经保守治疗后感染征象消失时，用内镜或者造影确认穿孔的状态，穿孔闭合后可以开始经口进食。

迟发性出血

　　对切除后的瘢痕即使不做凝固处理，在食管 EMR 后发生迟发性出血也是罕见的。要预防迟发性出血，仅仅处理溃疡底部凸出的血管就可以。要避免过度烧灼，以免增加迟发性穿孔的风险。

专家点评

　　食管 EMR 比 ESD 简单，可以在短时间内完成，因此对于小病变是很好的治疗方法。另外，EMR 的医疗保险支付分值为 ESD 的一半以下。在对食管癌内镜切除术后的患者进行随访时，医生要仔细检查，以发现可以用 EMR 切除的小的异时性多发原发癌。

（小田一郎）

■ 参考文献

[1] 石原立，他：食道癌に対するESD/EMRガイドライン．Gastroenterol Endosc，62：221-271，2020

3 食管 ESD 的基本操作

山本阳一

术前准备

内镜及前端帽的选择

考虑到治疗中需要吸引等需求，建议使用钳道直径为 3.2 mm 以上、具有注水功能的**治疗内镜**。

前端帽使用不妨碍视野的**透明帽**。透明帽有视野宽阔的圆筒形以及前端变细、有利于钻到黏膜下层的斜形帽（见**第 2 章第 7 节**），需要根据病变的特征选择透明帽。

使用的刀（图 3.7）

通常使用 ITknife nano™。ITknife nano™ 的前端长度为 3.5 mm，有较大的切割面，一次切割范围广，可以缩短操作时间，前端的绝缘头降低了穿孔风险。对于在治疗前预计会形成明显瘢痕的病例，选择使用 DualKnife™。

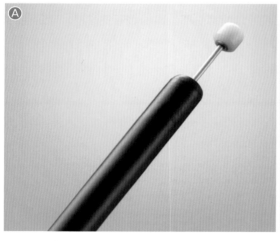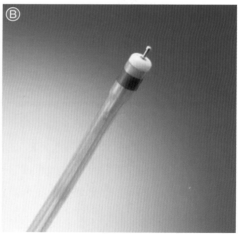

图 3.7 食管 ESD 使用的刀

Ⓐ ITknife nano™。
Ⓑ DualKnife™。
（图片来源：奥林巴斯株式会社）。

注射液

为了获得充分的隆起效果，黏膜下注射所用的注射液使用已获批的透明质酸钠溶液或者海藻酸钠溶液。笔者使用在原液中加入少量靛胭脂的溶液，如果无使用禁忌证，会加入少量肾上腺素（20 ml 透明质酸钠或者海藻酸钠溶液加 0.025 mg肾上腺素）。

操作流程

标记

在通过 NBI 及碘染色确认病变范围后进行标记。在使用 ITknife nano™ 做ESD 时，使用针状刀标记。如果使用前端型刀，可以直接用前端型刀标记。

由于食管腔不宽，在同一水平段标记时，标记离病变边缘过远会造成 ESD术后瘢痕面积大，从而导致出现狭窄，因此要注意不要让标记离病变边缘过远。

使用 ITknife nano™ 进行黏膜切开（视频 3.3，图 3.8）

视频 3.3

在标记的外侧行局部注射（图 3.8 **C**）。使用 ITknife nano™ 时，切开深度比使用前端型刀时会更深一些，因此需要进行充分的局部注射（图 3.8 **D**）。使用针状刀在病变肛侧进行 2~3 mm 的预切开（图 3.8 **E F**）后，使刀的绝缘头放入切开的黏膜下层，一边拉向黏膜面一边切开。这一过程中将 ITknife nano™稍微立起来是很重要的，如果将 ITknife nano™ 放倒后下压切开，可能使电流到达肌层而造成穿孔。

纵向切开时拉着刀切比较容易，横向切开时要避免用力过大，要通过旋镜的力量切开（图 3.8 **G H**）。

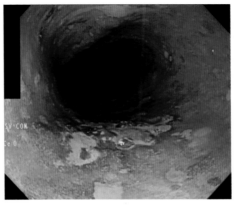

视频 3.3　使用 ITknife nano™ 的病例

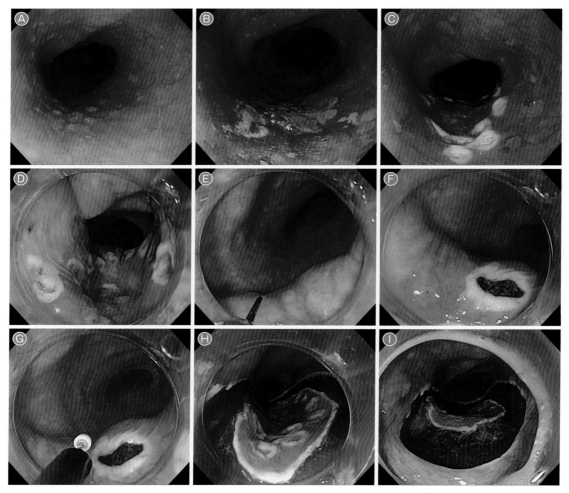

图 3.8　用 ITknife nano™ 行食管 ESD 的病例

Ⓐ Ⓑ Ut 后壁 15 mm 大小的 0–Ⅱ c+Ⅱ a 病变。

Ⓒ 用针状刀标记。

Ⓓ 在标记的外侧进行全周局部注射。

Ⓔ Ⓕ 用针状刀预切开病变肛侧。

Ⓖ Ⓗ 使用 ITknife nano™ 从预切开处开始行全周切开。

Ⓘ 剥离口侧黏膜下层，形成黏膜瓣。

使用 ITknife nano™ 剥离黏膜下层（视频 3.3，图 3.8）

　　剥离黏膜下层先从**肛侧的修整**开始。充分修整病变肛侧可以使剥离终点的切除线清晰，预防剥离超过病变肛侧。但是在顺镜下病变肛侧的正下方剥离起来比较困难，因此可以通过剥离肛侧正常的黏膜下层完成充分的修整。

　　沿着纵轴方向轻轻修整后，从**口侧开始展开剥离**（图 3.8 Ⓘ）。剥离是沿着食管壁水平移动 ITknife nano™ 来完成。剥离到一定程度后，可以钻入黏膜下层，用透明帽张开黏膜下层并进一步剥离。

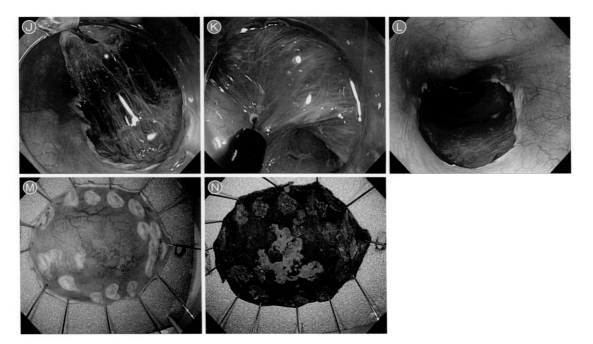

图 3.8（续）

Ⓙ 使用带线组织夹以获得良好的牵引效果。

Ⓚ 用 ITknife nano™ 剥离黏膜下层。

Ⓛ 切除后的溃疡底。

ⓂⓃ 切除后的标本。病理诊断为 SCC，0-Ⅱc+Ⅱa，pT1b-SM1（110 μm），Ly0，V0，HM0，VM0，14 mm × 9 mm。其后追加了放化疗。

近年来有文献报道了带线组织夹的有效性，在笔者所在医院，带线组织夹使用得较多。在使用时，需要将口侧剥离到一定程度，形成黏膜瓣，然后将带线组织夹夹闭到口侧已剥离的黏膜瓣上进行牵引。有带线组织夹作牵引，就更容易钻到黏膜下层（图 3.8 Ⓙ）。

在获得良好的视野后，要确认肌层的走行，用刀刃钩住黏膜下层的边缘，从外侧到内侧进行剥离。还可以用 ITknife nano™ 的绝缘头顶着黏膜下层通电，在黏膜下层打孔，然后一边注意是否损伤肌层，一边从这里向外侧剥离（图 3.8 Ⓚ）。剥离过程中若发现血管，刀在血管处停留稍微长的时间就可以止血。在发生出血时，可以将绝缘头压在血管稍上方的远端，然后利用电火花止血。但是如果压下去的力量过大，电流会到达肌层，因此需要刀头处在刚刚接触组织的状态下（像是飘在上面的感觉）止血。在剥离过程中可以适当地追加注射，并完成剥离。

使用 DualKnife™ 进行黏膜切开（图 3.9，视频 3.4）

在标记的外侧行局部注射（图 3.9 Ⓒ~Ⓔ）。首先在病变的肛侧进行黏膜下层注射，形成充分的隆起。

视频 3.4

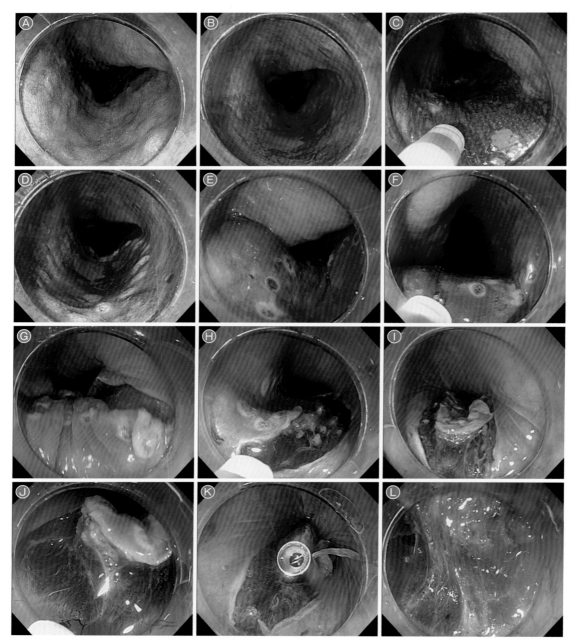

图 3.9 使用 DualKnife™ 的食管 ESD 一例

Ⓐ Ⓑ Ut 后壁 12 mm 大小的 0-Ⅱ c 病变。

Ⓒ Ⓓ 在 DualKnife™ 刀头回收的状态下标记。

Ⓔ 在病变肛侧行局部注射。

Ⓕ Ⓖ 切开病变肛侧的黏膜。

Ⓗ 反 C 字形切开病变口侧和右侧黏膜。

Ⓘ 切开病变左侧黏膜，完成全周切开。

Ⓙ 剥离口侧黏膜下层，做成病变侧的黏膜瓣。

Ⓚ Ⓛ 使用带线组织夹以获得良好的牵引效果。

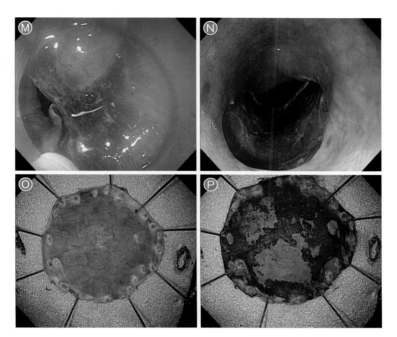

图 3.9（续）

Ⓜ 用 DualKnife™ 剥离黏膜下层。

Ⓝ 切除后的溃疡底。

ⓄⓅ 切除后标本，2 个病变的病理组织学诊断分别为：SCC，0-Ⅱc，pT1a-EP，Ly0，V0，HM0，VM0，8 mm × 6 mm；SCC，0-Ⅱc，pT1a-EP，Ly0，V0，HM0，VM0，10 mm × 10 mm。

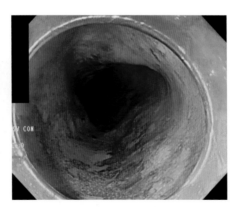

视频 3.4　使用 DualKnife™ 进行黏膜切开和黏膜下层的剥离

　　一般是从病变肛侧切开黏膜，黏膜肌层有时候会没被切开。由于肛侧为剥离的终点，在**切开时要把包括黏膜肌层在内的黏膜全部切开或者在修整过程中充分露出黏膜下层**，这是很重要的（图 3.9 ⒻⒼ）。然后在病变口侧进行局部注射，横行切开口侧，之后推进式纵行切开侧方黏膜，直到与肛侧切开面相连，形成反 C 字形切开（图 3.9 Ⓗ）。和肛侧一样，要修整切开面并充分露出黏膜下层后，再纵行切开对侧，完成全周切开（图 3.9 Ⓘ）。

使用 DualKnife™ 剥离黏膜下层（图 3.9，视频 3.4）

　　就像用刀描最初的切开线那样切，等待切开的创面展开后，使前端帽钻入黏膜下层，撑开黏膜下层（图 3.9 **J**），继续剥离下去。

　　当口侧剥离进行到一定程度形成黏膜瓣后，用带线组织夹夹上黏膜瓣进行牵引（图 3.9 **K L**）。使用带线组织夹牵拉更容易钻到黏膜下层。

　　在获得良好视野、确认肌层走行后，开始由内侧向外侧剥离或者沿着长轴进行推进式剥离（图 3.9 **M**）。在剥离中遇到血管时，可以用刀在血管部位边凝固边缓慢推进，以达到止血目的。如果在剥离后有小血管出血，将刀头收回后压在出血点上进行凝固就可以轻松止血。剥离过程中可以适当追加注射，最终完成剥离。

Q1 在实施食管 ESD 时，有时局部注射液不能很好地注入黏膜下层。请教一下避免注射针刺入过深、进行高效注射的技巧

A1 在能看到注射针根部的状态下进行局部注射

　　在笔者所在医院使用长度为 4 mm 的局部注射针。如果刺入过深后直接注射，注射液会进入肌层之间或者漏出到壁外。为了实施适当的黏膜下层注射，在刺入注射针后要稍微向内镜侧回拉，**在刚刚能看见注射针根部的状态下开始局部注射**（图 3.10）。另外在进行黏膜下层局部注射时，可以边注射边将内镜移向管腔侧，使注射液更好地进入黏膜下层。

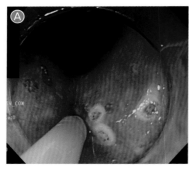 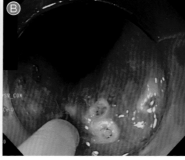 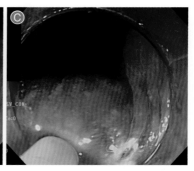

图 3.10　局部注射的技巧
Ⓐ 注射针几乎全部刺入黏膜。
Ⓑ 稍微回拉注射针，在刚刚能看见注射针根部的状态下开始注射。
Ⓒ 注射液进入黏膜下层。

Q2 剥离黏膜下层时，在哪个深度剥离？如何实施剥离？

A2 以黏膜下层中间至下 1/3 为剥离层面，剥离时要注意肌层的走行

原则上切开深度为黏膜下层的**中间至下 1/3**。要时刻关注肌层的走行，在上述切开深度下剥离，就可以在相同的层次内进行剥离。在技术没有完全成熟之前，建议使用带线组织夹牵引以确保视野，在可见范围内一点点剥离。另外从内侧向外侧边缘剥离可以避免刀朝向肌层，这也是一种有效的剥离方式。

 Q3 对于初学者，隧道法和使用 ITknife nano™ 剥离，推荐哪种方式？

A3 推荐使用 ITknife nano™ 剥离

ITknife nano™ 和前端型刀不同，不是用刀尖切，而是用圆盘形电极以及长刀刃切，需要掌握轻微移动刀的技巧。由于前端有绝缘头，可以实施相对安全的 ESD。也许大家认为隧道法只能用前端型刀完成，其实用 ITknife nano™ 也是可以完成的。笔者所在的医院对全周性病变也用 ITknife nano™ 采用隧道法治疗。

 Q4 请教一下对于高度斑驳的食管，做标记比较纠结时的标记要点

A4 利用好 PC 征和 MS 征

临床上会遇到由于严重的多发碘不染带而纠结病变范围的情况。在碘染色数分钟后病变呈现粉红色的现象为 PC 征，用 NBI 观察时 PC 征阳性区域呈现银色而与周围界限更清楚的现象叫作 MS 征 (metallic silver sign)。这两个征象对于病变范围的诊断是有帮助的。对于术前内镜下病变边界不清、具有高度碘不染带的病例，也可以在碘染色之前先用 NBI 标记病变范围后再进行碘染色。

 Q5 如何处理伴随早期食管癌的碘淡染带？

A5 考虑到狭窄的风险，不切淡染带

碘染色观察下，不染带附近会出现淡染带。这种情况与异型增生及慢性炎症相关。实施食管 ESD 时，如果切除范围占食管环周较广，术后患者会出现食管狭窄，因此只切除被认为是表浅型食管癌的不染带部分。

专家点评

　　我认为点踩高频电脚踏板的人较多，但是，在切伴有纤维化的坚硬的组织时，是不是有过切不开、刀被弹开的情况呢？在纤维化明显时，有时需要踩下去的时间稍微长一点。当然如果踩下去的时间过长，穿孔的风险也会增加，需要引起注意。从明天开始大家可以尝试将踩下去的时间稍微拉长一点点。

（小野裕之）

■ 参考文献

[1] Oyama T：Counter traction makes endoscopic submucosal dissection easier. Clin Endosc, 45：375-378, 2012

[2] Yoshida M, et al：Conventional versus traction-assisted endoscopic submucosal dissection for large esophageal cancers：a multicenter, randomized controlled trial（with video）. Gastrointest Endosc, 91：55-65.e2, 2020

[3] 大森泰，横山顕：危険なヨード不染帯所見 -Pink Color signの検討. Gastroenterol Endosc, 43：S1613, 2001

[4] Ishihara R, et al：Pink-color sign in esophageal squamous neoplasia, and speculation regarding the underlying mechanism. World J Gastroenterol, 19：4300-4308, 2013

[5] 井上晴洋，他：こだわりの境界診断とESD—ピンクカラーサインとシルバーメタリックサイン—. 消化器内視鏡, 18：171-178, 2006

颈段食管病变

阿部清一郎

在对颈段食管病变实施 ESD 之前

颈段食管是食管从食管入口到胸骨上缘的部分。食管入口存在生理性狭窄，因此内镜操作受限，而且在大范围切除术后存在狭窄的风险。另外，由于颈段食管邻近咽喉部，存在内镜治疗中的镇静不良、误吸等风险，因此，为了安全、准确地实施颈段食管病变的 ESD，术前评价及准备是非常重要的。

首先，和胸段食管的食管癌一样，要确定侧方范围及浸润深度，诊断病变是否符合 ESD 的适应证。尤其是要认真诊断**病变的环周范围及口侧的延伸范围**（**距食管入口的距离**），做出包括术后狭窄风险在内的综合评价。对于鳞状细胞癌，在条件允许的情况下要进行碘染色。此外，在食管入口正下方由于难以保证良好的视野，在计划进行 ESD 时，要进行彻底的镇静，并在术前模拟内镜操作及切除顺序。

颈段食管 ESD 容易出现切除条件不良的问题，而且误吸的风险高，从安全的角度来看建议进行**全身麻醉管理**。针对延伸到食管入口以及下咽部的病变，要事先评价是否需要头颈外科医生帮助展开喉头。

切除顺序（图 3.11）

颈段食管 ESD 的治疗要点是避免引起术后狭窄，安全、整块切除病变。切除顺序取决于病变累及的环周范围以及病变的部位。

具有生理性狭窄的食管入口是空间最狭小、内镜操作受限的部位，因此对于延伸到食管入口附近的病变要先在**剥离条件好的状态下充分进行口侧黏膜切开及黏膜下层的剥离**，使病变移向肛侧而离开食管入口部，后续的切开及剥离就会更容易一些。对于环周范围较广的次全周病变，要趁着剥离条件好的时候先纵向切开黏膜，将应该留下来的黏膜留好。在完成一定程度的黏膜切开、黏膜下层剥离后进行纵向切开时，会由于病变周围注入注射液而出现视野不良，需要引起注意。另外，由于空间狭小，对容易存水的左侧壁是难以保持视野的，因此要尽量在**早期完成左侧壁黏膜下层剥离**，后续的处理就会变得容易一些。

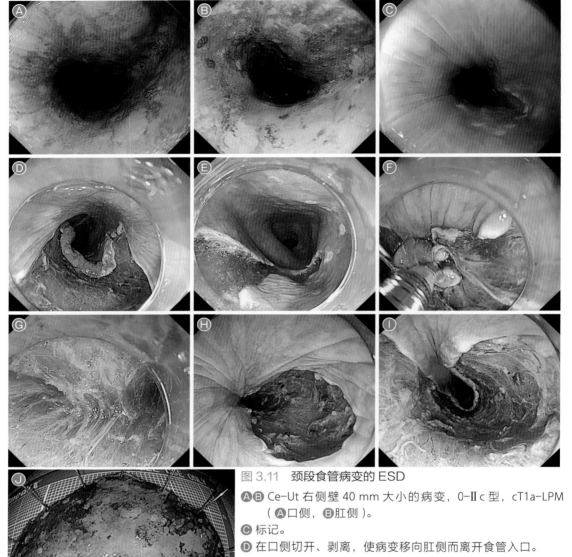

图 3.11　颈段食管病变的 ESD

Ⓐ Ⓑ Ce-Ut 右侧壁 40 mm 大小的病变，0-Ⅱc 型，cT1a-LPM （Ⓐ口侧，Ⓑ肛侧）。

Ⓒ 标记。

Ⓓ 在口侧切开、剥离，使病变移向肛侧而离开食管入口。

Ⓔ 剥离因重力影响而容易存水的左侧壁。

Ⓕ 带线组织夹夹闭病变口侧。

Ⓖ 在良好的牵引下，直视下剥离黏膜下层。

Ⓗ 黏膜下层剥离后（口侧）。

Ⓘ 黏膜下层剥离后（肛侧）：切除后溃疡占据 4/5 周，局部注射 100 mg 曲安奈德。

Ⓙ 切除的标本：组织学诊断为鳞状细胞癌，39 mm × 28 mm，pT1a-LPM，ly（-），v（-），pHM0，pVM0。

安全、精准实施 ESD 的注意事项

在空间狭小的颈段食管注入大量注射液会造成空间更狭小，使内镜操作进一步受限。因此，对颈段食管病变实施 ESD 时，推荐在需要切除的部位进行**最小量的局部注射**。在空间狭小的颈段食管，为了获得适当的牵引，使用带线组织夹是非常有帮助的。

颈段食管病变 ESD 术后狭窄的风险较胸段食管高，如果切除范围超过半周，需要考虑切除后局部注射糖皮质激素，必要时合并使用口服糖皮质激素以预防狭窄的发生。

专家点评

颈段食管是 ESD 操作最难的部位之一，尤其是累及食管入口的病变，因为有弯曲及空间狭小，会影响内镜操作。如果在全身麻醉下切除，建议使用 GIF-H290T 等向下方向镜角大的内镜。由于狭窄的发生风险高，治疗前一定要充分告知患者并认真签署知情同意书。

（矢野友规）

■ 参考文献

[1] 阿部清一郎，他：IT knife nano を用いた食道 ESD のコツと実際. Gastroenterological Endoscopy，62：490-496，2020

需要全周切除的病变

田中雅树

前提条件

慎重判断 ESD 的适应证

为了获得癌症治疗的最佳转归，选择正确的治疗适应证是最重要的。一般来说，消化道癌的内镜治疗适应证取决于淋巴结转移的风险，对于食管癌还要考虑治疗后食管狭窄的风险。2020 年的《食管癌 ESD/EMR 指南》指出，"对于 cT1a-EP/LPM、长度小于 50 mm 的全周性表浅型鳞状细胞癌，在使用预防狭窄措施的前提下，推荐内镜下治疗，推荐级别为弱推荐"，也就是说，在决定治疗方案时必须要考虑到治疗后狭窄的风险。

众所周知，与非全周性病变相比，食管全周性病变术后发生狭窄的风险高，操作困难，需要对决定 ESD 适应证条件的浸润深度及长轴大小进行特别慎重的判断。另外，当根据病理结果判断需要追加放化疗时，ESD 术后溃疡的愈合状况会影响追加治疗的时机。术前诊断为 cT1a-MM/cT1b-SM1 的全周性病变在 ESD 术后的组织学检查中诊断为 pSM、脉管侵袭阳性等具有淋巴结转移高风险的比例为 86%。因此，对于追加治疗风险高的 cT1a-MM/cT1b-SM1 全周性病变，原则上要考虑选择 ESD 以外的治疗手段。

要根据自身的技术及所在医院能否安全完成治疗来慎重判断

食管 ESD 受呼吸及心搏的影响，手术难度差异很大，因此在治疗前要认真考虑自身的技术能否安全地完成手术。全周性病变比非全周性病变治疗难度高、手术时间长，需要由技术成熟的医生进行操作。同时，医院必须具备在发生并发症时以外科为首的各个相关科室进行综合应对的条件，并能够进行追加治疗（外科手术、放化疗）及应对治疗后狭窄。如果所在医院难以实现，建议推荐患者到专业的医院接受诊治。

基本技术

肛侧的处理

对于全周性病变，由于不能进行纵向的黏膜切开，要横向切开肛侧黏膜，这时，事先做好肛侧的"修整"（deeper cut）是非常重要的。切除全周性病变时，为了使治疗更高效，剥离时常常会在黏膜下打隧道。如果肛侧的修整不充分，剥离范围有可能超过病变边界而剥离到正常黏膜下。从确定剥离终点的角度讲，做好修整最终会缩短操作时间（视频3.5）。

口侧的处理

视频3.5

肛侧切开结束后开始口侧的操作。从哪个位置开始切开口侧都可以，但是若使用像 ITknife nano™、ITknife2™ 这样以牵拉切为主的刀，建议从最肛侧开始切，而若使用推进式切的前端型刀，则建议从最口侧开始切，这样切除效率更高。要结合刀的特性选择开始切的部位（图3.12）。

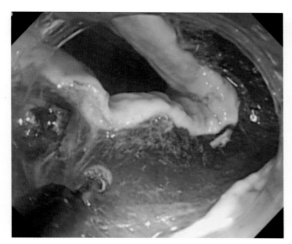

视频 3.5　病变肛侧的处理

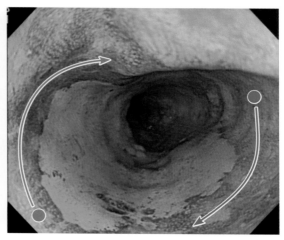

图 3.12　刀的切开起点
●—前端型刀的起点；●—IT 刀的起点。

黏膜下层剥离

切开口侧黏膜后开始黏膜下层的剥离。左侧卧位时要从容易储水的**左侧壁开始剥离**，这样会使最终的剥离更容易。如果有条件更换体位，可以积极地更换。但是更换体位往往会使内镜操作的感觉发生变化，在不习惯的体位下操作时需要更加谨慎。

在剥离过程中**最重要的是保持良好的视野**，因此在完成口侧修整后，可以使用带线组织夹等牵引装置向近端牵引。这样可以在良好的视野下剥离，安全性高，而且能缩短操作时间。对全周性病变有时也可以做多个部位牵引。

黏膜下打隧道不是必须的，但隧道法可以缩短操作时间。大家的印象是打黏膜下层隧道要用前端型刀，但是用 ITknife nano™、ITknife2™ 也是可以的。在透明帽轻轻抵住黏膜下层的状态下通电，刀附近的黏膜下层会被轻微烧灼，然后左右移动刀进行剥离就可以剥出内镜通过的空间。重复这一操作，可以在短时间内

视频 3.6

形成隧道（视频 3.6）。**对于全周性病变，与打一个大的隧道相比，分别打 2～3 个隧道可以避免切除的病变因重力下垂，能维持剥离空间。打多个隧道时，建议先在沿重力方向容易存水的部位（左侧卧位时的左侧壁）打隧道。**

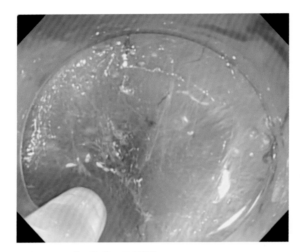

视频 3.6　打黏膜下层隧道

可以利用内镜的注水功能进行黏膜下层的追加注射，但是由于黏膜下层空间小，更适合用一般的注射针注射。FlushKnife®、HookKnife J、DualKnife J 等具有注射功能的刀能避免更换附件，因而可以直接进行注射，由此可以缩短手术时间。

预防狭窄的措施

在这里介绍一下预防狭窄的主要方法——激素治疗（曲安奈德局部注射法、强的松口服）的注意事项（建议同时参考第 3 章第 5 节）。目前尚无有关激素种类、使用途径、使用时间、次数及用量等的治疗标准，广泛使用的措施是 ESD 术后直接注射 100 mg 曲安奈德或者 ESD 次日开始口服强的松，持续 8 周。

① 局部注射的注意事项

局部注射的绝对前提是 ESD 术后溃疡底有黏膜下层残留，在有肌层裸露的部位注射出现迟发性穿孔的风险高，因此要予以避免。另外即使有黏膜下层组织残存，也要注意不要使注射针刺入过深。可以使用较短的注射针，也可以在完全回针的状态下将针顶在黏膜下层注射，这样药物会留在黏膜下层，更加安全。和 ESD 一样，激素注射要求医生具备成熟的技术（视频 3.7，图 3.13）。

视频 3.7

② 口服激素的注意事项

口服激素简单，但是由于服用剂量大，需要注意激素带来的副作用。在使用前注意评价乙型肝炎、活动性结核的风险。同时为了预防肺孢子菌肺炎，必要时预防性使用复方甲氧苄啶 - 磺胺甲噁唑合剂。还要注意患者出院后发生糖尿病、

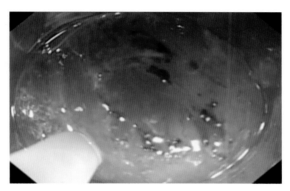

视频 3.7　曲安奈德局部注射（与视频 3.5、3.6 来自不同的病例）

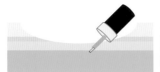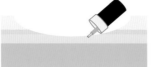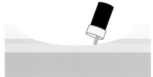

注射针刺入过深较危险，也应避免刺入肌层裸露部位

可以在残留的黏膜下层浅浅刺入短的注射针

在回针的状态下顶住黏膜下层行局部注射

图 3.13　激素局部注射的注意事项

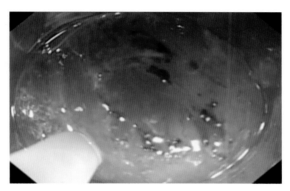

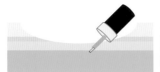

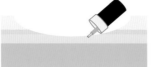

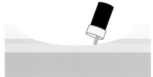

高血压恶化、白内障等不良事件的可能性。由于服药剂量会随着时间而调整，需要关注患者服药的依从性。

对全周性病变实施 ESD 治疗，并局部注射激素后，狭窄的发生率为 76%，局部注射和口服激素后狭窄的发生率为 71%，因此即使用激素也不能完全预防狭窄的发生。为了提高预防狭窄的效果，现在尝试延长口服激素时间、局部注射联合口服激素等措施，这些措施目前依然在开发中。但是如果病变长度在 50 mm 以下，即使出现狭窄，也可以在几次扩张后缓解狭窄，使用激素有效的病例也比较多。

总结

在讨论对全周性病变进行内镜切除时，要向患者充分说明 ESD 的操作技术难度高、治疗后可能出现狭窄、针对狭窄有可能需要长期治疗以及 ESD 对追加治疗时机的影响等情况。

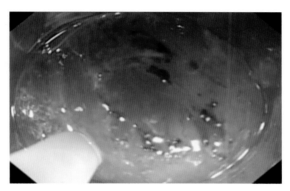

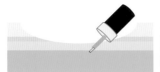

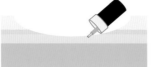

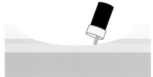

Q9 在同一环周上有 2 个病变，之间距离数毫米，这时是一起整块切除还是要保留正常黏膜？

A 2 个病变一起切除后如果黏膜缺损在 3/4 周以内，可以一起整块切除

内镜切除后黏膜缺损超过 3/4 周时出现狭窄的概率为 60% 以上，对全周性病变使用激素预防狭窄的效果不充分。对于次全周的病变，激素可以预防狭窄的发生，因此哪怕仅保留很少的黏膜都具有预防狭窄的作用，从这一点来看还是有意义的。

因此，如果 2 个病变一起切除后黏膜缺损在 3/4 周以下，狭窄的发生率不会有大的差别。但是如果一起切除后黏膜缺损超过 3/4 周，留下一点黏膜会使激素预防狭窄更有效，努力留下正常黏膜是有意义的。

（上堂文也）

专家点评

在 ESD 术后出现难治性食管狭窄会使患者不能进食，需要进行高额、痛苦的反复扩张治疗。笔者所在的诊疗中心通过动物实验得出用 Endo Cut 模式剥离黏膜下层比用 Forced Coag 模式剥离较少发生食管纤维化及狭窄的结论。即使关注到这些并使用局部注射及口服激素治疗，依然有 40% 左右的狭窄发生率。出现狭窄的风险因素包括病变较长、预计需要追加治疗的可能性较大。从重视生活质量的观点来讲，对这些病例有必要考虑 ESD 以外的治疗方法。

（上堂文也）

■ 参考文献

[1]「食道癌診療ガイドライン2017 年版（第 4 版）」（日本食道学会 / 編），金原出版，2017
[2] 石原立，他：食道癌に対するESD/EMRガイドライン．日本消化器内視鏡学会雑誌，62：221-271，2020
[3] Matsueda K, et al：Validity of endoscopic resection for clinically diagnosed T1a-MM/T1b-SM1 N0 M0 esophageal squamous cell carcinoma. Esophagus, 18：585-593, 2021
[4] Koike Y, et al：Usefulness of the thread-traction method in esophageal endoscopic submucosal dissection：randomized controlled trial. Dig Endosc, 27：303-309, 2015
[5] Hashimoto S, et al：The efficacy of endoscopic triamcinolone injection for the prevention of esophageal stricture after endoscopic submucosal dissection. Gastrointest Endosc, 74：1389-1393, 2011
[6] Yamaguchi N, et al：Usefulness of oral prednisolone in the treatment of esophageal stricture after endoscopic submucosal dissection for superficial esophageal squamous cell carcinoma. Gastrointest Endosc, 73：1115-1121, 2011
[7] Hanaoka N, et al：Intralesional steroid injection to prevent stricture after endoscopic submucosal dissection for esophageal cancer：a controlled prospective study. Endoscopy, 44：1007-1011, 2012

肌层缺损

山口直之

Q 请教一下如何识别肌层缺损？

A 在黏膜下层正下方有白边，其内侧常常看起来发暗

视频 3.8

视频 3.9

在黏膜下层正下方可以观察到白色的边、其内侧看起来发暗时常常伴有肌层缺损［我科的病例中占 80%（4 例 /5 例），见下文］。全部病例没有周围憩室样的改变，要在 ESD 过程中关注是否具有上述的特征性表现（视频 3.8、3.9）。

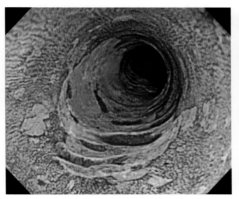 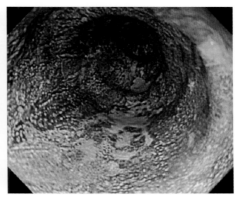

视频 3.8 病例 1　　　　　视频 3.9 病例 2

我科自 2007 年 9 月到 2021 年 3 月实施的 1120 例食管 ESD 中，发现 5 例存在肌层缺损（男女比为 2：3，平均年龄为 67.4 岁，Mt：Lt = 3：2，前壁侧：后壁侧 = 3：2），见表 3.1。

表 3.1 **部分肌层缺损的病例**

	年龄 / 岁	性别	部位（1）	部位（2）	浸润深度	有无穿孔
病例 1	62	女	Mt	前壁	SM2	无
病例 2	74	男	Lt	后壁	LPM	无
病例 3	78	女	Mt	前壁	EP	有
病例 4	63	女	Mt	前壁	LPM	无
病例 5	60	男	Lt	后壁	LPM	无

4 例在术中观察到上述特征，考虑到了肌层缺损而在黏膜下层浅层进行剥离，在肌层缺损部位留出足够厚的黏膜下层，因而避免了穿孔，术后临床过程良好，未发生迟发性穿孔 [图 3.14（病例 1）；图 3.15（病例 2）]。

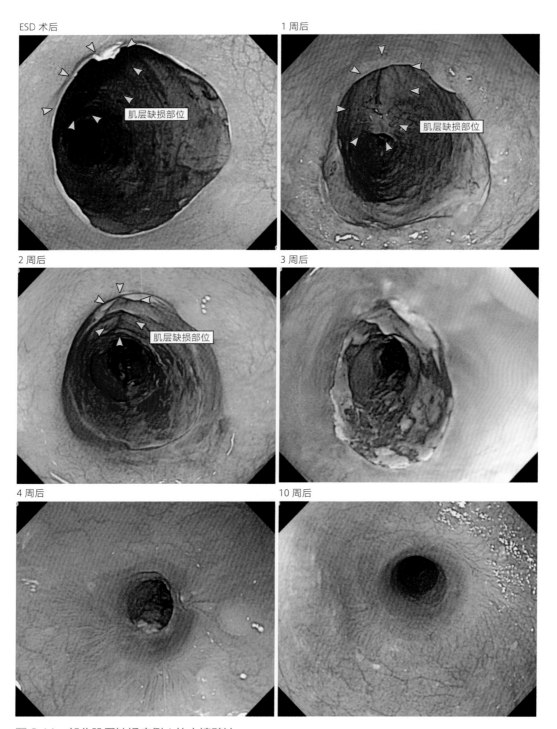

图 3.14　部分肌层缺损病例 1 的内镜随访

穿孔的1例［图3.16（病例3）］完全没有上述的特征，在穿孔发生前没有意识到有肌层缺损，在对缺损部位上方血管进行Soft Coag时发生了穿孔，才发现有肌层缺损。穿孔后马上出现了明显的皮下气肿，但是包括呼吸在内的生命体征稳定，因此尽可能地快速切除病变，然后用聚乙醇酸（polyglycolide，PGA）贴膜及纤维蛋白胶（P/F法）覆盖肌层缺损部位，闭合创面（视频3.10）。术后立即行CT检查，发现明显的张力性气胸、纵隔气肿，以及前臂、上臂和颈部明显的皮下气肿，1天后气胸、纵隔气肿、皮下气肿明显减轻，第7日完全消失（图3.17）。

术后当日食管造影未发现造影剂溢出，因此术后即开始饮食，在第11日、第21日进行了内镜随访，包括肌层缺损部位在内的穿孔部位已用PGA贴膜完全闭合，直到第34日未发生再次穿孔，达到治愈标准（图3.18）。

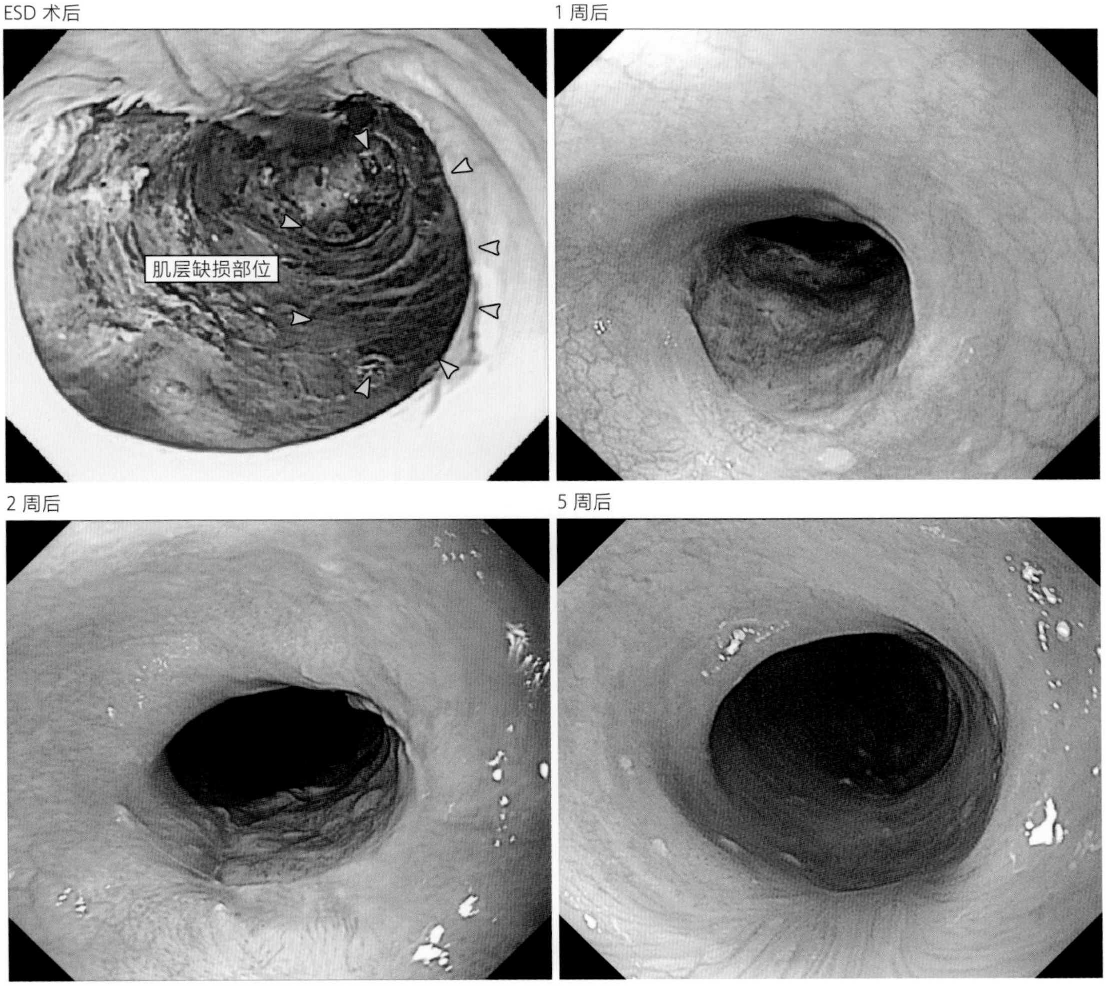

图3.15 部分肌层缺损病例2的内镜随访

视频 3.10

如上所述，笔者共遇到过 5 例食管肌层缺损，占总体病例数的 0.4%。肌层缺损是非常少见的，但是在做食管 ESD 的时候要时刻牢记有肌层缺损的可能性，怀疑存在肌层缺损时，重要的是要在黏膜下层浅层剥离，留下足够厚的黏膜下层。

另外上述病例提示我们，对于肌层缺损的病例采用 P/F 法有可能避免手术治疗。

白光观察　　　　　　　　　NBI 观察　　　　　　　　　碘染色

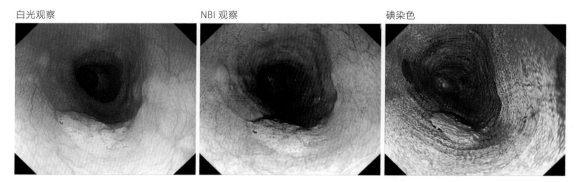

图 3.16　部分肌层缺损病例 3 的内镜图像

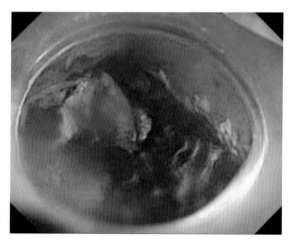

视频 3.10　病例 3（巨大穿孔病例）

ESD 术后

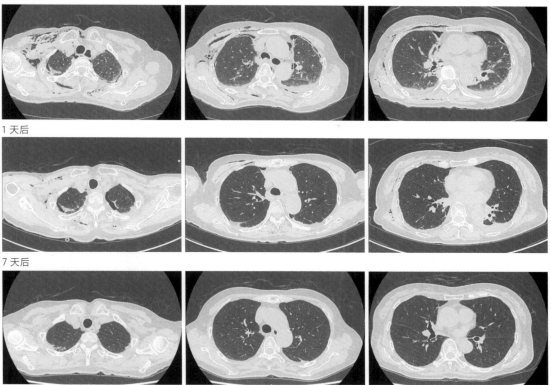

图 3.17　巨大穿孔病例的术后随访（CT 图像，病例 3）

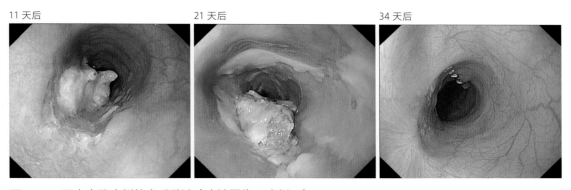

图 3.18　巨大穿孔病例的术后随访（内镜图像，病例 3）

专家点评

由于事先不能预测到食管肌层缺损，这是件可怕的事情，山口先生的病例通过采取保守治疗全部都成功了，这很棒！对于初学者有可能在不经意间发生不可修复的巨大穿孔，如果修复困难，不要太勉强，建议找外科会诊。病例 3 的视频（视频 3.10）大家一定要看一下。

（矢野友规）

纤维化病变

山本阳一

标记、局部注射（图 3.19 **B**❸，视频 3.11）

　　和一般的食管 ESD 一样，经 NBI、碘染色确认病变范围后标记。其后行局部注射，为了获得充分的隆起，推荐用透明质酸钠、海藻酸钠**原液**注射。

黏膜切开（图 3.19 **D**~**G**，视频 3.11）

　　在病变肛侧纤维化少、局部注射抬举较好的部位用针状刀做预切开，使用 ITknife nano™ 进行黏膜切开。在纤维化明显的部位用 ITknife nano™ 时，前端的绝缘头会难以钩住而被弹开，有时候黏膜切开会不顺利。这时候可以更换刀，用针状刀和 DualKnife™ 等前端型刀切开黏膜，并完成全周切开。

黏膜下层剥离（图 3.19 **H**~**M**，视频 3.11）

视频 3.11

　　在全周切开后，和一般的食管 ESD 操作一样进行**病变肛侧黏膜下层的修整**。对纤维化严重的部位勉强修整会有穿孔的风险，因此，要一点点剥离肛侧正常的黏膜下层。如果有可能，要完成两侧的纵向修整，最后从口侧进行黏膜下层剥离。

　　当病变侧的黏膜剥离出黏膜瓣后，建议采用带线组织夹牵引。通过牵引更容易识别伴有纤维化的黏膜下层和肌层。

　　在纤维化严重的部位难以识别适当的剥离层次，因此穿孔的风险高。不仅如此，由于瘢痕容易使刀弹向黏膜面而切到病变内，造成病理评价困难，需要引起注意。为了避免出现这些问题，要先留下纤维化严重的部位，先将周围黏膜下层剥离开，再确认或者想象肌层的走行线，就像将两侧已经剥离的线连接起来一样慎重地剥离纤维化严重的部位。这时候用 ITknife nano™ 前端的绝缘头钩住少量组织，用绝缘头后方的圆盘状电极一点点剥离，当用绝缘头不好钩住组织时，可以更换为针状刀和前端型刀。

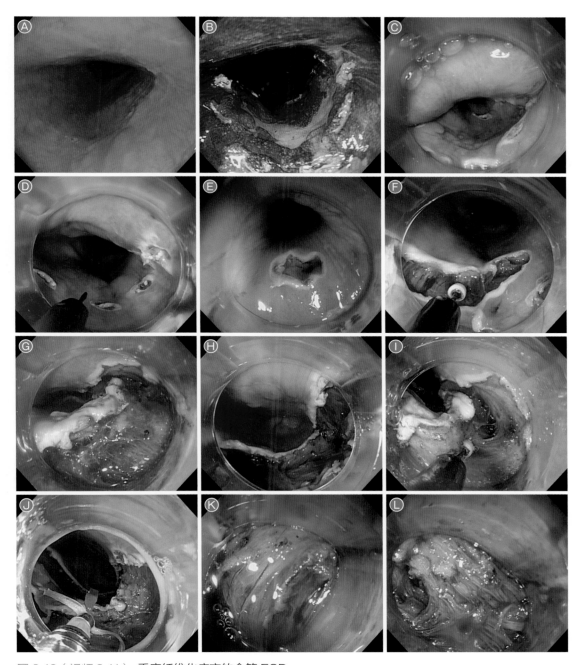

图 3.19（视频 3.11） 重度纤维化病变的食管 ESD

Ⓐ 在过去 ESD 瘢痕上发生的 Mt 右侧壁 10 mm 大小的 0-Ⅱc 病变。

Ⓑ 用针状刀标记。

Ⓒ 全周局部注射，注射后抬举略不良。

ⒹⒺ 用针状刀对病变肛侧进行预切开。

ⒻⒼ 用 ITknife nano™ 从预切开部位开始进行环周切开。

Ⓗ 修整肛侧。

Ⓘ 剥离口侧黏膜下层，形成黏膜瓣。

Ⓙ 黏膜瓣夹上带线组织夹。

ⓀⓁ 可见黏膜下层有严重纤维化。

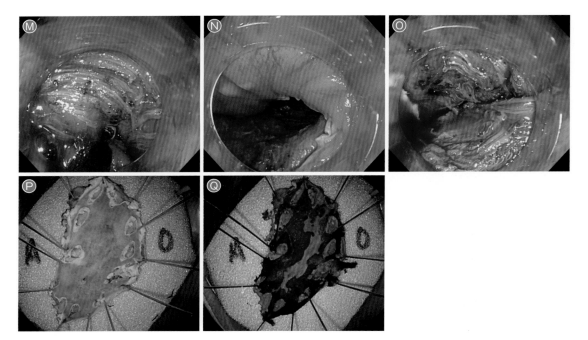

图 3.19（视频 3.11）（续）

Ⓜ 用 ITknife nano™ 仔细剥离黏膜下层。

ⓃⓄ 切除后的溃疡底，未见穿孔。

ⓅⓆ 切除的标本。病理诊断为 SCC，0-Ⅱc+Ⅱa，pT1a-MM，Ly0，V0，HM0，VM0，20 mm×7 mm。

　　和胃的 ESD 比较，食管 ESD 术中出血较少，但是在纤维化部位一旦发生出血会造成视野不清，是术中出现各种意外的原因。因此，对于可见的血管，要用止血钳进行预防性止血。

 Q1 **对于伴有纤维化的病变，剥离黏膜下层时，如何追加注射？**

A1 在严重纤维化的情况下不追加注射，要把纤维化严重的部分先留下来，最后再一点点剥离

　　和普通的食管 ESD 操作一样进行局部注射，即使是伴有纤维化的病变往往也能向其内注入注射液（图 3.20）。但是对于 ESD 术后瘢痕等严重的纤维化，由于几乎没有黏膜下层残留，局部注射时注射液不能进入黏膜下层，甚至有时候会注射到壁外。这时候不要追加注射，如前所述，把纤维化严重的部位留下来，先剥离周围的黏膜下层，然后确认或者想象肌层的走行线，要像将两侧已经剥离的黏膜下层的线连起来一样一点点剥离纤维化严重的部分。

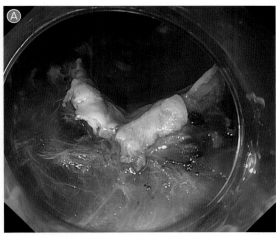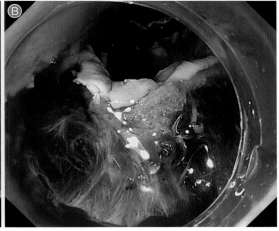

图 3.20　纤维化严重病例的局部注射

Ⓐ 注射前，在 ESD 瘢痕上的病变可见纤维化。

Ⓑ 注射后纤维化部分也抬举起来。

 Q2 请教一下，对于 ESD 术后瘢痕附近的病变等纤维化严重、识别层次困难的情况，如何避免切到病变

A2 最重要的是用带线组织夹及前端帽做适当的牵引

对于伴有严重纤维化的病变，采用如前所述的方法进行 ESD，即使很谨慎地操作，也会有出现切到病变内或者穿孔的风险。为了避免这些情况发生，重要的是用带线组织夹等进行牵引，使用前端帽让其钻入黏膜下层，在良好的视野下正确识别层次结构。但是，**如果牵引过度，黏膜下层和肌层会一起被抬举**，需要引起注意。

当可以确认或者想象肌层走行线时，用 ITknife nano™ 前端绝缘头后方的圆盘形电极一点点剥离，这时候如果内镜拧过头，视野会发生变化，有可能切到病变，需要注意。也有将前端头从远端拉向近端剥离的做法，也可以使用合适的针状刀以及前端型刀，这时候要避免将刀伸出过长，应伸出短一些，对于可见部分一点点谨慎地剥离（图 3.21）。

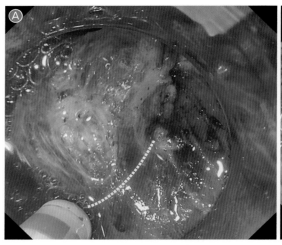
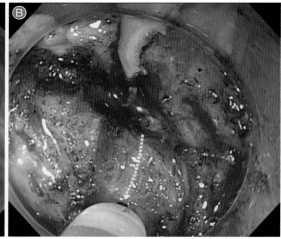

图 3.21 　用 DualKnife™ 剥离纤维化病变

Ⓐ 使用 DualKnife™ 剥离黏膜下层。虽然伴有纤维化，但是注射液已经注入黏膜下层，沿着图中虚线（▭▭▭）剥离。

Ⓑ 严重纤维化的病例。和Ⓐ一样用 DualKnife™ 剥离，一边确认病变及肌层的走行，一边将刀伸出较短，沿着虚线（▭▭▭）一点点剥离。

专家点评

　　对伴有严重纤维化的病变实施 ESD，其中食管的病变最难做。首先在没有纤维化的部分切开黏膜，然后深切到合适的深度。对于纤维化的部位也是一样，要先在没有纤维化的部位切到合适的深度后，参考这一层次进行黏膜切开。黏膜下层的剥离也一样，先从没有纤维化的部位开始剥离，在合适的深度推进剥离，然后剥离纤维化部位。可以根据其两侧没有纤维化的部位想象剥离线的合适深度，慎重地推进纤维化部位的剥离。

（小田一郎）

合并食管静脉曲张的病例

高岛健司

引言

　　对合并食管静脉曲张的食管癌实施 ESD 具有大出血的风险，属于难度较高的内镜治疗。本节介绍合并食管静脉曲张的食管癌的 ESD 治疗策略。

ESD 前食管静脉曲张的治疗

　　对合并食管静脉曲张（图 3.22 **Ⓐ Ⓑ**）的食管癌的治疗，控制曲张静脉的血流很重要，因此，我院在 ESD 前先治疗静脉曲张。

　　食管静脉曲张的内镜治疗有内镜下静脉曲张硬化疗法（endoscopic injection sclero-therapy，EIS）以及内镜下静脉曲张套扎术（endoscopic variceal ligation，EVL），使用 EIS 法治疗后静脉曲张的复发率较使用 EVL 法要低。因此，在肝功能储备良好时选择 EIS，肝功能储备不良时常选择 EVL。食管静脉曲张的治疗部位基本上是病变肛侧以外的曲张静脉，但如果是对 ESD 切除线上的静脉做 EIS、EVL，会形成纤维化及瘢痕，造成切除困难，需要引起注意（图 3.23）。

　　即使曲张的静脉不在 ESD 的切除线上，由于存在 EIS 硬化剂注射到血管外的情况以及注入硬化剂的部位的周围黏膜下层会出现严重的纤维化，因此实施 ESD 时需要重视。而在食管癌病变以外的部位实施 EVL 不会造成黏膜下层纤维化，因而可以实施 ESD。因此，**当食管静脉曲张病变上发生食管癌时，实施 EVL 很少引起黏膜下层纤维化，常可以对这类病变完成常规的 ESD。**

　　治疗食管静脉曲张到 ESD 之间的间隔时间，我院常规定为确认静脉曲张消失（图 3.22 **Ⓒ**）、肝功能无异常后 1~2 个月。一般情况下，实施 EIS 到曲张静脉血栓化需要 1~2 个月的时间，而 EVL 治疗后静脉曲张往往很快消失。

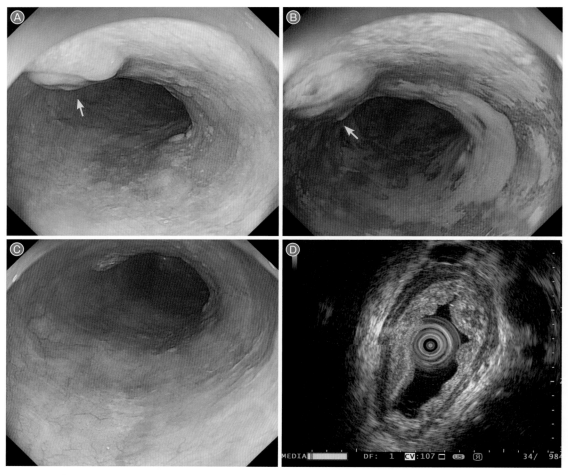

图 3.22　合并食管静脉曲张的病例

Ⓐ 普通内镜：静脉曲张治疗前（╺▷─曲张静脉）。Ⓑ 色素内镜（碘染色）：曲张静脉治疗前（╺▷─曲张静脉）。Ⓒ 普通内镜：静脉曲张治疗后。Ⓓ EUS 图像：治疗后血栓化的曲张静脉。

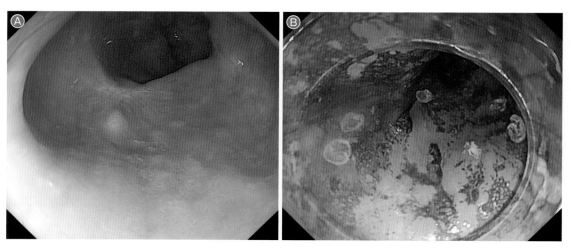

图 3.23　静脉曲张治疗后的瘢痕

Ⓐ 普通内镜：EVL 后瘢痕。Ⓑ 色素内镜（碘染色）：EVL 后瘢痕。

术前诊断

病变范围通过采用白光、NBI 以及碘染色观察来诊断，浸润深度一般是用普通内镜观察来诊断。超声内镜是评价静脉曲张治疗疗效的有效检查方法，如果静脉内回声增强，可以认为曲张静脉已经血栓化（图 3.22 **D**）。

标记、局部注射

视频 3.12

笔者通常使用 DualKnife™ 刀治疗。一般是用碘染色确认病变范围，然后从口侧开始标记，避免蹭到病变。

注射液是用生理盐水（100 ml 生理盐水加入 2 ml 0.3% 靛胭脂和 0.2 mg 肾上腺素）与透明质酸钠溶液 1∶1 混合，使黏膜下层充分隆起（视频 3.12）。

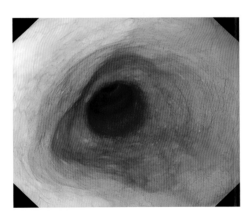

视频 3.12　食管静脉曲张 EVL 治疗后实施 ESD 的病例

黏膜切开、修整、黏膜下层剥离

合并食管静脉曲张的病例如果事先治疗好了静脉曲张，其基本治疗原则与一般的食管癌相同。即使是静脉曲张治疗后，仍有较多从局部注射穿刺点出血的病例，因此要在切开前视野清晰的状态下进行黏膜切开，必要时止血。大部分出血可以用 DualKnife™ 点对点烧灼血管来止血（高频电装置设定为 VIO®300 D Swift Coag：Effect 3，40 W）（视频 3.12）。也有血管和曲张静脉相通造成止血困难的情况，偶尔会用 Coagrasper™ 止血（高频电装置设定为 VIO®300 D Soft Coag：Effect 5，70 W）。

第 **3** 章　食管病变的内镜治疗

黏膜下层剥离可以用带线组织夹牵引，通过牵引获得良好的视野，这样在剥离过程中可以很好地识别黏膜下层扩张的静脉，剥离会更安全（视频 3.12）。

 Q 请教一下，在内镜下静脉曲张套扎术术后仍有少许曲张静脉残留的情况下，对于曲张静脉上的病变的切除策略

A 残留的曲张静脉大部分可以用 ESD 刀烧灼处理

即使对静脉曲张做了治疗，有些病例仍有轻度静脉曲张。如前所述，大多数的静脉可以通过 ESD 刀烧灼止血。但是，也有在黏膜下层内出现血栓脱落而被认为是贯通支的比较粗大的扩张血管。对这样的血管用 ESD 刀是难以止血的，需要使用 Coagrasper™ 采用 Soft Coag 来对血管进行预处理。

专家点评

 静脉虽然粗大，但是和动脉相比血流少、血管壁薄，可以用具备良好烧灼功能的止血钳烧灼。但是如果仅仅抓取曲张静脉的一部分通电，有可能仅仅是使抓取的部分收缩而导致血管破裂出血。因此，在抓取血管时，一定要把血管整个夹住，确认血流停止后再通电。有时候会遇到不能完全抓取的粗大血管，这时候要在加大止血钳与曲张静脉的接触面积的状态下用 Soft Coag 通电，这样会使血管收缩变细，然后再次在抓取整个血管后通电，从而达到完全烧灼的目的。

（上堂文也）

■ 参考文献

[1] Masui Y, et al: Successful endoscopic submucosal dissection of early gastric cancer located on gastric varices after treatment with balloon-occluded retrograde transvenous obliteration. Clin J Gastroenterol, 14: 1550-1554, 2021

[2] Funakoshi K, et al: Successful endoscopic therapy of superficial esophageal cancer on varices in a patient with alcoholic liver cirrhosis. Dig Endosc, 13: 212-215, 2001

[3] Sawaguchi M, et al: The feasibility of endoscopic submucosal dissection for superficial esophageal cancer in patients with cirrhosis（with video）. Gastrointest Endosc, 79: 681-685, 2014

放化疗后局部残留复发病例的补救治疗

中条惠一郎

引言

　　放化疗（CRT）是食管癌的有效治疗方法之一，但是在 CRT 后会出现局部病变残留、复发等问题。针对局部复发的病变，需要根据病变的进展程度及患者的状况选择外科手术或内镜治疗等。内镜治疗包括 EMR、ESD 以及光动力疗法（photodynamic therapy，PDT），这些方法对于局部病变的控制较为有效。

　　我院的 EMR 及 ESD 的适应证为垂直断端阴性、可切除的不伴有深大溃疡的 cT1a 和 cT1b 浅层以内的病变。而 PDT 的适应证不仅限于深度在黏膜下层浅层的病变，对于伴有严重纤维化、黏膜下层深部浸润以及可疑肌层浸润的病变，PDT 的治疗效果也是值得期待的。

补救性 ESD

　　CRT 后局部残留复发病变的 ESD 较一般的 ESD 操作难度高。由于前期的治疗造成黏膜下层严重的纤维化，局部注射往往不能形成充分的隆起。笔者过去报道了补救性 ESD 的治疗结果，整块切除率为 89%，这是可以接受的结果。但是由于纤维化的影响，有 11% 的 ESD 在中途中止而转为其他治疗。

术前诊断

　　我院的补救性 ESD 的适应证为**垂直断端阴性、可切除的 cT1a 和 cT1b 浅层以内的病变**。

　　浸润深度的诊断依靠普通内镜观察。超声内镜（EUS）对于能否确保深部断端阴性以及纤维化的深度及范围的评价是有帮助的。在 EUS 下，黏膜下层最外层完整的病变可以获得良好的抬举，垂直断端阴性的病例更多一些（图 3.24）。对于病变范围的诊断通过采用普通光、NBI 以及碘染色进行观察，但是受上次治疗的影响，病变范围的诊断比普通食管癌的病变范围诊断更困难，有时需要做活检来确定病变范围。

标记、局部注射（视频 3.13）

视频 3.13

　　采用 DualKnife™ 刀（奥林巴斯）剥离，局部注射液用透明质酸钠溶液

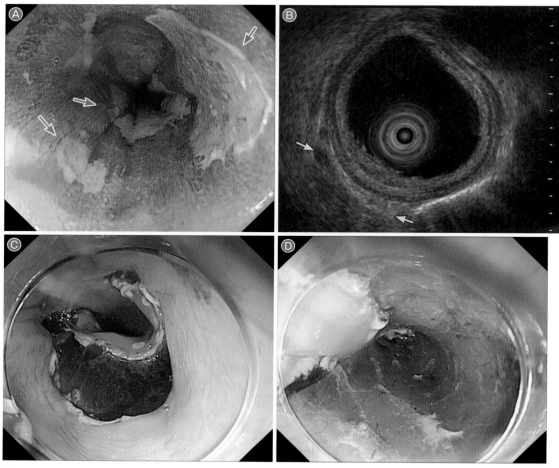

图 3.24 CRT 后局部复发的病例

Ⓐ 食管胸段中部食管癌 CRT 后局部复发病变。近距离观察发现 3 个病变（➡️）。通过碘染色确定病变范围。

Ⓑ EUS 图像（UM-3R，20 MHz，奥林巴斯）。食管壁分为 7 层，第 3 层的最外层未见中断。肿瘤与纤维化难以鉴别，但是至少纤维化未达到黏膜下层深部（⇨）。

Ⓒ 黏膜下层未见纤维化，注射后获得良好的抬举。

Ⓓ ESD 整块切除，垂直断端为阴性。

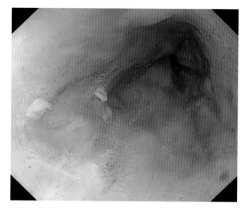

视频 3.13 食管癌 CRT 后局部复发病变的补救性 ESD

（MucoUp®：波士顿科学，日本）并在其中加入少量靛胭脂。当伴有重度纤维化时，局部注射液往往无法被注入黏膜下层。

黏膜切开（视频 3.13）

基本的策略是在病变周围瘢痕以外或者瘢痕不严重的部位行黏膜切开，但是CRT 后局部复发的病变会在病变以外广泛的范围内出现纤维化，在这种情况下不得不切开瘢痕部位的黏膜。

伴有重度纤维化的病例，由于黏膜下层纤维化使注射液几乎不能进入黏膜下层，肌层向黏膜侧粘连，常常看不到切除线。因此，**黏膜切开要切到浅层**，修整也不要在黏膜切开后立即勉强进行，在剥离纤维化的黏膜下层时，要沿着两侧的黏膜切开线追加修整，这样的操作非常重要。

黏膜下层剥离（视频 3.13）

使用前端向内侧倾斜的 elastic touch® 裂隙状和球洞状 F 型（TOP）透明帽，可以更容易张开抬举不良的黏膜下层，且能提高可识别性。如果黏膜切开部分纤维化较轻，可以像连接两侧剥离线一样，沿着肌层的走行剥离瘢痕部位。剥离时，用 DualKnife™ 的前端轻轻接触剥离点，利用前端的放电像溶解纤维化一样一点点地进行"点"剥离。但是，当纤维化使肌层向黏膜侧粘连时，由于刀的前端压在剥离部位放电，很容易损伤肌层而造成穿孔，需要引起注意。

另外，由于黏膜菲薄，而需要剥离的纤维化部分非常坚硬，刀容易被弹开而切入病变侧，因此保持合适的剥离层非常重要。黏膜瓣形成后，使用带线组织夹往往可以获得良好的牵引。但是纤维化严重的病例中待剥离标本特别脆，需要注意避免牵引过度造成标本损伤。

 Q1 **病变口侧有瘢痕时如何做好局部注射？**

A1 从瘢痕外的黏膜开始局部注射，瘢痕部位要像将黏膜隆起连接起来一样注射

要从看起来能抬举起来的病变外缘（尤其是肛侧）开始注射，瘢痕部要像将形成的黏膜隆起连接起来一样注射。如果病变整体都纤维化，由于表层坚硬、能打入注射液的层很薄，因此注射的难度比一般的食管 ESD 要高。将注射针稍微倾斜并完全刺入后，一边一点点注入局部注射液一边回拉针，这样更容易将注射液注入黏膜下层。但是，当纤维化累及黏膜下层更深的部位时，往往不能获得良好的抬举。

Q2 据说放化疗后的病变即使有少许穿孔也不会发生纵隔炎，真的没有问题吗？

A2 没有这方面的证据，穿孔后当然有可能使纵隔炎恶化

由于既往的治疗造成食管壁脆弱，导致血流及淋巴循环障碍，**穿孔时纵隔炎有可能会恶化**。对 CRT 后局部残留复发的病变实施 ESD 时，由于纤维化的影响使 ESD 技术难度增加，因此要根据术者的技术能力判断有条件去实施的治疗方法。如果怀疑肿瘤浸润到黏膜下层深部，需要增加剥离深度。对于预测有重度纤维化的病变，有必要考虑 ESD 以外的治疗措施。

PDT

所谓的 PDT 是将亲肿瘤的光敏物质他拉泊芬钠®静脉注射后，通过照射激光诱发化学反应，特异性地杀死肿瘤组织的治疗方法。和过去的光敏 PDT 比较，该方法大幅缩短了避光期，减少了光过敏的发生。他拉泊芬钠®于 2015 年 10 月被纳入日本医疗保险的支付范围并应用于临床。

PDT 的特征

PDT 的特征是对于怀疑为 cT2 的病变可以选择性治疗深部肿瘤组织，由于使用激光照射，即使病变处有严重纤维化也不会影响治疗。因此，我院将 CRT 后残留复发的病变中 cT1b 深层病变和 cT2 病变以及伴有严重纤维化的病变作为 PDT 的适应证。

PDT 治疗及其技巧

他拉泊芬钠®静脉注射 4~6 小时后，从内镜钳道插入照射探头后进行照射。为了保证足够的照射能量，需要将内镜固定在能直视病变的位置进行照射，**前端必须安装前端帽**。前端帽的周围要用塑料胶布包裹，避免激光照到正常组织。塑料胶布的颜色要用容易被激光吸收的蓝色和黑色（图 3.25 Ⓐ）。

照射的时候，重要的是**要调整探头与病变的距离，使激光照射范围为直径 1 cm 左右的正圆形**（图 3.25 Ⓑ）。如果距离过远，就不能有足够的照射能量；而过近有可能使探头表面沾上血液而降低照射能量，还可能因为探头接触病变而造成损坏。重要的是让探头与病变保持一定的照射距离。

在 PDT 初次照射后的第 2 天复查内镜，确认是否存在漏照部位而导致病变残留。PDT 照射治疗的区域会出现缺血，因此接受照射的黏膜呈红色或深蓝色改变，并出现水肿。照射后没有发生上述缺血性改变的区域需要追加激光照射（图 3.25 ⒸⒹ）。另外如果存在黏膜下肿瘤样隆起（可疑残留肿瘤），也是追加

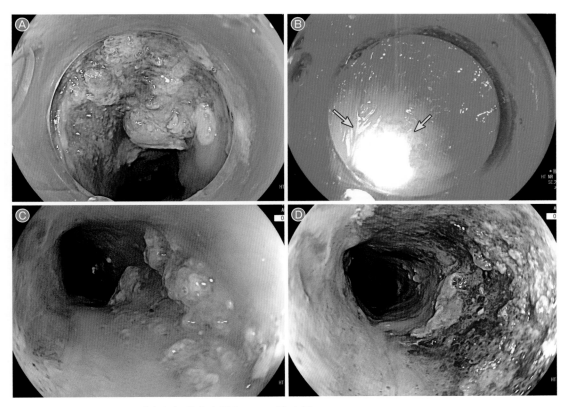

图 3.25　食管 CRT 后对残留复发病变进行 PDT 的病例

Ⓐ 前端帽用塑料胶布包裹。

Ⓑ 激光照射时，调整探头位置，使激光照射范围成为直径约 1 cm 的正圆形（⇨）。

Ⓒ PDT 当日的内镜图像。

Ⓓ PDT 次日的内镜图像。在照射部位出现黏膜水肿、缺血性改变。

照射的指征。

 Q3 光动力疗法中照射多长时间会造成穿孔？

A3 1 个部位的照射量为 100 J/cm² （照射时间为 11 分 7 秒）

照射量与浸润深度无关，每个照射对象照射 100 J/cm²（照射时间为 11 分 7 秒），根据病变的大小调整照射对象的数量。一般激光的照射深度是固定的，因此并不会因肿瘤浸润深度增加而增加照射时间。在实际操作中，如果受呼吸等影响造成照射不良，可暂停照射后再调整，因此每个病例的照射时间都不一样。

另外，由于激光在肿瘤深部会衰减，因此对于非常厚的病变实施 PDT 有可能造成深部肿瘤残留。因此，有时会在 PDT 次日用内镜前端帽将前一天激光照射过的肿瘤组织的表层蹭掉后再进行追加照射。需要注意的是，在 CRT 之前原发灶已经浸润至主动脉的病例由于照射后有可能发生主动脉破裂，这类病例是 PDT 的**禁忌证**。

专家点评

　　针对 CRT 后残留复发病变的补救手术创伤大，因此如何在能够行内镜治疗（补救性 ESD 和 PDT）的阶段发现残留复发病变是重点。如果 CRT 后的异时性多发病变在 CRT 的照射野内，食管壁往往也会受放射线的影响，黏膜肌层肥厚会比较多见，因此如何准确地进入黏膜下层的剥离层很重要。有些时候术者会出乎意料地发现黏膜下层的纤维化并没有那么严重。

（滝沢耕平）

■ 参考文献

[1] Yano T, et al: Long-term results of salvage endoscopic mucosal resection in patients with local failure after definitive chemoradiotherapy for esophageal squamous cell carcinoma. Endoscopy, 40: 717-721, 2008

[2] Nakajo K, et al: Technical feasibility of endoscopic submucosal dissection for local failure after chemoradiotherapy or radiotherapy for esophageal squamous cell carcinoma. Gastrointest Endosc, 88: 637-646, 2018

[3] Hatogai K, et al: Salvage photodynamic therapy for local failure after chemoradiotherapy for esophageal squamous cell carcinoma. Gastrointest Endosc, 83: 1130-1139, 2016

[4] 小山恒夫: 食道 ESD のコツ―糸付きクリップによるカウンタートラクション. 消化器内視鏡, 23: 130-133, 2011

[5] Yano T, et al: A multicenter phase II study of salvage photodynamic therapy using talaporfin sodium （ME2906） and a diode laser （PNL6405EPG） for local failure after chemoradiotherapy or radiotherapy for esophageal cancer. Oncotarget, 8: 22135-22144, 2017

4　不同部位、不同情况下的食管 ESD 技术

巴雷特食管病变

阿部清一郎

对巴雷特食管行 ESD 前

在对巴雷特食管行 ESD 之前必须要做出正确的术前诊断，尤其是对于**病变的侧方范围一定要谨慎判断**。在巴雷特食管中，有些病变会向口侧鳞状上皮下进展，因此要进行 NBI 放大观察，评价是否存在异常血管以及开口样表现。另外，长节段巴雷特食管（long segment Barrett esophagus，LSBE）的术前诊断容易受异型程度低的肿瘤等多种原发病变的影响，内镜下诊断病变范围困难的情况较多。为了完成整块切除，要将怀疑鳞状上皮下进展的病变口侧切得多一些，当诊断病变侧方范围困难时，需要做病变范围的阴性活检。

切除顺序及技巧

病变肛侧的黏膜切开、黏膜下层剥离

巴雷特食管主要发生于食管下段以及胃食管交界处（图 3.26 **A B**）。对巴雷特食管癌行 ESD 时，由于肛侧胃食管交界处空间狭小，内镜操作受限，需要按照能高效切除的顺序进行。如果从口侧黏膜切开并剥离黏膜下层，会将病变（尤其是较大的病变）推向空间狭小的胃食管交界处，这会使肛侧的黏膜切开、黏膜下层剥离变得更难。

因此，为了高效实施 ESD，**需要先将肛侧黏膜切开，并充分剥离黏膜下层**。尤其是对于大的病变，单靠顺镜完成黏膜切开及黏膜下层剥离困难时，需要反转内镜操作。对于需要反转内镜操作的病例，推荐先将胃食管交界处左侧和右侧纵行方向的黏膜充分切开（图 3.26 **C**）。处理好这一步之后，无论是顺镜还是反转操作都可以很容易地观察到黏膜切开的边缘，尤其是使用 IT 刀的时候，反转回拉切就会更容易（图 3.26 **D**）。

把肛侧处理好之后，顺镜下的操作终点就已经确定，后续的处理就变得容易了（图 3.26 **E**）。

口侧和纵行方向黏膜切开与黏膜下层剥离

充分处理好肛侧后，行口侧和纵行方向的黏膜切开及黏膜下层剥离。进行充

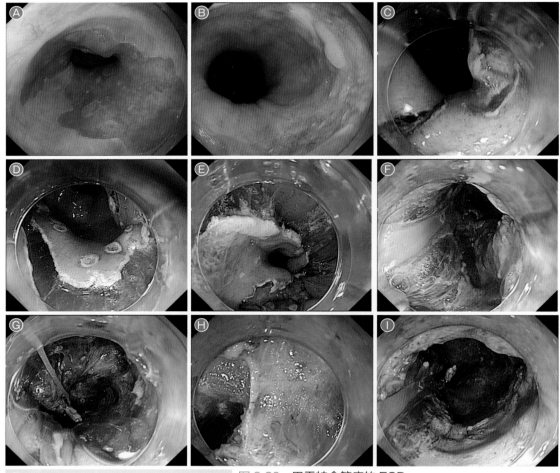

图 3.26　巴雷特食管癌的 ESD

Ⓐ Ⓑ LSBE 发生的巴雷特食管癌，EMR 后局部复发，准备行次
　　全周切除。

Ⓒ 在顺镜视野下完成了胃食管交界处纵行方向的黏膜切开。

Ⓓ 在反转视野下切开肛侧黏膜，剥离黏膜下层。

Ⓔ 肛侧黏膜下层剥离后。

Ⓕ 留下鳞状上皮，完成次全周切开。由于剥离了边缘的黏膜
　　下层，能看清楚肌层的走行。

Ⓖ 带线组织夹牵引法。

Ⓗ 在良好的牵引下剥离中心部的黏膜下层。

Ⓘ 次全周切除。局部注射 150 mg 曲安奈德。

Ⓙ 切除的标本。包含 2 个病变，都是高分化管状腺癌，18 mm，
　　cT1a，ly（ - ），v（ - ），pHM0，pVM0。

分的局部注射后，使用前端型刀或 ITknife nano™ 进行黏膜切开。无论使用哪种刀，防止组织碳化都是很重要的，**在最初的黏膜切开（预切开）阶段完全切断黏膜肌层并进入合适的剥离深度以及不在同一个部位多次通电是避免失败的技巧**。

进行安全、确切的黏膜下层剥离的技巧

针对巴雷特食管癌的黏膜下层剥离，肛侧尤其困难。理由是胃食管交界处空间小，内镜操作受限。另外，解剖上胃食管交界处呈漏斗状，肌层走行向上凸起（图 3.27）。如果和直筒状的食管胸段一样剥离黏膜下层，会在不知不觉中出现肌层裸露及穿孔的风险，因此尤其需要注意。

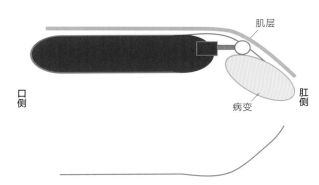

图 3.27　由于肌层走行向上凸起，难以保持合适的视野

剥离的技巧首先是使用带线组织夹在口侧方向进行适当牵引，充分展开黏膜下层。在剥离黏膜下层时，要以边缘部为中心剥离，剥离时要一直关注漏斗状肌层的方向。如果谨慎地完成左右边缘部黏膜下层的剥离，即使是范围广泛的病变，在良好的牵引下也可以完成安全、确切的 ESD（图 3.26 **F ~ J**）。

Q　是否要把非肿瘤的巴雷特上皮包含进去，做全周切除？

A　短节段巴雷特食管是没有必要的

日本的巴雷特食管多数为短节段巴雷特食管（short segment Barrett esophagus，SSBE），内镜治疗后异时性多发癌的发生率低（胃食管交界部癌 5 年累积异时性多发癌的发生率为 1.1%）。根据这一发生率与环周 ESD 术后狭窄的风险获益比，没有必要对所有病例进行环周切除。而 LSBE 的异时性多发癌的年发生率高达 1.2%，几乎和欧美的巴雷特食管癌一样。在欧美，内镜切除后的标准治疗是射频消融（radiofrequency ablation，RFA），考虑到日本在内镜切除后不能做 RFA 的现状，对于发生在 LSBE 的巴雷特食管癌，全周切除是可选择的方法之一。但是全周切除后的狭窄是临床上需要提前考虑到的问题，因此有兼顾狭窄风险的逐步分二期或者三期做 ESD 全周切除的报道。

专家点评

　　巴雷特食管癌的 ESD 和阿部医生介绍的一样，术前的范围诊断、最初的肛侧切开很重要。另外从食管下段到胃食管交界处肌层的走行呈上下起伏的形态，需时刻关注肌层的走行，安全地实施剥离。

（矢野友规）

■ 参考文献

[1] Yamagata T, et al: Efficacy of acetic acid-spraying method in diagnosing extension of Barrett's cancer under the squamous epithelium. Dig Endosc, 24: 309-314, 2012

[2] Abe S, et al: Long-term outcomes of endoscopic resection and metachronous cancer after endoscopic resection for adenocarcinoma of the esophagogastric junction in Japan. Gastrointest Endosc, 89: 1120-1128, 2019

[3] Matsuhashi N, et al: Surveillance of patients with long-segment Barrett's esophagus: A multicenter prospective cohort study in Japan. J Gastroenterol Hepatol, 32: 409-414, 2017

[4] 田中一平，他: 咽頭・食道表在癌～診断・治療の新展開　全周性バレット食道癌に対する多期的な分割 ESD の有用性に関する検討. Gastroenterol Endosc, 63（Suppl.1）: 828, 2021

5 狭窄的预防及狭窄后的管理

田中雅树

食管狭窄的对策

对占据环周面积比较大的食管癌实施内镜治疗后，溃疡治愈过程中瘢痕收缩会导致食管腔变窄（食管狭窄）。食管狭窄会影响患者的生活质量，并且会在很大程度上影响追加治疗的方案，因此在内镜治疗前，要充分评估狭窄的风险。引起治疗后狭窄最主要的因素为病变占据食管环周的比例，指南推荐如果病变超过3/4 周，需要给予预防狭窄的治疗。但是，在病变本身不到 3/4 周的情况下仍有发生狭窄的病例，因此有必要将治疗后黏膜缺损超过 3/4 周等作为需要狭窄预防治疗的适应证。

2017 年版的《食管癌诊疗指南》中写道，"强烈推荐球囊扩张、激素局部注射、口服激素等作为内镜治疗后预防狭窄的治疗措施"，选择何种治疗方法取决于治疗医生的判断（表 3.2）。

表 3.2 **针对食管癌内镜治疗后狭窄的预防性治疗**

预防性治疗	干预措施	优点	缺点
预防性球囊扩张术	每周 2 ~ 3 次	无药物不良事件	需要多次内镜操作 操作相关并发症
曲安奈德局部注射	ESD 术后局部注射 1 ~ 3 次	干预次数少	操作相关并发症
强的松口服	ESD 术后服用 8 ~ 16 周	无须内镜操作	药物相关不良事件

主要治疗方法

预防性球囊扩张术

预防性球囊扩张术是在 ESD 术后、出现狭窄之前进行的计划性经内镜球囊扩张术（endoscopic balloon dilatation，EBD）。有报道认为在黏膜缺损上皮化之前每周进行数次 EBD 比已经形成狭窄后做 EBD 的扩张次数及所需时间少。2008 年，食管 ESD 被纳入日本的医疗保险支付范围，和 EMR 相比，通过 ESD 可以切除范围更大的病变，但是，处理其后发生的狭窄也是棘手的，因此预防性 EBD 被广泛地普及。但是依然存在需要多次内镜检查以及对治疗后脆弱组织实施多次 EBD 而引发并发症的问题。

后来有几项研究提示激素治疗可以降低狭窄的发生率，减少需要球囊扩张的次数，缩短狭窄解除所需时间（但是，预防性 EBD 和激素局部注射治疗在单中心前瞻性研究中没有显示出显著差别）。因此，预防性 EBD 现在已经很少作为第一选择使用。

激素局部注射疗法

针对食管良性狭窄的激素局部注射疗法历史悠久，以预防内镜治疗后狭窄为目的的使用是从 2000 年下半年开始的。当时使用的是地塞米松和倍他米松，后来有文献报道了难溶于水的曲安奈德混悬液的有效性，其后开始**常规使用曲安奈德**。关于曲安奈德的应用剂量及使用次数尚无共识意见。最初的报道认为在 ESD 术后使用 3 次（第 3 日、第 7 日、第 10 日），共 18 ~ 62 mg。其后的单中心前瞻性研究证实了 ESD 术后一次性使用 100 mg 曲安奈德的有效性和安全性，这成为现在的主流疗法。但是对于全周性黏膜缺损以及非全周但是黏膜缺损的长径过长等估计会出现难治性狭窄的情况，需要想到单次用药预防狭窄的效果不充分的可能性。

局部注射疗法的问题是操作繁杂，操作可能导致穿孔、脓肿形成等并发症。在肌层裸露部位注射与迟发性穿孔相关，需要特别注意。

Q1 局部注射曲安奈德的适应证及如何确定注射剂量？

A1 针对没有术中穿孔及肌层广泛裸露的病例（使用剂量需要进行个体化调整）

对没有术中穿孔及肌层广泛裸露的病例可以使用曲安奈德局部注射。由于激素的应用剂量较低，对于可能出现糖尿病等激素相关不良事件的病例也可以使用。全周性病变单次注射 100 mg 可能有效，可以根据狭窄风险调整使用剂量及次数。对于全周性病变单次局部注射不够充分，要考虑合用口服激素疗法。

Q2 激素局部注射需要间隔多长时间？

A2 可以单次注射或者间隔 2 周注射一次

如前所述，最初的注射治疗是在 ESD 术后第 3 日、第 7 日、第 10 日注射，共注射 3 次，由于有文献报道了单次注射 100 mg 的有效性，因此目前减少了追加注射的次数。根据药品说明书，曲安奈德维持有效血药浓度的时间为 14 ~ 21 天，如果追加注射，建议在 3 周内完成。基础研究结果显示注射后第 7 ~ 14 天的血药浓度差别不大，单中心前瞻性研究结果显示隔周使用是有效的。现阶段认为**间隔 2 周注射一次**就可以了。

口服激素疗法

口服激素疗法是在 ESD 术后第 3 天开始口服 30 mg 强的松，其后每周减少 5 mg，服用 8 周后停药。和预防性 EBD 相比，狭窄的发生率、EBD 的次数均有下降，另外不需要特殊的操作，因此这一疗法得到迅速普及。**服药时间原则上为 8 周，推荐根据狭窄的风险调整服药量及服药时间。**

一方面，口服激素的优点是使用的是常用的药物，而且不需要内镜干预，有利于在不同条件的医院中使用。另一方面，由于需要阶段性地调整用药剂量，如果患者难以自我管理，口服药物就不适用。和局部注射法相比，口服激素疗法的用药剂量大，需要关注糖尿病、白内障、骨质疏松、感染等**激素相关不良事件的发生风险**。在使用激素之前，需要评估乙型肝炎及结核复燃的风险，必要时合用预防性治疗。

其他疗法

激素的其他使用方法有包括激素泵入疗法在内的静脉用药、曲安奈德凝胶 EBD 涂布、食管内填充曲安奈德等，有很多关于改变使用途径、使用剂量、使用药物等的报道。这些研究所用的疗法都取得了相对好的疗效，但是都没有像局部注射和口服激素那样普及。

激素以外的疗法，包括曲尼司特口服、肉毒杆菌毒素局部注射、聚乙醇酸贴膜、羧甲基纤维素贴膜、自体培养细胞贴膜等，均获得了良好的疗效。但是在现阶段，还没有疗法能替代安全、便利的激素疗法，需要今后进一步探讨。

治疗方法的选择

非全周性病变

激素局部注射、激素口服治疗对非全周性病变均获得了良好的疗效。现阶段认为**激素局部注射疗法和口服疗法疗效相当**，根据患者情况以及术者的技术选择任何一种均可。局部注射和口服激素的效果现在正处于临床研究（JCOG1217）评价阶段。在该研究中采用的是曲安奈德单次注射（100 mg）疗法和强的松 8 周口服疗法。

全周性病变

全周性病变比非全周性病变更容易出现难治性狭窄，**单次注射和 8 周口服激素治疗的效果是不充分的**。有采用多次注射、延长服药时间以及局部注射联合口服等的报道，但和非全周性病变一样，目前尚无标准的治疗方法。现阶段认为长期（12～18 周）口服激素以及局部注射联合口服（8 周）等疗法有效，但仍需要继续开发新的治疗方法。在全周性病变中，存在长径长、累及颈段食管、有放疗史等全周性病变以外的因素时，狭窄的预防较为困难，需要更加严格的管理。

狭窄时的应对

即使采用了预防狭窄的治疗，也不能百分百预防狭窄的发生。若不幸发生了狭窄，需要实施以解除狭窄为目的的扩张术（EBD 或者探条扩张）。扩张术的时机不仅仅要考虑管腔的狭窄，还需要根据患者吞咽困难的程度决定。即使食管腔存在狭窄，如果患者没有自觉症状，患者也无法感受到扩张术的效果。相反，即使食管腔有一定的宽度，但是患者的症状明显时，有的患者可以通过扩张获得症状的改善。

现阶段针对食管狭窄的标准治疗是 EBD 单独疗法，但是针对食管癌术后吻合口狭窄，有单中心前瞻性研究显示了 EBD 联合激素局部注射的有效性。因此，针对内镜治疗后的狭窄进行 EBD 时，可联合激素局部注射治疗。关于 EBD 和探条扩张以外的内镜治疗，有关于针对狭窄使用高频电切开及放射状切开术（radial inclusion and cutting，RIC）的有效性的报道。有关 EBD 和 RIC 的有效性、安全性，以术后吻合口狭窄为对象的临床试验（JCOG1207）正在进行中，会在不久的将来得出结果。

Q3 请教一下避免出现狭窄的剥离技巧

A3 尽量避免损伤肌层

引起食管狭窄的危险因素包括黏膜缺损占环周的比例以及肿瘤的浸润深度。过去就有人提出在治疗过程中肌层的损伤程度也与食管狭窄的发生相关。动物实验提示高频电装置的参数设定会影响肌层热损伤的程度以及其后狭窄的发生率。虽然没有具体探讨狭窄的发生与使用的刀的关系，但是要尽可能谨慎地操作以避免损伤肌层，同时不要在剥离过程中过多使用凝固模式。

Q4 颈段食管 ESD 术后进行扩张时，常发现只是黏膜被拉伸而不是裂开，这样没有问题吗？

A4 由于没有特殊的治疗方法，还是对症治疗吧

由于存在生理性狭窄，颈段食管更容易出现狭窄，并且由于该段食管被周围脏器压迫，该部位被认为是难治性狭窄的高危因素之一。对于颈段食管的狭窄目前没有特殊的扩张方法，可以选择标准的球囊扩张术，适当增加压力。

在扩张后，黏膜即使没有出现裂伤，只要被扩张就可以了。

Q5 对于一定会出现狭窄的病变，是选择 ESD 还是放化疗，有些纠结……

A5 注意不要轻易选择内镜治疗

非全周性病变的内镜治疗适应证等同于环周范围不大的病变。而全周性病变在接受内镜治疗后有一定的非治愈性切除的发生率，治疗后的溃疡迁延不愈会影响追加治疗方法及治疗时机的选择。尤其是选择放化疗时，不仅会延迟开始治疗的时间，也会由于放射的影响出现难治性狭窄。

在选择内镜治疗前，需要考虑以下问题：单独使用内镜治疗达到治愈性切除的可能性高吗？能否安全地完成内镜下切除？如果需要追加治疗，有没有条件做手术？患者能否耐受针对狭窄的长时间治疗？不要对内镜治疗有执念，可以考虑多种治疗方法。

Q6 对于食管 ESD 术后有较大可能出现狭窄的情况，如何设定随访间隔？

A6 使用激素的患者，第一次随访在 ESD 术后第 2~3 周，接受 EBD 的患者的随访间隔更短

如果不使用激素，ESD 术后溃疡在第 5 周上皮化。使用激素会使溃疡愈合延迟，上皮化的时间延长。而如果狭窄完全形成，解除狭窄所需的时间会更长。因此，**第一次内镜复查要在 ESD 术后第 2~3 周进行**，根据溃疡愈合的程度，将其后的检查间隔调整为 1~4 周。**对于不使用激素而接受预防性 EBD 的患者，需要设定更短的随访间隔。**

专家点评

食管狭窄会造成吞咽困难，经口摄入减少会导致营养不良，呕吐会造成吸入性肺炎，等等。因此，在大范围的食管 ESD 术后，狭窄的预防及对狭窄的管理是极其重要的。预防狭窄的治疗方法发展到现在，对于全周性狭窄的预防依然是困难的，亟须开发安全、有效的治疗方法。

（小田一郎）

■ 参考文献

［1］「食道癌診療ガイドライン2017年版（第4版）」（日本食道学会／編），金原出版，2017
［2］井上晴洋，他：食道全周性ESDと予防的拡張術．胃と腸，44：394-397，2009
［3］Takahashi H, et al：A randomized controlled trial of endoscopic steroid injection for prophylaxis of esophageal stenoses after extensive endoscopic submucosal dissection. BMC Gastroenterol, 15：1, 2015
［4］Hashimoto S, et al：The efficacy of endoscopic triamcinolone injection for the prevention of esophageal stricture after endoscopic submucosal dissection. Gastrointest Endosc, 74：1389-1393, 2011
［5］Hanaoka N, et al：Intralesional steroid injection to prevent stricture after endoscopic submucosal dissection for esophageal cancer：a controlled prospective study. Endoscopy, 44：1007-1011, 2012
［6］Wakahara C, et al：Optimization of steroid injection intervals for prevention of stricture after esophageal endoscopic submucosal dissection：A randomized controlled trial. Acta Gastroenterol Belg, 79：315-320, 2016
［7］Yamaguchi N, et al：Usefulness of oral prednisolone in the treatment of esophageal stricture after endoscopic submucosal dissection for superficial esophageal squamous cell carcinoma. Gastrointest Endosc, 73：1115-1121, 2011
［8］Ono S, et al：High-dose dexamethasone may prevent esophageal stricture after endoscopic submucosal dissection. Clin J Gastroenterol, 3：155-158, 2010
［9］Nakamura J, et al：Feasibility of Short-Period, High-Dose Intravenous Methylprednisolone for Preventing Stricture after Endoscopic Submucosal Dissection for Esophageal Cancer：A Preliminary Study. Gastroenterol Res Pract, 2017：9312517, 2017
［10］Mori H, et al：Steroid permeation into the artificial ulcer by combined steroid gel application and balloon dilatation：prevention of esophageal stricture. J Gastroenterol Hepatol, 28：999-1003, 2013
［11］Shibagaki K, et al：Esophageal triamcinolone acetonide-filling method：a novel procedure to prevent stenosis after extensive esophageal endoscopic submucosal dissection（with videos）. Gastrointest Endosc, 87：380-389, 2018
［12］Uno K, et al：A pilot study of scheduled endoscopic balloon dilation with oral agent tranilast to improve the efficacy of stricture dilation after endoscopic submucosal dissection of the esophagus. J Clin Gastroenterol, 46：e76-e82, 2012
［13］Wen J, et al：Prevention of esophageal strictures after endoscopic submucosal dissection with the injection of botulinum toxin type A. Gastrointest Endosc, 84：606-613, 2016
［14］Takimoto K, et al：Endoscopic tissue shielding method with polyglycolic acid sheets and fibrin glue to prevent delayed perforation after duodenal endoscopic submucosal dissection. Dig Endosc, 26 Suppl 2：46-49, 2014
［15］Lua GW, et al：Prevention of Esophageal Strictures After Endoscopic Submucosal Dissection：A Promising Therapy Using Carboxymethyl Cellulose Sheets. Dig Dis Sci, 61：1763-1769, 2016
［16］Ohki T, et al：Prevention of esophageal stricture after endoscopic submucosal dissection using tissue-engineered cell sheets. Gastroenterology, 143：582-588.e2, 2012
［17］Mizutani T, et al：A Phase III study of oral steroid administration versus local steroid injection therapy for the prevention of esophageal stricture after endoscopic submucosal dissection（JCOG1217, Steroid EESD P3）. Jpn J Clin Oncol, 45：1087-1090, 2015
［18］山口直之，他：食道ESD後狭窄予防治療の課題と展望―狭窄予防治療抵抗性因子とステロイド経口＋局注併用療法の有用性―．Gastroenterol Endosc, 59：2535-2545, 2017
［19］Kataoka M, et al：Efficacy of short period, low dose oral prednisolone for the prevention of stricture after circumferential endoscopic submucosal dissection（ESD）for esophageal cancer. Endosc Int Open, 3：E113-E117, 2015
［20］Hanaoka N, et al：Endoscopic Balloon Dilation Followed By Intralesional Steroid Injection for Anastomotic Strictures After Esophagectomy：A Randomized Controlled Trial. Am J Gastroenterol, 113：1468-1474, 2018
［21］Kataoka K, et al：A randomized controlled Phase II/III study comparing endoscopic balloon dilation combined with steroid injection versus radial incision and cutting combined with steroid injection for refractory anastomotic stricture after esophagectomy：Japan Clinical Oncology Group Study JCOG1207. Jpn J Clin Oncol, 45：385-389, 2015
［22］Tonai Y, et al：Impact of electrosurgical unit mode on post esophageal endoscopic submucosal dissection stricture in an in vivo porcine model. Endosc Int Open, 6：E376-E381, 2018

6 出现问题时的应对

术中条件恶化时的应对

矢野友规

■ 容易发生条件恶化的病变

随着带线组织夹牵引法等的开发，食管 ESD 操作中的治疗条件显著改善，医生可以快速、安全地完成治疗。Yoshida 等开展了一项随机对照研究，对食管癌采用牵引法 ESD 或无牵引法 ESD（每组 116 例），结果显示与无牵引法比较，牵引法可以显著缩短治疗时间，而且术中穿孔的发生率为 0，显著低于非牵引法的 4.3%。因此，食管 ESD 中采用牵引法在很多情况下可以改善手术条件，应该广泛使用。在使用牵引法后食管 ESD 治疗困难的相关因素包括食管胸段下部（Lt）、食管腹段（Ae）占据半周以上的病变，对于**食管下段的大范围病变**，即使使用牵引法也有不少病例需要较长的操作时间。在从年轻医生那里收集的临床问题中也有医生提出术中剥离条件恶化的情况包括胃食管交界处（esophagogastric junction，EGJ）受到呼吸的影响以及食管下段痉挛，在引入牵引法后，食管下段大范围病变的 ESD 依然存在需要解决的问题。

■ 术中条件恶化的预判

食管 ESD 术中剥离条件的恶化程度一般与治疗时间成正比。因此，在术前要预判治疗时间延长的可能性，并建立预案。除了上述的部位及病变占据环周的比例以外，在对食管下段精细检查时需要关注是否存在裂孔疝、巴雷特食管，并通过 CT 及内镜检查明确是否存在其他脏器的压迫及食管内腔的扭曲等。另外在静脉麻醉下进行食管 ESD 时，要注意有可能由于药物的抑制作用失效，患者体动明显而延长治疗时间，需要准备苯二氮䓬类镇静药以外的镇痛药以及抗精神病药。如果患者既往有 ESD 手术史，要回顾一下当时的镇静情况。

■ EGJ 部位受呼吸影响时的应对

EGJ 容易受呼吸的影响，尤其在剥离时，呼吸幅度大会使视野不稳定，导致穿孔风险增加。在因呼吸造成视野不稳定时，**要尽量吸气**，将黏膜及黏膜下层吸入前端帽，使刀与黏膜及黏膜下层贴近。另外还可以采用反转操作，用内镜压着，即使呼吸幅度大也能使接触面保持一定程度的稳定。

即使这样，由于呼吸的影响而不能进行稳定的操作时，推荐将前端型刀更换为 ITknife nano™ 等，择日在全身麻醉下进行 ESD。

针对食管下段痉挛的对策

对食管下段大范围病变做 ESD 时，尤其是操作时间长时会引发食管下段痉挛，造成内镜活动受限、视野不良等剥离条件的恶化。食管动力专家栗林医生等从食管运动的角度解释痉挛的原因如下：①麻醉深度浅，造成患者反复吞咽而发生初级蠕动波；②注气量增加造成二次蠕动波，胃扩张造成一过性食管括约肌松弛，使胃内空气及内容物反流到食管等。建议采取以下对策：①维持适当的麻醉深度；②最大限度地减少注气量；③注射液中加入具有抑制平滑肌收缩作用的肾上腺素；④使用抑制蠕动的抗胆碱药以及胰高血糖素、薄荷油等。笔者个人也感觉到前 3 种方法有时有效；至于第 4 种方法，由于经常会出现反弹性过度蠕动，笔者一般不会使用。

专家点评

正如矢野先生所述，采用带线组织夹牵引可以使食管 ESD 的难度显著降低。使用带线组织夹牵引可以使视野清晰，黏膜下层有合适的张力而更容易被切断，止血也变得更容易。针对大范围的病变，黏膜下隧道法也是非常有效的，可以尝试一下。制作隧道比较容易，可以根据病变的大小打 1～3 个隧道，最后剥离隧道之间的部分，这样常常可以比较顺利地完成操作。

（小野裕之）

■ 参考文献
[1] Yoshida M, et al: Conventional versus traction-assisted endoscopic submucosal dissection for large esophageal cancers: a multicenter, randomized controlled trial（with video）. Gastrointest Endosc, 91: 55-65.e2, 2020
[2] Mitsui T, et al: Factors of technical difficulty in conventional and traction-assisted esophageal endoscopic submucosal dissection. Esophagus, 2022, in press
[3] 栗林志行, 他: 食道過蠕動で処置できないときどうする？ 消化器内視鏡, 33: 217-219, 2021

出血时的应对

野中哲

术中出血

术中出血的心理准备

切开活体组织时一般都会出血，不出血反倒是奇怪的事情。切除活体组织的前提是可以控制出血，这在所有内镜治疗及外科切除中都是相同的。实施 ESD 时，在短时间内完成黏膜切开及黏膜下层剥离过程中的止血可以显著缩短治疗时间。操作熟练的医生会预先想好针对出血的对策，能在短时间内完成止血。

食管的特性

胃 ESD 是"与出血的战斗"，有时候与其说是切除，不如说是一直在止血。而食管本身不是血管丰富的脏器，动脉性出血少，因此止血所需时间较少。但是从解剖上来看，**食管下段以及食管腹段**血管丰富，容易出血。另外**食管鳞状细胞癌患者**往往嗜酒，具有潜在的肝损伤的背景，有时食管黏膜下层血管（静脉）增生，出血较多。

止血的基本操作（视频 3.14）

视频 3.14

止血操作的原则是"明确出血点"。通过注水泵或者注射器冲洗发现出血点，用 ESD 刀或者止血钳凝固止血。没有看清楚出血点而盲目止血不仅会造成组织烧焦，还不能达到止血的目的。盲目凝固还会使组织变硬，不好切开，增加了其后切开及剥离的难度。因此，在凝固止血前一定要花精力去查找出血点。

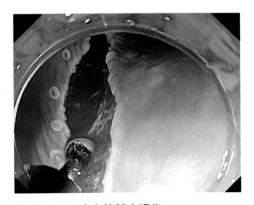

视频 3.14　止血的基本操作

如果出血点隐藏在黏膜下层里面，可以再追加切开或者剥离以暴露出血点，或者交给上级医生。**如果用止血钳夹住血管后依然出血，凝固常常不会起效，不要通电。**这种情况往往是夹住了大概的部位而没有精准地夹到真正的出血点，因此一定要重新钳夹，直到出血停止。

如果精准钳夹到出血点，应该会瞬间停止出血，然后进行凝固止血。食管的静脉性出血用刀凝固止血往往有效，如果尝试多次仍不能止血，建议更换成止血钳止血。动脉性出血用刀往往止不住出血，要直接用止血钳止血。

ESD 各阶段的出血对策

① 局部注射时

从黏膜面正确认清血管走行是困难的，但至少可以避开从黏膜面可见的黏膜固有层内的树枝状血管。黏膜下层静脉是纵行的（图3.28），因此如果在同一纵向线上注射有可能多次刺入同一血管。

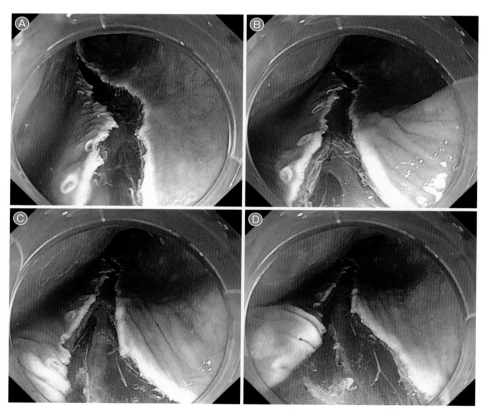

图 3.28　食管 ESD 术中预防性止血
Ⓐ 黏膜切开时可见斜行的粗大静脉。
Ⓑ 解除内镜压迫后发现是更粗一些的血管。
Ⓒ 用 ITknife nano™ 进行预防性凝固止血。
Ⓓ 止血后继续进行黏膜切开（如果不出血就继续进行黏膜切开）。

② 黏膜切开时

　　出血多为黏膜下层浅层的静脉出血。对口侧及肛侧黏膜的横向切开也是对食管血管的横向切开，因此更容易出血。除了粗大血管外，可以用刀在凝固模式下止血。如果是轻微的静脉出血，很多情况下都可以自然止血（图 3.29、3.30）。

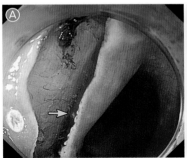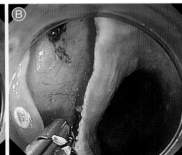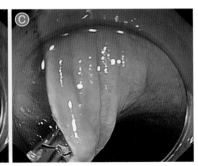

图 3.29　食管 ESD 的术中止血

Ⓐ 黏膜切开加修整后，非病变侧的黏膜下层出血（ ⇨ ）。

Ⓑ 用 ESD 刀进行了止血处置，但是没能止血，更换成止血钳。

Ⓒ 对于用刀不能触及的部位，用止血钳可以精准夹住出血部位。

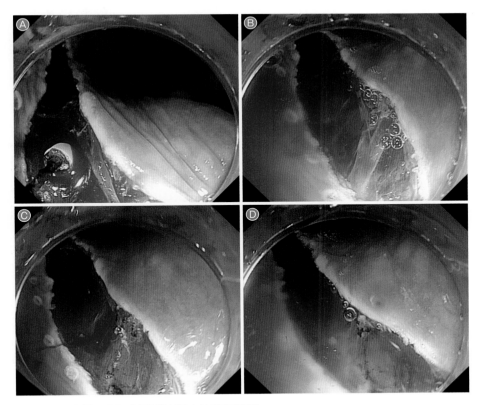

图 3.30　食管 ESD 中见到的粗大的纵行静脉

从肛侧到口侧与黏膜切开线一致的纵行静脉（有分支的会更粗）。在黏膜切开时没有损伤血管，未出血，这只是因为运气较好。尤其是使用 ITknife nano™ 时，切开点被刀挡住而看不见，难以有意识地避免出血。

③ 黏膜下层剥离时

如果剥离面是展开的，会容易识别出血点，一般也不会难以止血。静脉性出血使用 ESD 刀（图 3.31），粗大静脉的出血或者动脉性出血使用止血钳止血。像胃 ESD 一样"与出血战斗"的情况很少见，甚至往往不会用到止血钳。

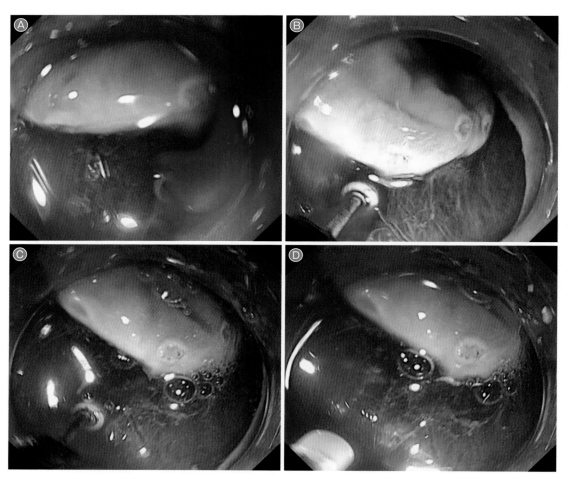

图 3.31　食管 ESD 黏膜下层剥离时的出血
在进行口侧剥离时发生了出血。将 ITknife nano™ 前端头的背侧圆盘状刀贴到血管处进行凝固止血或者切开止血。如果对出血点凝固止血不成功，可以动一下刀，用凝固波边切开边止血或者更换成止血钳。

④ ESD 结束后溃疡底的预防性止血

对胃 ESD 后可见的血管以及难以止血的穿通支，需要用止血钳进行无缝凝固止血，但是在食管只需要稍加止血。食管 ESD 后发生迟发性出血的比例低，且食管壁薄、没有浆膜，因此为了减少对肌层的烧灼损伤，对 ESD 中不出血的血管不用积极止血（只需要对稍微粗的血管轻轻凝固）或者不进行止血处置。

迟发性出血

发生率

食管 ESD 的并发症以狭窄最多见，因此日常的临床实践及研究中，大家更专注的也是如何预防狭窄。迟发性出血的发生率低，我院 80 岁以下患者中迟发性出血的发生率为 0.3%（1/351 例），80 岁以上患者中迟发性出血的发生率为 2%（1/42 例），整体为 0.5%（2/393 例）。在主要以鳞状细胞癌为对象的报告中，食管迟发性出血的发生率较胃及十二指肠低，也有一些报道称食管迟发性出血的发生率为 0。日本少见的巴雷特食管腺癌发生于食管下段及食管腹段，这一部位血管丰富，出血风险略高，迟发性出血的发生率为 2.8%。但是由于日本已步入高龄化社会，服用抗血栓药的患者增多，这些患者出现迟发性出血的风险会略高一些。

迟发性出血的止血术（视频 3.15，图 3.32）

视频 3.15

和术中止血一样，**最重要的是"明确出血点"**。和胃 ESD 的迟发性出血不同，食管内往往不会充满血凝块，几乎都是在 ESD 溃疡底附着有血凝块，并在其中可见搏动性出血。因此，可用异物钳或者止血钳拨开溃疡底的血凝块，明确出血点。即使是搏动性出血，也不会像胃内一样视野变鲜红，止血钳一般很容易钳夹到明显的出血点从而进行凝固止血。如果从容应对，很少有难以止血的情况发生。

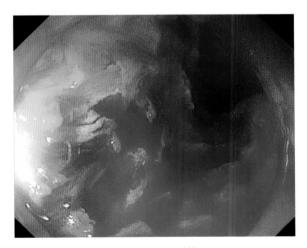

视频 3.15　针对迟发性出血的对策

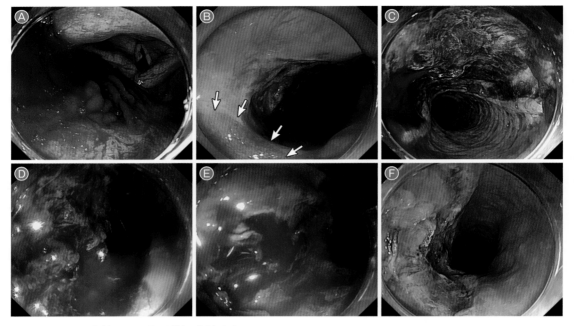

图 3.32　颈段食管 ESD 术后的迟发性出血

该病例为多次食管 ESD 及下咽部部分切除术后患者，因急性心肌梗死后服用 2 种抗血小板药，术后第 8 天因出血经急诊入院。

Ⓐ 鲜血反流到咽部。

Ⓑ ESD 瘢痕一直延伸到食管入口处，口侧后壁见皮瓣（小肠黏膜）。

Ⓒ ESD 溃疡底见黑色血凝块附着。

Ⓓ 前壁左侧壁可见出血。

Ⓔ 为搏动性出血，用止血钳止血。

Ⓕ 止血后的溃疡底。

Q 多长的止血时间是安全的？

> A 止血钳每次 1 秒以下，共 2~3 秒；ESD 刀每次 0.5 秒以下，共 1~2 秒

　　我院主要使用 VIO®3（ERBE），止血钳及 ESD 刀的止血模式如表 3.3 中所示。VIO 的"效果（Effect）"主要用于控制电压，电压越高凝固作用越强。热量在组织内的传导深度受时间的影响，因此，踩脚踏板的时间越长越容易损伤食管深部组织。尤其是 VIO®300D 可以设定功率的上限值，如果因为担心造成热损伤而将功率定得过低，功率不足以凝固止血，则需要长时间踩脚踏板，以增加组织热损伤的深度。因此，要把输出功率设定得足够高（会根据组织电阻自动调整，不会增加不必要的输出功率），用"Effect"调整凝固作用，尽量缩短踩脚踏板的时间，完成高效止血并且减少热损伤。

表3.3 食管内镜治疗时的高频电装置的设定

	VIO®3		VIO®300D		ESG100	
	附件	设定	附件	设定	附件	设定
静脉性出血	ITknife nano™ DualKnife J	Swift Coag Effect 3.5～5.0	ITknife nano™ DualKnife J	Swift Coag Effect 3～5，30 W	ITknife nano™ DualKnife J	Forced Coag 40 W
动脉性出血	Coagrasper™	Soft Coag Effect 6.0～8.0	Coagrasper™	Soft Coag Effect 5，80 W	Coagrasper™	Soft Coag 80 W

在 VIO®3 中，输出功率的上限值会随着"Effect"的参数自动调整，可以将"Effect"值设定为可以获得充分凝固效果的数值，通过通电时间控制热损伤效果。使用止血钳时，烧灼时间为**每次1秒以下，共2～3秒**（脚踏板以2～3次为一组，允许3组以下）。使用 ESD 刀时，烧灼时间为**每次0.5秒以下，合计1～2秒**（脚踏板以2～3次为一组，允许3组以下）。

当然，要根据具体情况（尤其是组织电阻、与组织的接触面积、夹持状况、浸水程度等）做出相应的判断。上文所述的时间是凭感觉而来的，并不是实际计量的时间。另外，我院没有因为食管 ESD 术中凝固止血而发生穿孔的病例，因此不能明确回答凝固到什么程度会造成食管热损伤。

专家点评

现在，透明帽是 ESD 必备的附件，对所有脏器均有效。实施食管 ESD 时，可以将透明帽伸出得稍长一些（尤其是要能看见帽下缘的末端）。可以使用透明帽的下端压迫止血。食管 ESD 受心搏、蠕动的影响而导致视野不稳定时，使用透明帽可以稳定视野，实施更稳定的操作。

（上堂文也）

■ **参考文献**

[1] Miyamoto Y, et al: Safety and usefulness of endoscopic submucosal dissection for early esophageal cancers in elderly patients aged 80 years or older. Esophagus, 18: 81-89, 2021

[2] Yoshida M, et al: Conventional versus traction-assisted endoscopic submucosal dissection for large esophageal cancers: a multicenter, randomized controlled trial（with video）. Gastrointest Endosc, 91: 55-65.e2, 2020

[3] Tsujii Y, et al: Clinical outcomes of endoscopic submucosal dissection for superficial esophageal neoplasms: a multicenter retrospective cohort study. Endoscopy, 47: 775-783, 2015

[4] 石原立, 他: 食道癌に対するESD/EMRガイドライン. Gastroenterol Endosc, 62: 221-271, 2020

食管 ESD 穿孔

川田登

引言

食管周围存在心、肺等影响生命体征的重要脏器，食管穿孔有可能造成呼吸衰竭、纵隔脓肿等严重的不良事件。食管由于管腔狭小，呼吸及心搏会影响内镜操作，有必要采用合适的镇静以及带线组织夹牵引等方法以降低术中穿孔的风险。另外还要掌握在发生穿孔后封闭穿孔的技术，并具备针对具体情况的应对能力。

针对术中穿孔的对策（图 3.33，视频 3.16）

确认患者状况

发生术中穿孔后，要确认患者的呼吸状态以及有无皮下气肿，判断是否可以继续 ESD 操作。如果患者的生命体征不平稳，要中止 ESD 操作，通过胸部 X 线片、CT 检查纵隔气肿的程度以及是否存在气胸等。如果患者的生命体征平稳，不要慌张，可继续完成 ESD。

组织夹闭合

如果立即用组织夹闭合穿孔，组织夹会妨碍其后的剥离，因此，**要先将穿孔周围的黏膜下层剥离开，创造夹闭组织夹的夹闭落脚点**。当剥离了足够的穿孔周围的黏膜下层后，从穿孔一端开始依次夹闭组织夹。在食管腔张力大的状态下压下组织夹用力闭合会使肌层裂开，造成穿孔进一步扩大。因此，要将组织夹轻轻贴近，在**吸气状态**且不施加不必要的张力的情况下缓慢地闭合组织夹。如果穿孔被完全闭合，则可以继续 ESD 操作，并在病变被切除后留置鼻胃管减压，通过胸部 X 线片或 CT 评价纵隔气肿的程度以及有无气胸。在禁食和使用抗生素等保守治疗使感染得到有效控制后，行食管造影确认没有造影剂渗漏到纵隔后开始经口进食。

其他处理

如果组织夹闭合穿孔不顺利，可用聚乙醇酸（PGA）贴膜（Neobel®，Gunze Medical Japan）覆盖穿孔 或使用 Over-The-Scope Clip（OTSC®，Endoscopy）

视频 3.16

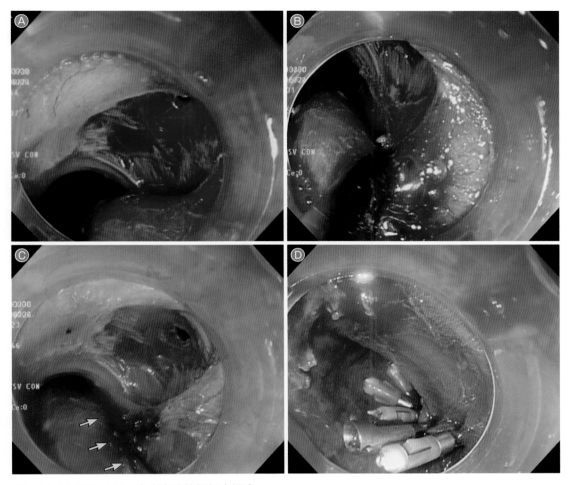

图 3.33（视频 3.16） 术中穿孔的组织夹闭合

Ⓐ 剥离黏膜下层时发生术中穿孔。
Ⓑ 先剥离穿孔周围的黏膜下层。
Ⓒ 有组织夹充分夹闭的空间（⇨）后夹闭组织夹。
Ⓓ 完全闭合后。

封闭穿孔。当穿孔闭合困难时，不要深究，尽可能在短时间内切除病变或终止 ESD，留置鼻胃管，采取禁食和应用抗菌药等保守治疗。

针对迟发性穿孔的对策

迟发性穿孔的危险因素

食管 ESD 术后迟发性穿孔的危险因素包括大的病变、伴有纤维化的病变、注射激素以预防狭窄等。多数情况下因患者**突发胸痛及发热**而诊断。食管 ESD

术后患者出现这些症状时，要进行血液检查、胸部 X 线片和 CT 检查以确认有无迟发性穿孔并评价炎症程度。诊断时往往已经并发纵隔炎和纵隔脓肿等感染，早期发现和适当处理很重要。

处理

诊断为迟发性穿孔后，首先要请外科医生会诊，确认是否有急诊手术的指征。如果生命体征稳定，用内镜处理也是治疗选择之一。

迟发性穿孔的穿孔部位会比较硬，常难以用组织夹闭合。但即使内镜下不能闭合，如果经禁食、使用抗生素、鼻胃管引流等措施能够控制感染，也可以期待穿孔自然闭合。如果不能自然闭合，可以尝试穿孔腔填充 PGA 片、OTSC® 闭合、穿孔腔留置经鼻引流管等措施。选择保守治疗后如果感染控制不满意以及穿孔不能闭合，需要进行外科手术和留置引流管，因此需要事先和外科医生充分沟通，不要错过外科手术的时机。

 Q 组织夹和聚乙醇酸贴膜，您更推荐哪一个？

A 穿孔的第一选择是组织夹闭合

组织夹操作简便、价格便宜，大部分的术中穿孔都可以用组织夹夹闭，是闭合穿孔的第一选择。使用能够重新钳夹的 SureClip（Micro-Tech）、SB 夹（SB Kawasmi）可以更确切地闭合穿孔。但是，迟发性穿孔由于穿孔部的组织较硬、穿孔较大，往往会闭合困难。这时可以用异物钳夹持切成长条状的 PGA，将其填充到穿孔部并喷洒纤维蛋白胶（Beripast® P Combi-Set，CSL Behring）以期待穿孔闭合。PGA 贴膜的优点是可以覆盖组织夹闭合困难的大穿孔，但缺点是成本高和需要熟练的操作技术。

专家点评

在我刚开始做食管 ESD 的时候使用的是空气注气，也没有带线组织夹，使用 ITknife2™ 操作经常会出现术中穿孔，因为患者状况不好而终止操作的情况也并不少见。现在术中穿孔已经很少见了，也没有因此终止手术的情况发生，但是对穿孔的应对依然是很重要的。就像视频 3.16 的病例，在穿孔的基础上出血会使术者更加慌乱，难以冷静地应对。视频里的处理有很大的参考价值，希望各位读者做好即使发生穿孔也能冷静应对的准备。

（矢野友规）

■ 参考文献

[1] Yoshida M, et al: Conventional versus traction-assisted endoscopic submucosal dissection for large esophageal cancers: a multicenter, randomized controlled trial（with video）. Gastrointest Endosc, 91: 55-65.e2, 2020

[2] Yamamoto Y, et al: Management of adverse events related to endoscopic resection of upper gastrointestinal neoplasms: Review of the literature and recommendations from experts. Dig Endosc, 31 Suppl 1: 4-20, 2019

[3] Takimoto K, et al: Efficacy of polyglycolic acid sheeting with fibrin glue for perforations related to gastrointestinal endoscopic procedures: a multicenter retrospective cohort study. Surg Endosc: doi: 10.1007/s00464-021-08873-5, 2021

[4] Ono H, et al: Utility of the over-the-scope-clip system for treating a large esophageal perforation. Esophagus, 12: 336-339, 2015

7 治愈性切除的标准，随访

门田智裕

治愈性切除的标准

内镜切除术后，要以切除标本的组织学诊断为基础判断是否为治愈性切除。为了做出正确的组织学诊断，需要整块切除病变。有报道称在组织学诊断时增加免疫组化染色有可能改变脉管侵袭的诊断，因此笔者认为评价淋巴管侵袭时要追加 D2-40 的免疫染色。

食管鳞状细胞癌内镜切除标本的组织学诊断中，病理诊断为（p）T1a-EP/LPM 的病变的淋巴结及远隔转移率约为 0.36%（1 例 /280 例），非常罕见。因此，将内镜切除后组织学诊断为"pT1a-EP/LPM，脉管侵袭阴性且切除断端阴性"定义为治愈性切除，除此以外的情况判断为非治愈性切除。

非治愈性切除病例的追加治疗

内镜切除术后组织学诊断判断为非治愈性切除时，根据各自的转移、复发风险，推荐的追加治疗有所不同（表 3.4）。

表 3.4 **内镜切除术后针对不同组织学诊断的诊疗方案**

病理组织学诊断			方案、推荐意见	文献
浸润深度	脉管侵袭	切除断端		
pT1a-EP/LPM	阴性	阴性	治愈性切除：随访	[3]
pT1a-EP/LPM	阴性	水平断端阳性	密切随访，观察是否有局部复发	
pT1a-MM	阴性	阴性	有关是否需要追加治疗，没有推荐意见	[3]
pT1a-MM	阳性	阴性	强烈推荐追加治疗	[1]
pT1b-SM	无论任何情况	阴性	强烈推荐追加治疗	[3]
无论任何深度	无论任何情况	垂直断端阳性	需要考虑追加治疗	

水平断端阳性

食管鳞状细胞癌大范围切除后出现食管狭窄等的风险高，因此与胃癌不同，有时会在贴近标记处切除。因此，切除标本的组织学诊断中水平断端不明（pHMX）和水平断端阳性（pHM1）的病例较多。一般情况下，如果切除后经内镜检查判定为水平断端阴性（eHM0），即使病理诊断为 pHMX/pHM1，多数也不追加治疗，但应密切随访观察在瘢痕附近是否有局部复发。

pT1a-MM 且脉管侵袭阴性、垂直断端阴性

据外科切除病例的报道，食管鳞状细胞癌外科切除后 pT1a-MM 的同时性淋巴结转移率为 14.6%，这里也包含了脉管侵袭阳性的病例，预计脉管侵袭阴性的病例中同时性淋巴结转移的风险会更低。

针对内镜切除术后的转移复发率，有学者对各家医院做过回顾性研究的作者进行询问并统计。如表 3.5 所示，随访组为 12 例/216 例（5.6%，95%*CI*：2.9% ~ 9.5%）。但是，数据中也包括随访不充分的病例，也没有明确病例是否都通过免疫组化染色评价脉管侵袭情况。因此，在对结果进行解读时需要注意上述这些问题。

表 3.5　**不同的浸润深度、脉管侵袭情况下的转移复发率**

病理组织学诊断		转移复发率		
浸润深度	脉管侵袭	随访组	追加外科切除组	追加放化疗组
pT1a-MM	无	5.6%（12/216）	0（0/6）	5.9%（1/17）
pT1a-MM	有	21.4%（3/14）	5.0%（1/20）	15.6%（7/45）
pT1b-SM1	无	13.2%（5/38）	0（0/5）	2.9%（1/35）
pT1b-SM2	无	18.8%（3/16）	8.3%（1/12）	9.3%（8/86）
pT1b-SM1	有	60.0%（3/5）	0（0/14）	17.9%（5/28）
pT1b-SM2	有	0（0/4）	0（0/21）	28.0%（23/82）

注：根据参考文献 [3] 制作。

考虑到这些转移复发比例和"**追加治疗**"中所述的追加治疗所致的生活质量下降和晚期并发症（治疗相关死亡率约为 1%），"对于内镜切除后 pT1a-MM 脉管侵袭阴性的食管鳞状细胞癌，是否给予外科切除或放化疗等附加治疗仍无推荐意见"。

pT1a-MM 脉管侵袭阳性的病例由于转移复发的风险很高，有必要用免疫染色和特殊染色确认脉管侵袭情况。在不追加治疗而只进行随访时，要向患者说明这种情况具有一定比例的转移复发风险，并进行包括监测转移在内的谨慎的随访。

pT1a-MM 且脉管侵袭阳性、垂直断端阴性

在对内镜切除后诊断为 pT1-MM 病例的研究中，有报道称淋巴结转移的危险因素包括淋巴管侵袭阳性（*OR*：7.333）。一项研究中，内镜切除后随访病例的转移复发率为 3 例/14 例（21.4%，95%*CI*：4.7% ~ 50.8%），因此强烈推荐追加治疗。

pT1b-SM 且垂直断端阴性

针对外科切除术后标本进行的食管鳞状细胞癌 pT1b-SM1/SM2 病例（也包括脉管侵袭阳性病例）的同时性淋巴结转移率的统计结果显示 SM1 为 25.3%，SM2 为 25.0%。关于内镜切除术后的转移复发比例，随访组 pT1b-SM1/SM2 且脉管侵袭阴性病例的转移复发率为 8 例 /54 例（14.8%，95%*CI*：6.6% ~ 27.1%），pT1b-SM1/SM2 且脉管侵袭阳性病例的转移复发率为 3 例 /9 例（33.3%，95%*CI*：7.5% ~ 70.1%），因此强烈推荐追加治疗。

垂直断端阳性

虽然病例报告数很少，但通常将垂直断端不明（pVMX）或垂直断端阳性（pVM1）的病例判断为癌残留，多建议追加治疗。JCOG0508 中，在不完全切除的 15 例中，有 13 例追加了根治性放化疗，有 4 例出现转移复发，因此这一组被认为预后不良。

追加治疗

JCOG0508 是"针对黏膜下层浸润的临床 I 期（T1N0M0）食管癌的内镜黏膜切除术（EMR）联合放化疗（CRT）有效性的单臂多中心非随机对照前瞻性研究"，结果显示 EMR 联合 CRT 获得了与食管切除术相媲美的良好结果。因此，对于内镜切除后转移复发风险高的人群推荐追加外科食管切除术和 CRT。

对于垂直断端阴性病例选择预防性 CRT，对于垂直断端阳性病例选择根治性 CRT。预防性 CRT 选择化疗［顺铂 70 mg/m²（第 1 日），5- 氟尿嘧啶 700 mg/m²（第 1 日至第 4 日）］，放疗仅预防性地照射所属淋巴结，照射量为 41.4 Gy/23 Fr。根治性 CRT 的化疗与预防性 CRT 相同，放疗则是在原发灶区域局部强化照射 5 次，照射量为 50.4 Gy/28 Fr。

追加治疗的并发症的统计研究显示，外科切除的治疗相关死亡率为 1.3%（12 例 /946 例），内镜切除后追加 CRT 的晚期不良事件包括 3 级以上的放射性肺炎（1.0%）、血栓栓塞（0.3%）、心肌梗死（1.3%），治疗相关死亡的病因包括放射性肺炎（1 例）、猝死（1 例）、心肌梗死（2 例），共计 4 例（4 例 /302 例，1.3%）。

Q 请教一下非治愈性切除后追加治疗的选择方法

A 指南中没有关于追加治疗的明确推荐意见，需要在与患者商量的基础上决定

在《食管癌 ESD/EMR 指南》中关于食管癌转移复发率的统计学报告中，对内镜切除后"pT1b-SM 且脉管侵袭阳性病例"追加外科切除获得了良好的效

果。但是，这些都是关于病例的回顾性报告，存在背景因素的差异，因此指南中没有关于追加治疗的推荐内容，需要通过后续的研究进一步明确。

在实际的诊疗过程中，必须由专科医生向患者说明外科切除术、CRT以及治疗后的生活质量（quality of life，QOL）和并发症后再做决定。

内镜切除术后随访

食管癌内镜切除术后，推荐每年至少做1次内镜检查以筛查异时性多发癌的发生。为了早期发现包括头颈部癌在内的其他脏器异时性癌，推荐在内镜切除后诊断为pMM以深的病变患者每年进行1次以上的CT检查。

有关内镜随访，有一项内镜切除术后对食管、头颈部情况进行随访的前瞻性队列研究，结果显示食管碘不染色程度（A组：无碘不染的患者；B组：每个内镜视野1~9个；C组：每个内镜视野10个以上）越重，异时性食管癌及头颈部癌的累积发生率越高（食管癌/头颈部癌2年累积发生率：A组4.0/0.0%，B组9.4/1.7%，C组24.7/8.6%）。该研究中对患者有计划地每6个月复查一次内镜，这与实际诊疗中的内镜随访是一致的。

如前所述，内镜切除术后深度在pT1a-MM以上的病变有转移复发的可能性，早期发现、早期治疗与改善预后相关。虽然尚无有关观察间隔和生存率之间的关系的研究，在实际诊疗中常常是**每6个月做一次CT检查随访**。

专家点评

关于食管癌内镜切除术后的对策，pT1a-MM、脉管侵袭阴性的病例追加治疗的必要性，非治愈性切除后追加治疗方法（外科切除或CRT）的选择，以及内镜切除后的随访间隔时间等最佳的应对措施尚无明确的规定，此外还有很多其他的问题，期待今后的进一步研究。

（小田一郎）

■ 参考文献
[1]「食道癌診療ガイドライン2017年版（第4版）」（日本食道学会／編），金原出版，2017
[2] Yamashina T, et al: Long-term outcome and metastatic risk after endoscopic resection of superficial esophageal squamous cell carcinoma. Am J Gastroenterol, 108: 544-551, 2013
[3] 石原立，他：食道癌に対するESD/EMRガイドライン．Gastroenterol Endosc, 62: 452-493, 2020
[4] Minashi K, et al: Efficacy of Endoscopic Resection and Selective Chemoradiotherapy for Stage I Esophageal Squamous Cell Carcinoma. Gastroenterology, 157: 382-390.e3, 2019
[5] Katada C, et al: Alcohol Consumption and Multiple Dysplastic Lesions Increase Risk of Squamous Cell Carcinoma in the Esophagus, Head, and Neck. Gastroenterology, 151: 860-869.e7, 2016

1 胃癌的内镜治疗适应证

金坂卓

最新的内镜治疗适应证

最新的胃癌内镜治疗适应证可以参考 2020 年 2 月日本内镜学会发布的《胃癌 ESD/EMR 指南（第 2 版）》和 2021 年 7 月日本胃癌学会发布的《胃癌治疗指南（第 6 版，医生用）》。需要注意的是内镜治疗的适应证（表 4.1）与治愈性切除标准（表 4.2）是分别定义的。

表 4.1 胃癌的内镜治疗适应证

病变		分化型		未分化型	
cT1a（M）	UL0	≤ 2 cm	> 2 cm	≤ 2 cm	> 2 cm
	UL1	≤ 3 cm	> 3 cm		
cT1b（SM）					

注：根据《胃癌 ESD/EMR 指南（第 2 版）》（日本内镜学会，2020 年）以及《胃癌治疗指南（第 6 版，医生用）》。
▓▓—ESD/EMR 的绝对适应证；▒▒—ESD 的绝对适应证；
☐—适应证以外的病变。

表 4.2 胃癌的治愈性切除标准

病变		分化型为主		未分化型为主	
T1a（M）	UL0			≤ 2 cm	> 2 cm
	UL1	≤ 3 cm	> 3 cm		
T1b（SM1）		≤ 3 cm	> 3 cm		
T1b（SM2）					

注：

eCuraA
• 限于 HM0，VM0，Ly0，V0。
• 未分化成分的长径超过 2 cm 被认为是 C-2。

eCuraB
• 限于 HM0，VM0，Ly0，V0。
• SM 浸润部分有未分化成分被认为是 C-2。

eCuraC
C-1：分化型，水平断端阳性或者因分片切除而不满足 eCuraA 和 eCuraB 的标准。
C-2：除上述以外的情况。

绝对适应证

EMR 的绝对适应证为"长径 2 cm 以下，UL0 的 cT1a，分化型癌"。ESD 的绝对适应证定义为：①长径超过 2 cm，UL0 的 cT1a 分化型癌；②长径 3 cm 以下，UL1 的 cT1a 分化型癌；③长径 2 cm 以下，UL0 的 cT1a 未分化型癌。有关于这些病变的长期随访的临床证据，预测其淋巴结转移风险不足 1%。

扩大适应证

扩大适应证的定义是针对绝对适应证进行 ESD/EMR 后，内镜根治度（endoscopic curability，eCura）（表 4.2）为 C-1（分化型癌，水平断端阳性或者由于分片切除而不符合 eCuraA、eCuraB 标准的情况），其后局部复发的黏膜内癌。这些病变的淋巴结转移风险不足 1%，缺乏有关其长期预后的临床证据。

相对适应证

早期胃癌中，对于一部分适合做标准外科胃切除的病变，虽然内镜治疗的治愈率降低，但存在通过内镜治疗达到根治的可能性；加上术前诊断 SM 的准确率不够高，对于不满足内镜治疗绝对适应证、扩大适应证的早期胃癌，结合患者的年龄、伴随疾病、脏器功能等情况，考虑到内镜治疗具有诊断性切除的意义，有时可以将某些病变作为相对适应证而选择内镜治疗。

最新内镜治疗适应证的变化

最新的指南中将《胃癌 ESD/EMR 指南（第 1 版）》以及《胃癌治疗指南（第 4 版）》中的扩大适应证（表 4.3）变更为 ESD 的绝对适应证。这是由于针对当时的扩大适应证病变实施 ESD 的合理性的多中心前瞻性验证研究获得了良好的长期效果而修改的。在 JCOG0607 研究中，对 UL0 的 cT1a、分化型癌以及长径 3 cm 以下、UL1、cT1a 的分化型癌实施 ESD 后，患者的 5 年总生存率为 97.0%。JCOG1009/1010 研究报告，对于长径 2 cm 以下、UL0 的 cT1a 未分化型癌（术前活检存在未分化型癌等成分的病变）实施 ESD 后，患者的 5 年生存率为 99.3%。

表 4.3　**过去的胃癌内镜治疗的适应证**

病变		分化型		未分化型	
cT1a（M）	UL0	≤ 2 cm	> 2 cm	≤ 2 cm	> 2 cm
	UL1	≤ 3 cm	> 3 cm		
cT1b（SM）					

注：根据《胃癌 ESD/EMR 指南（第 1 版）》和《胃癌治疗指南（第 4 版）》。

▨—绝对适应证；　▨—扩大适应证；　□—适应证以外的病变。

内镜治疗适应证的判断

通过评估上述因素判断内镜治疗的适应证。但是，术前诊断的准确度并非完美，最终需要以下文阐述的切除标本的病理诊断判断根治度。

胃癌的组织学类型

在《胃癌 ESD/EMR 指南》中推荐对胃癌的组织学类型（分化型癌 vs 未分化型癌）的诊断原则上要参照活检病理进行。活检病理诊断与最终病理诊断的不一致率为 1.5% ~ 8.0%。

回顾一下目前的看法，常规内镜下分化型癌呈红色，未分化型癌表现为褪色改变。我们的研究发现，68 例肉眼类型为隆起型（0-Ⅰ /0-Ⅱa）的胃癌（cT1）中 67 例（99%）为分化型胃癌。NBI 放大内镜观察下未分化型癌的特征性微血管表现为螺旋状，如果癌仅仅是在黏膜中层，则表面结构为窝间部扩大的小凹边缘上皮。当癌组织占据了黏膜全层，则表面结构不清，仅可观察到微血管的改变。

肿瘤大小

由于术前准确测量肿瘤大小是困难的，因此在《胃癌 ESD/EMR 指南》中推荐采用内镜切除后的标本评估肿瘤大小并以此为前提进行诊断及治疗。

术前客观地评估肿瘤直径的方法包括与镜身比较法和与活检钳开口大小比较法，还有使用带标尺的测量钳的方法。但是使用活检钳测量存在低估肿瘤大小的倾向，可能是由于内镜的广角镜头使周边视野压缩的缘故。

在日本一直使用靛胭脂染色法进行胃癌的范围诊断，最近随着 NBI 放大内镜的普及，两者之间在诊断准确率上无显著差别。部分分化型和未分化型癌很难仅靠内镜来诊断病变范围，需要对标本周围非肿瘤黏膜进行活检，参考病理诊断。

浸润深度

在《胃癌 ESD/EMR 指南》中推荐，对于浸润深度的诊断，原则上以普通内镜观察为主，推荐联合使用色素内镜法。在普通内镜观察下伸展胃壁时出现与癌的黏膜下浸润一致的增厚的平台样隆起（non-extension sign）为 SM 深部浸润的表现。超声内镜用于普通内镜下对早期胃癌的浸润深度诊断困难时的辅助诊断。

UL

病理学上将合并 UL-Ⅱ以深的溃疡以及合并溃疡瘢痕时判定为 UL1。在内镜下若病变伴有一定深度的白苔或者朝向一点的皱襞集中，则将其判断为 UL1。难以鉴别是活检瘢痕还是溃疡瘢痕时也判断为 UL1。

Q1 对小于 20 mm 的胃腺瘤也要积极实施 ESD 吗？

> **A1** 在我院一般将其作为切除对象，不同的医院其治疗方案有所不同

根据活检标本难以鉴别胃腺瘤和早期胃癌，不同病理医生之间也存在诊断差别。另外有时候术前诊断为胃腺瘤，但随访时或者切除标本的病理检查则诊断为胃癌。

森等的报道显示，活检病理诊断为胃腺瘤的病变中，对于直径小于 20 mm、不伴凹陷的褐色病变每年进行 1~2 次内镜随访，结果显示 185 例病变中 73 例病变（39.5%）其后在活检时诊断为胃癌，这些病变全部经 ESD 得到治愈性切除。建议根据患者的年龄、伴随疾病、脏器功能判断是否需要手术治疗。

Q2 有关内镜治疗的适应证，有基于年龄和日常生活活动能力的标准吗？

> **A2** 针对高龄患者的胃 ESD，有预后营养指数（prognostic nutritional index，PNI）与预后相关的报道

据报道，早期胃癌发展为进展期胃癌的中位时间为 44 个月，据此估计患者生存期在 44 个月以上时 ESD 才具有治疗意义。但是，在实际工作中准确估计预后是困难的，因此在我院实施 ESD 时要向患者说明获益和风险，患者有接受 ESD 治疗的意愿则实施 ESD。Sekiguchi 等的报告中，实施 ESD 的 85 岁以上患者中 PNI 在 44.6 以上者的预后较不足 44.6 者要好。

PNI（预后营养指数）= 10 × 血清白蛋白值（g/dL）+ 0.005 × 总淋巴细胞数（/mm^3）

Q3 关于黏膜内癌 ESD 的绝对适应证，对病变大小没有上限要求，但是有没有不得不放弃 ESD 的部位、占据环周比例、大小等条件？另外请教一下对巨大病变需要注意的事项

> **A3** 需要注意胃窦全周性巨大病变

对于胃窦全周性巨大病变，即使技术上可以完成整块切除，但是术后瘢痕狭窄以及变形会影响胃排空，降低患者的生活质量。我院也发生过治疗后难以处理狭窄的情况。

Q4 是不是不要做胃癌的 EMR？

A4 有些病例做 EMR 也是没有问题的

与 ESD 比较，EMR 的优点是治疗时间短、操作容易，缺点是难以保证切缘以及病变残留后难以重新再做。需要注意，由于胃黏膜较结肠黏膜厚，在圈套的时候难以将组织完全套住。实际上 EMR 适合于**确保切除边缘与病变之间的距离不重要的非肿瘤性病变（增生性息肉等）的治疗**。

Q5 活检与内镜下表现不一致时的对策是什么？

A5 原则上是重新检查，也可以参考内镜下表现决定治疗方案

据 Nishitani 的报道，活检的诊断能力在活检 1 块时为 83.9%，2 块时为 92.5%，3 块时为 95.9%。另外有报道约半数活检病理诊断为 Group2 的病例再次检查后诊断为癌。因此，再次检查有可能更接近正确诊断。但是，再次检查需要花费时间，鉴于 NBI 放大内镜观察诊断早期胃癌的相关临床证据的积累，目前允许参考内镜下表现决定治疗方案。

专家点评

最根本的是不要混淆"适应证"和"治愈标准"。尤其是"SM1，3 cm 以下"为治愈标准（eCuraB），但不是适应证，不要错误地将"0-Ⅱc、cT1b（SM1）、UL0、25 mm"的病变视为扩大适应证。

（滝沢耕平）

■ 参考文献

［1］小野裕之，他：胃癌に対するESD／EMRガイドライン（第2版）. Gastroenterol Endosc, 62: 273-290, 2020
［2］『胃癌治療ガイドライン　第6版（医師用）』（日本胃癌学会／編），金原出版，2021
［3］Hasuike N, et al: A non-randomized confirmatory trial of an expanded indication for endoscopic submucosal dissection for intestinal-type gastric cancer（cT1a）：the Japan Clinical Oncology Group study （JCOG0607）. Gastric Cancer, 21: 114-123, 2018
［4］Takizawa K, et al: A nonrandomized, single-arm confirmatory trial of expanded endoscopic submucosal dissection indication for undifferentiated early gastric cancer: Japan Clinical Oncology Group study （JCOG1009/1010）. Gastric Cancer, 24: 479-491, 2021
［5］Lee CK, et al: Is endoscopic forceps biopsy enough for a definitive diagnosis of gastric epithelial neoplasia? J Gastroenterol Hepatol, 25: 1507-1513, 2010
［6］Takao M, et al: Discrepancies in histologic diagnoses of early gastric cancer between biopsy and endoscopic mucosal resection specimens. Gastric Cancer, 15: 91-96, 2012
［7］Lim H, et al.: Discrepancy between endoscopic forceps biopsy and endoscopic resection in gastric epithelial neoplasia. Surg Endosc, 28: 1256-1262, 2014
［8］Kanesaka T, et al: Clinical predictors of histologic type of gastric cancer. Gastrointest Endosc, 87: 1014-

1022, 2018

[9] Nagahama T, et al: Delineation of the extent of early gastric cancer by magnifying narrow-band imaging and chromoendoscopy: a multicenter randomized controlled trial. Endoscopy, 50: 566-576, 2018

[10] Nagahama T, et al: Diagnostic performance of conventional endoscopy in the identification of submucosal invasion by early gastric cancer: the "non-extension sign" as a simple diagnostic marker. Gastric Cancer, 20: 304-313, 2017

[11] 森源喜, 他: 胃腺腫に対する治療方針—私はこう思う; 経過観察する立場から. 胃と腸 49: 1850-1857, 2014

[12] Tsukuma H, et al: Natural history of early gastric cancer: a non-concurrent, long term, follow up study. Gut, 47: 618-621, 2000

[13] Sekiguchi M, et al: Clinical outcomes and prognostic factors in gastric cancer patients aged ≥85 years undergoing endoscopic submucosal dissection. Gastrointest Endosc, 85: 963-972, 2017

[14] Nishitani M, et al: Optimal number of endoscopic biopsies for diagnosis of early gastric cancer. Endosc Int Open, 7: E1683-E1690, 2019

第
4
章

胃部病变的内镜治疗

2 胃 ESD 的基本操作

阿部清一郎

开始胃 ESD 前

胃 ESD 技术上的难易度根据病变部位、肿瘤大小、是否伴有溃疡有很大的差别。技术不够熟练的医生作为术者治疗的病变类型要根据其技术的成熟度决定，并且内镜医生需要接受进阶式培训。具体是先从治疗路径和控制出血容易、穿孔风险低的**胃窦部**（小弯以外）开始，逐渐按照胃窦小弯、胃体小弯、胃体前后壁、胃体大弯的顺序进阶治疗。

操作基本流程

局部注射

开始 ESD 前进行充分的局部注射，在黏膜下层隆起后，通过用镜角控制注射针前端方向调整注射量和隆起形成的方向。重要的是要根据其后的预切开及黏膜切开的需求注射。黏膜下层剥离时的局部注射要**瞄住黏膜下层的下缘注射**，这样就会获得良好的隆起效果。

预切开

使用 IT 刀剥离时，要在视野远端进行预切开。在充分局部注射后，使用针状刀（前端型刀）轻压黏膜，使用切开波短时间通电。在达到充分的切开深度后，黏膜肌层被切断，黏膜下层露出（图 4.1 Ⓐ Ⓑ）。在达到合适的切开深度后，一边将刀的前端向内腔方向抬举一边扩大切开。

黏膜切开

使用 IT 刀的黏膜切开基本上是回拉着切，如果切开方向的黏膜被牵拉过度就不能很好地被切开（图 4.1 Ⓒ）。成功切开黏膜的技巧是刀刃在合适的角度和深度切割。具体做法是将前端的陶瓷头放到切开的黏膜下层，用刀鞘下压切开方向的黏膜后，调整内镜使刀不要抬起来，一边回拉一边切开（图 4.1 Ⓓ），这时候需要下压镜角和旋镜。

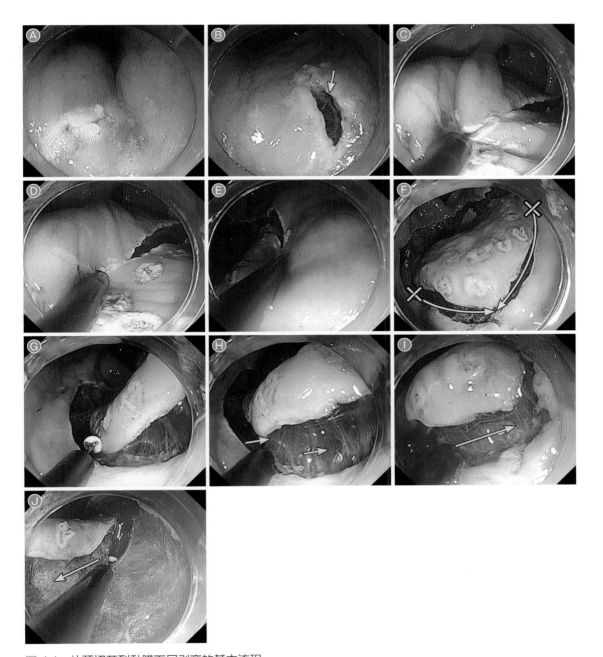

图 4.1 从预切开到黏膜下层剥离的基本流程

Ⓐ 预切开过浅，看不到黏膜下层。

Ⓑ 深度合适的预切开。黏膜肌层被切断，看到黏膜下层（⇨）。

Ⓒ 黏膜切开（不好的例子）：切开方向的黏膜被牵拉到近端，就不能很好地被切开。

Ⓓ 黏膜切开（好的例子）：用陶瓷头和刀鞘的前端下压切开方向的黏膜，在避免刀抬起来的状态下回拉切开。

Ⓔ 后壁侧黏膜的切开。

Ⓕ 黏膜下层剥离的起点（✖）和终点（箭头指向处）。

Ⓖ 黏膜下层剥离：确认黏膜下层的边缘（黏膜下层剥离的起点）。

Ⓗ 黏膜下层剥离：用 IT 刀的刀刃钩住边缘。

Ⓘ 黏膜下层剥离：识别黏膜下层的中心（终点），平行于肌层操作刀。

Ⓙ 黏膜下层剥离（后壁侧）：为了确认肌层走行，剥离时将刀伸出得长一些。

在黏膜切开时，为了避免切到标记内侧，建议要**一直在能看到标记的视野下切开**。切开后壁侧（图像的右侧方向）黏膜时不容易看到标记，需要将刀伸出较长的距离以确保视野（图 4.1 **E**）。

黏膜下层剥离

使用 IT 刀进行黏膜下层剥离，基本操作是从边缘向中央回拉着切。剥离黏膜下层时，重要的是明确想剥离区域的起点和终点以及识别其间肌层的走向（图 4.1 **F**）。剥离的动作是将 IT 刀的刀片放在切开边缘的黏膜下层，然后通过调整左右镜角和旋镜钩住黏膜下层。牢牢地用长刀刃钩住后，回拉刀，向口侧中心部剥离（图 4.1 **G** ~ **I**）。

在胃镜检查中，由于从钳道插入的刀是从 7 点方向伸出，视野的右侧空间更开放（图 4.1 **H** **I**），因此从左向右的剥离更容易识别肌层的走向，而从右向左的黏膜下层剥离会使左侧成为盲区，难以识别肌层的走行方向。因此，从右向左剥离黏膜下层时，要接近剥离面，确定刀准确钩住黏膜下层后稍微伸出刀鞘，稍微远离病变进行剥离，实施安全、精准的剥离（图 4.1 **J**）。

重点　　将刀伸出得稍微长一些，更容易识别肌层的走行和观察全貌。因此，在 IT 刀能够精准牵拉的前提下允许将刀伸出较长。如前所述，在从右向左剥离时，将 IT 刀稍微伸出长一些可以安全、高效地剥离。在将 IT 刀伸出较长之前，接近剥离面确认刀确实钩住黏膜下层是非常重要的。内镜难以接近病变时，通过更换为双弯曲内镜基本上都可以接近病变。

合适的黏膜下层剥离深度

胃体（尤其是前壁侧）的血管比胃窦丰富，因此剥离黏膜下层时控制出血是很重要的。胃体黏膜下层有来自固有肌层的粗大血管（穿通支），这些血管在黏膜下层浅层形成分支。黏膜下层浅层由于有分支血管形成的血管网以及血管周围的纤维化，剥离操作较为困难，而且也容易发生难以控制的出血。而固有肌层上方血管和纤维组织稀疏的层次适合剥离，因此在贴近固有肌层的深度剥离，从根**部离断血管**非常重要（图 4.2）。

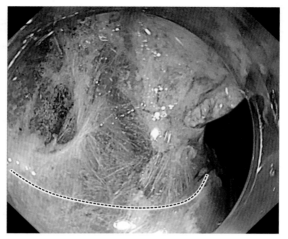

图 4.2　合适的剥离深度
虚线为剥离线。

止血

止血的**第一步是确认出血点**。内镜靠近出血部位后用水泵冲洗，精确地识别出血点。确认出血点后，对于细小的血管或者渗血可以尝试使用 ESD 刀凝固止血。通电数次仍不能止血时，不要犹豫，改用止血钳。使用止血钳时，先夹持血管确认不出血后，稍微提拉被夹持的部位后，再用 Soft Coag 模式凝固止血（图4.3）。

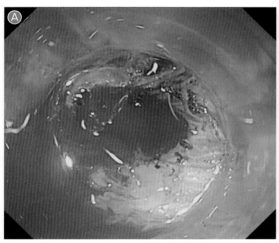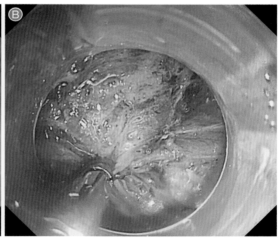

图 4.3　使用止血钳止血
Ⓐ 确认出血点。
Ⓑ 用止血钳精准夹闭。

Q1 在对病变范围的诊断没有自信时，如何设定标记范围？

A1 注意以下 2 点

（1）一般的标记顺序

在术前内镜检查时确定病变范围，以阴性活检瘢痕为参考，在对病变范围进行确定诊断后标记。标记要在距病变外缘约 5 mm 处进行。

标记时的要点：①避免内镜接触黏膜而擦伤病变；②关注重力作用下的血流方向。但是常常会有内镜不小心擦伤病变造成病变范围不清或出血的情况，以及内镜不能接近病变而造成难以判断病变范围，由此不能做出正确标记的情况，也有标记本身造成出血等情况发生。因此建议先从**病变近端**开始标记，然后标记**血流的下游部分**，最后标记**上游部分**，最后将标记连接起来。

（2）诊断病变范围困难时的注意事项

在对病变范围不清或者大的病变进行标记的过程中，有时候会对病变的整体图像及边界感到困惑。为了避免这一现象，**开始时要以阴性活检瘢痕为标志做出4 个点左右的标记**，这样就可以集中于病变范围的诊断（图 4.4 **Ⓐ**）。然后在容易识别边界的部分，在 4 个标记点之间再标记 1~2 个点，最后将其连接起来，由此完成标记（图 4.4 **Ⓑ**）。

对于病变范围诊断依然很困难的部分，可以从边界清楚的两侧开始标记（图4.4 **Ⓒ**），最后将标记连接成凸形，在一定不是病变的部分标记（图4.4 **Ⓓ**），这一点是非常重要的。

（门田智裕）

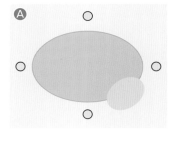
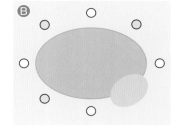
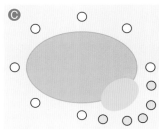
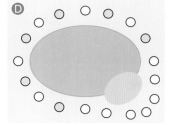

图 4.4　标记

Q2 请教一下注射针穿刺的技巧

A2 确认穿刺点，在稳定的视野下穿刺

刺入注射针的基本操作是用右手穿刺后缓慢回拉针，使黏膜下层膨隆，确认黏膜下层后注入适当的注射液。这一过程中重要的是预先确定穿刺点，在穿刺过程中要保持视野稳定。没有必要过度用力而导致视野模糊。开始注射时要缓慢将注射液注入黏膜下层，确认注入黏膜下层后再快速注射。这一过程中可以通过稍微退针、内镜向上打镜角等调整针尖的位置，使之形成漂亮的隆起。注射针局部注射时穿刺得过深有可能是因为用力过大，尤其是在食管和结肠等管壁薄的脏器中，用力过大会使注射液进入肌层的风险增大，因此要在穿刺点稍近端出针，一边注入注射液一边缓慢穿刺，这样会形成漂亮的隆起。

助手在推注注射液时要确认阻力是否过大，避免注入肌层。针在黏膜表层滑动可能是打气过多使黏膜下层变薄，需要充分吸出气体。有时候内镜向下的镜角不足也会造成针在黏膜表层打滑，可以选择像 GIF-H290T（奥林巴斯）等向下镜角大的内镜。

〔牧口（江乡）茉衣〕

Q3 对难以确保良好视野的病变，如何选择注射液的浓度？

A3 胃的 ESD 中，我院使用的是 500 ml 生理盐水加 2.5 安瓿肾上腺素和 5 ml 靛胭脂的混合液

对伴有瘢痕等严重纤维化的病变，我院的常规做法是将上述溶液与透明质酸钠或海藻酸钠 1 : 1 混合使用，**不会根据视野的状态变更注射液的浓度**。当难以确保视野、由于心搏和呼吸等的影响而视野不稳定时，可以使用前端帽以及 IT 刀等固定视野。也可以将前端帽安装得长一些或者更换向下的镜角更大的内镜。另外，幽门部和贲门部等处病变的操作空间狭小，局部注射量过多会隐藏病变肛侧的标记，注意不要注射过多。

〔牧口（江乡）茉衣〕

Q4 请教一下在合适的深度切开黏膜的技巧

A4 切开黏膜浅层后迅速进入合适的切开深度（靠近肌层），看到肌层后修整黏膜下层（深切）

到达合适的黏膜下层深层后，在同一深度进行剥离的顺序如下。

（1）为了避免切断黏膜下层血管而造成出血，切开黏膜浅层到黏膜肌层的

深度。

（2）适当处理黏膜肌层下方的血管网，剥离到黏膜下层中层后修整黏膜下层。

（3）修整黏膜下层到能够透见到肌层后，即到达合适的切开深度（靠近肌层）。

（4）以能够透见肌层为标准，保持在靠近肌层的层次内进行剥离（视频 4.1）。

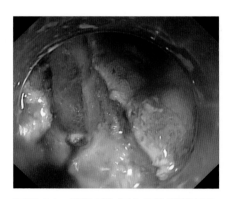

视频 4.1　以肌层为标志修整黏膜下层

另外，剥离深度变得凹凸不平时，要确认刀的动作（内镜）是否稳定。如果不稳定，需要稳定一下内镜操作。也可以将前端帽安装得长一些以固定黏膜。如果刀的动作稳定而仅仅是术者紧张导致的，则需要对更多的病例进行操作来积累经验，使操作更熟练。使用 ITknife2™ 时，在从黏膜下层浅层逐渐进入深层时，绝缘头背侧的"奔驰标志"形电极放电会损伤肌层。预防损伤肌层的做法是开始的时候将绝缘头放在肌层上方的黏膜下层深层，将绝缘头顶在肌层表面绝缘，用绝缘头近端"奔驰标志"的部分从下向上剥离。

（中条惠一郎）

Q5 在环周切开时大出血，边缘烧焦了……请教一下止血的技巧

A5 尝试用止血钳在 Soft Coag 模式下定点止血

大出血时，可以尝试用水冲洗以确认出血点，使用止血钳在 Soft Coag 模式下定点止血。用止血钳精准抓取出血点就可以定点止血，而且可以最低限度地烧灼周围组织。重要的是用透明帽将内镜固定在接近出血点的部位以稳定内镜视野，用少量的水冲洗并迅速找到出血点。如果能用透明帽压住出血点，就可以在确保视野的情况下用止血钳夹闭出血点。在内镜治疗时，使用具有注水功能的内镜也很重要。

另外，新的光源系统 EVIS X1（奥林巴斯）的红色二色成像（red dichromatic imaging，RDI）功能有助于大出血时识别出血点（图 4.5）。详细情况请参考说明书，RDI 模式下，在血液浓度高的出血部位琥珀光衰减成橙色，而在周围血液

少的部位，琥珀光的衰减较轻而呈现黄色，因此出血部位表现为黄色中的橙色
（视频 4.2）。

（中条惠一郎）

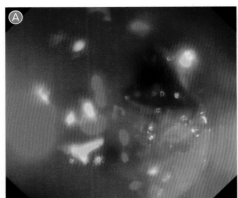
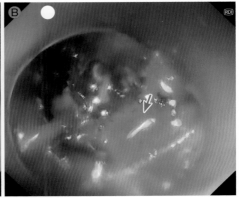

图 4.5　RDI 使出血容易被识别（胃 ESD 病例）

Ⓐ 普通内镜图像。剥离黏膜下层时大血管大量出血，瞬间造成视野不良，难以明确出血点。
Ⓑ 红色二色成像。出血多的部位呈橙色（➡），周围血液少的部分呈黄色，可以看到出血点。

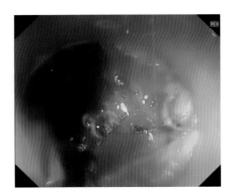

视频 4.2　RDI 下确定出血点

Q6 在胃角等难以接近的部位，除了将 IT 刀伸出长一些以外，还有其他好的方法吗？

A6 使用双弯曲内镜

　　胃体小弯、胃角小弯、胃底穹隆部等部位，胃内空气量多会使内镜难以接近。在这种情况下，首先要尝试**充分吸出气体**。但是，吸气在可以接近病变的同时会使黏膜失去张力，需要在用前端帽给予黏膜适当张力的状态下切开黏膜。但是，特别是在使用 IT 刀时，黏膜切开的基本操作是在空气量较多的状态下利用张力切开，因此经常会遇到不能给予黏膜足够的张力而使切开难以进行下去的情

视频 4.3

况。在这种情况下，双弯曲内镜（GIF-2TQ260M，奥林巴斯）是非常有帮助的。双弯曲内镜在常规的弯曲部（第 1 弯曲）的近端还有另外一个弯曲部（第 2 弯曲）（图 4.6）。通过使用第 2 弯曲，可以从切线方向接近很多用普通内镜难以接近的病变（视频 4.3）。虽然操作双弯曲内镜还是需要一些技巧，但是如果有条件使用双弯曲内镜，可以尝试一下。

（中条惠一郎）

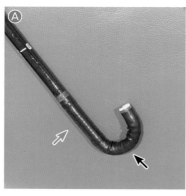
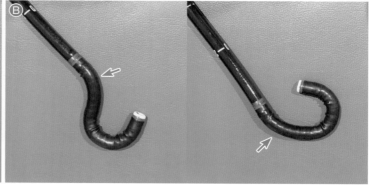

图 4.6　双弯曲内镜的弯曲功能

Ⓐ 双弯曲内镜（GIF-2TQ260M，奥林巴斯）。常规的弯曲部（第 1 弯曲 ➡）的近端有另一个弯曲（第 2 弯曲 ➡）。

Ⓑ 使用第 2 弯曲，可以在切线方向靠近多数病变。

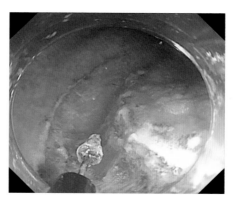

视频 4.3　使用双弯曲内镜接近普通内镜
难以接近的部位

Q7 当 IT 刀垂直于胃壁时，如何处理？

A7 充分吸气后尝试接近病变

不能接近病变，而且难以从切线方向处置时，可以采取以下措施。

（1）（黏膜切开及修整时）尝试充分吸出气体，以接近病变。这时候由于黏膜松弛而失去张力，要用前端帽给予切开方向的黏膜一定的张力。

（2）（修整时）将ITknife2™（奥林巴斯）的陶瓷头垂直固定在黏膜下层，用陶瓷头背侧的三角形（类似"奔驰标志"）刀刃剥离，可以尝试"垂直压下去，贴近切开"的方式。

（3）（黏膜切开及修整时）更换成前端型刀。由于前端型刀是从垂直方向切，可以在各种方向上切开及剥离。但是由于前端型刀没有绝缘头，要注意避免过度下压黏膜下层而造成穿孔。

（中条惠一郎）

在横向切开时，用 IT 刀牵拉会使黏膜发生扭曲，除了通过内镜操作调整刀的方向、追加注射以增大切开部位的张力以外，还有更简单的方法吗？

A8 可以尝试按压腹壁、变换体位、更换内镜

除了提问中的方法外，可以采取以下方法接近病变及改变处置的方向。

- 按压腹壁：尤其对胃体中下部小弯侧的病变有效。从腹壁用手压迫内镜弯曲部背侧，可以使内镜更容易接近病变，也可以改变处置的方向而更容易给予黏膜张力。
- 变换体位（右侧卧位）：特别是对穹隆部和胃体上部大弯的病变有效。通过从左侧卧位变换为右侧卧位，有时就能够接近病变。但是，缺点是需要更换内镜医生的站位并移动仪器的位置，内镜操作性能也会变差。
- 更换内镜：更换为双弯曲内镜。多数情况下利用第 2 弯曲可以从切线方向剥离。另外，由于钳道位于 5 点和 7 点方向，也可以通过右侧钳道剥离。
- 使用安装在内镜上的球囊型内镜固定工具（Airasist®，株式会社 TOP）。通过张开安装在弯曲部近端外侧的球囊，使内镜能够靠近胃小弯。

（中条惠一郎）

Q9 请教一下使用带线组织夹牵引的技巧

A9 使用时机早一些更好，在顺镜下剥离时夹在病变口侧，反转内镜时夹在病变肛侧

带线组织夹是在稍微剥离黏膜下层后使用，注意千万不要夹到肌层。使用带线夹的时机越早越好。不需要牵引力时只要放松线的张力，就可以在没有牵引的情况下操作。

在顺镜操作时在病变口侧安装组织夹，反转操作时在病变肛侧安装组织夹。

牵引力的方向与刀平行时，剥离会变得顺畅，因此要确认贲门的位置，将组织夹夹闭在离贲门最近端或远端的标本边缘上。当想改变牵引方向时，可以追加组织夹（滑轮法，图 4.7）。由于切除病变后回收标本时需要切断线，建议使用容易切断的线。

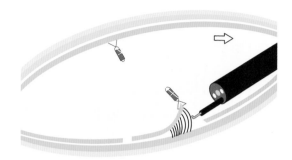

图 4.7　带线组织夹（滑轮法）

根据参考文献 [6] 制作。

在关于胃 ESD 时使用带线组织夹的有效性的随机对照试验中，带线组织夹组和传统方法组（没用带线组织夹）的手术时间没有显著差异（58.1 分钟 vs 60.7 分钟，P=0.45），但是带线组织夹组的穿孔发生率明显较低（0.3% vs 2.2%，P=0.04）。在胃上部、中部大弯病变中，带线组织夹组的手术时间明显缩短（57.2 分钟 vs 104.1 分钟，P=0.01）。在该项研究中使用了牙线，出现了当牙线干燥后牙线会贴在内镜上以及在回拉内镜时由于牵拉过度而使组织夹脱落的情况。因此，我院现在使用 3-0 的聚酯纤维缝合线（夏目制作所）。

（七条智圣）

Q10　贴近肌层剥离和在看不到肌层的层面进行剥离，哪个更好？

A10　在靠近肌层处剥离

为了得到包括浸润深度在内的正确的病理诊断及根治度的判断，推荐在贴近肌层处剥离（由此可以获得组织学上正确的黏膜下层浸润距离）。穿孔往往是在看不到肌层的状态下切向错误的方向（肌层）造成的。在贴近肌层处剥离，可以一边观察肌层表面一边安全而稳定地剥离。另外，黏膜下层的血管是在穿过肌层后向黏膜逐渐分支，如果在黏膜下层浅层剥离，有可能切到细小血管的分支，剥离困难且容易发生渗血。而黏膜下层深层由于血管及纤维稀疏，更容易剥离。虽然会容易遇到粗大的穿通支血管，但如果能够识别出来，可以预先凝固血管。即使切断血管而造成出血，也容易识别从肌层穿过的出血点。另外，在黏膜下层深层剥离，能够获得带有足够多黏膜下层的标本，更容易利用重力的牵引完成剥离。

（七条智圣）

Q11 请教识别斜行肌的技巧

A11 如果难以识别，可以在附近很明确是黏膜下层的部位进行局部注射

首先，在切除前要了解斜行肌走行的部位，预测在病变部位是否存在斜行肌很重要。在因脂肪引起视野不良时，可以反复拔出内镜，使用蘸有镜头清洁剂的棉签或纱布擦拭镜头。在因纤维化和血管等原因而难以确认层次结构时，可以在附近很明确的黏膜下层行局部注射，在确认周围的黏膜下层位置后，剥离该部位并确定肌层表面，就像将容易剥离的层面连接起来一样剥离困难部位。

为了避免损伤斜行肌，需要很好地控制刀朝向肌层的力量。如果没有血管，也可以适当使用切开模式。

（七条智圣）

Q12 在剥离黏膜下层时，如何追加局部注射？

A12 用刀或者注水泵在贴近肌层的剥离层注射

在使用具有注水功能的刀（前端型刀）时，可以用注水泵通过刀注射生理盐水。如果存在瘢痕等纤维化的病变，要使用注射针注射透明质酸钠。

使用 IT 刀时，要使用注射针注射透明质酸钠或者生理盐水。如果黏膜下层可见，可以用注水泵注射生理盐水，也能达到一定的注射效果。

为了在黏膜下层剥离时获得有效的局部注射效果，需要在贴近肌层的剥离层（不是黏膜下层的中层）正确地局部注入注射液。

（七条智圣）

Q13 由于标本切除面被烧焦，病理诊断困难，怎么办？

A13 原则上应该进行外科手术，但如果脉管侵袭阴性，还有讨论的余地

与外科手术相比，内镜治疗的优点是创伤小，但必须得到包含浸润深度在内的正确的病理诊断以及根治度评价。因此，在存在纤维化等情况下，不要害怕穿孔，要保持充分的剥离深度（多数术中穿孔可以保守治疗）。如果出现垂直断端阳性或者垂直断端不明，标准的治疗为追加外科手术《胃癌治疗指南（第 6 版）》（2021 年修订版）。有报道称对由于剥离面过浅和烧灼到黏膜内而出现垂直断端阳性或者判断不清（根据周围的黏膜肌层的位置判断）的情况、脉管侵袭阴性、水平断端阴性的 23 例 pT1a 胃癌患者进行随访观察（10～84 个月，中位随访时间为 41 个月），结果显示没有局部复发的病例。

（七条智圣）

Q14 请介绍一下反转内镜以外的稳定视野的技巧

A14 将前端帽贴近黏膜或者吸气固定内镜很重要

视野不稳定的主要原因是在胃内没有固定内镜。为了固定内镜，可以使**前端帽贴近黏膜**（固定内镜前端）或者**吸出胃内空气**（使内镜的前端硬性部分接触胃壁）来稳定视野。能够稳定视野的方法很多，特别是吸气很重要，需要认识到治疗时的注气量要远远少于筛查时。

制定操作策略

为了高效实施 ESD，合适的 ESD 操作顺序是非常重要的。即使技术高超，切除步骤不对也会增加非预期手术时间。后面会介绍决定切除顺序的要点，简而言之就是**先切开难做的区域，并完成剥离**。

参考重力方向，先处理胃体大弯侧

如果病变向重力方向移动，病变部位就不会有适当的张力，其后的黏膜下层剥离就会变得困难。特别应该留意的是上部和中部的大弯侧病变。如果先剥离容易接近的前后壁的黏膜下层，病变会受重力的影响而移向大弯侧，大弯侧就会失去适当的牵引力。预想到这一结果，要先切开胃大弯侧并充分剥离，这是实施高效 ESD 的技巧（图 4.8）。

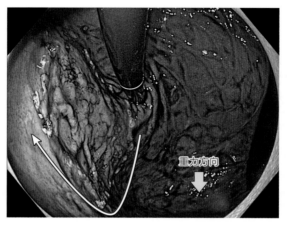

图 4.8　大弯侧的切开方向（⇨）

先处理空间狭小的幽门侧、贲门侧

胃是空间较大的管腔脏器，内镜操作受限的部位少。但是，在幽门、贲门病变的 ESD 中，由于幽门、贲门的空间较小，要避免影响视野的状况发生。对于这些病变，如果从空间较大的胃窦、胃体上部开始切开、剥离，病变会向空间较小的幽门、贲门移动，就会难以识别黏膜下层的边缘以及肌层的走向。因此**先完成幽门、贲门的切开和剥离**很重要。

Q15 请教一下缩短手术时间的技巧

A15 充分利用好牵引

原则上，为了切实、高效地完成 ESD，要熟练掌握基本的操作方法（在合适的深度剥离黏膜下层、控制出血、研究切除顺序）。在此基础上，使用好带线组织夹牵引法等也很重要。特别是在容易受重力影响的上部和中部大弯侧，带线组织夹牵引法是有效的，应该积极使用。

专家点评

基本操作方法如本节所述。同意在制定治疗策略时遵循"先切开、剥离不好做的部位"的原则。但是，是否一定按照这个原则去做也是很微妙的。有时候，由于病变的部位、伴有纤维化等原因，无论如何也难以切开、剥离时，如果范围比较小，可以先将容易做的部分充分剥离，直到病变被剥得"晃来晃去"的程度后，难剥离的部分就会很好切了。这一点大家可以记在心里。

（小野裕之）

■ 参考文献

[1] 豊永高史，他：胃 ESD による偶発症の現状とその対策—剥離深度の重要性と手技の工夫．胃と腸，41：75-85，2006

[2] Yorita N, et al：Clinical Usefulness of Dual Red Imaging in Gastric Endoscopic Submucosal Dissection：A Pilot Study. Clin Endosc, 53：54-59, 2020

[3] 山下聡，他：マルチベンディングスコープの特徴と有用性．消化器内視鏡，26：1296-1298，2014

[4] 飽本哲兵，他：穿孔させない穹窿部あるいは胃体部大彎病変の ESD のコツ．消化器内視鏡，28：1067-1072，2016

[5] 宮原貢一，他：胃穹窿部と体上・中部大弯病変に対する ESD における右側臥位の有用性．Gastroenterol Endosc, 53：1482-1483, 2011

[6] Oyama T：Counter traction makes endoscopic submucosal dissection easier. Clin Endosc, 45：375-378, 2012

[7] Yoshida M, et al：Conventional versus traction-assisted endoscopic submucosal dissection for gastric neoplasms：a multicenter, randomized controlled trial（with video）. Gastrointest Endosc, 87：1231-1240, 2018

[8]「胃癌治療ガイドライン 第 6 版（医師用）」（日本胃癌学会／編），金原出版，2021

[9] Nakahira H, et al：Risk of recurrence when cutting into intramucosal（pT1a）cancer from the cutting-plane side during gastric endoscopic submucosal dissection. Endoscopy, 52：833-838, 2020

[10]「教科書では教えてくれない！ 私の消化器内視鏡 Tips Vol. 2 ＋レジェンド Tips」（小野敏嗣／編），医学書院，2021

[11] Yoshida M, et al：Conventional versus traction-assisted endoscopic submucosal dissection for large esophageal cancers：a multicenter, randomized controlled trial（with video）. Gastrointest Endosc, 91：55-65.e2, 2020

胃食管交界处

依田雄介

引言

胃食管交界处是 ESD 操作的困难部位之一，原因如下。

（1）胃食管交界处空间狭小。

（2）食管到胃的走行角度变化大。

（3）容易受呼吸的影响。

（4）贲门口的病变难以接近。

（5）存在食管裂孔疝时，空气容易溢出，使内镜操作不稳定。

Q 顺镜和反转操作，哪个更好？

A 两者都是有效的

我想有不少人纠结是选择顺镜操作还是选择反转操作，一般认为两者都是有效的。要根据自己的习惯，结合接近病变的难度、受呼吸影响的大小选择使用。

内镜的选择

内镜镜角是非常重要的，要选择**镜角大的内镜**。例如与 GIF-Q260J（向下镜角为 90°）相比，镜角大的 GIF-H290T（向下镜角为 120°）更适合顺镜操作。

对于累及贲门口以及向胃底方向延伸的病变，用普通内镜难以接近时，必要时可以使用双弯曲内镜。

治疗策略

我院食管 ESD 使用 DualKnife™，胃 ESD 使用 ITknife2™，因此，预计顺镜操作为主时用 DualKnife™，反转内镜操作为主时使用 ITknife2™ 更多一些（也有同时使用的情况）。

在这里介绍一下小病变和比较大的病变的治疗策略。

小病变

如图 4.9 **A**，如果在顺镜状态下可以观察到病变的全貌，可以和食管 ESD 一样在顺镜下操作（图 4.10）。但是，和食管病变相比，胃食管交界处的小病变需要更多的在向下镜角下的操作，另外吸出胃内空气很重要。

如果是如图 4.9 **B** 的情况，在反转内镜下更能观察到病变全貌时，以反转内镜下的操作为主更好。这时候要将食管侧彻底切开、修整好，使病变移向胃侧。使用 ITknife2™ 时，要像图 4.11 一样预切开左、右 2 个点后，先在顺镜下切开食管侧黏膜并修整黏膜下层，使病变移向胃侧后，再在反转内镜下切开、剥离，这样操作的效率高。

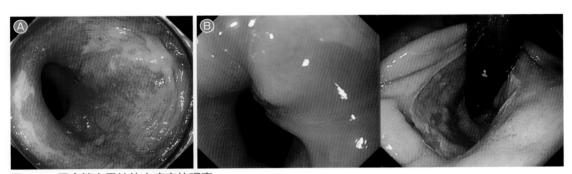

图 4.9　胃食管交界处的小病变的观察

A 顺镜下可以观察到病变的全貌。**B** 顺镜下难以观察到病变的全貌（左：顺镜观察；右：反转观察）。

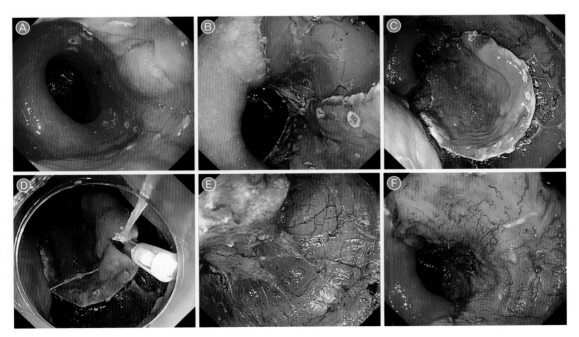

图 4.10　顺镜下切除病变

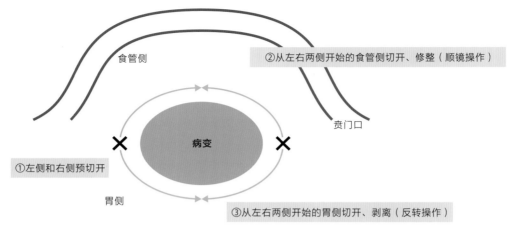

图 4.11　以反转操作为主的治疗策略模式图

比较大的病变

对于如图 4.12 所示的比较大的病变，无论顺镜还是反转都不能观察到病变全貌时，需要从顺镜及反转内镜两个方向治疗。

顺镜

反转内镜

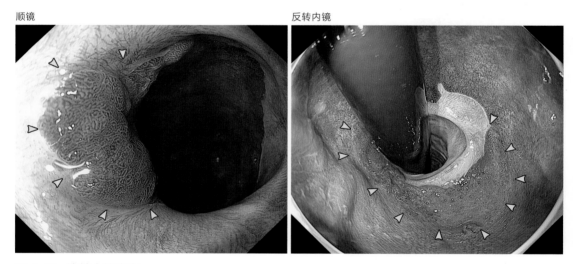

图 4.12　比较大的病变

具体策略为：①反转内镜下处理胃侧，再在顺镜下处理食管侧；②顺镜下处理食管侧，再在反转内镜下处理胃侧。这两种方法都是可以的，但是顺镜及反转操作都有各自需要注意之处。

在顺镜下剥离时的注意事项是从食管到胃的剥离层的角度会发生变化，将肌层放在 6 点方向剥离时，食管侧的肌层可能垂直于内镜方向，容易损伤肌层。而在胃侧，由于剥离角度的急剧变化，剥离层次容易变浅。

反转内镜操作的优点是受呼吸的影响减少，但是越靠近贲门，肌层就会越垂直于内镜，要注意避免损伤肌层。另外由于操作空间狭小，需要精细的内镜操作。

在这里给大家看 2 个录像。

视频 4.4

① 反转内镜处理胃侧→顺镜下处理食管侧（图 4.12，视频 4.4）

视频 4.4 中，由于病变周围存在 ESD 的瘢痕而使用了 DualKnife™。在反转操作下尽可能将胃侧切开、剥离，当反转操作变得困难时改成顺镜下操作，由此完成切开和剥离。

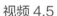

视频 4.5

② 顺镜下处理食管侧→反转内镜下处理胃侧（视频 4.5）

对视频 4.5 中的病例，在标记及进行食管侧的处理时使用 DualKnife™，使病变移向胃侧后，反转内镜，使用 ITknife2™ 进行胃侧的剥离，最后用带线组织夹牵引口侧后，在顺镜下完成剥离。

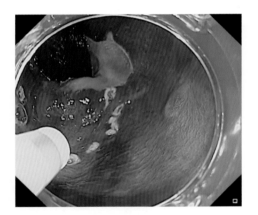

视频 4.4　反转内镜下的胃侧处理

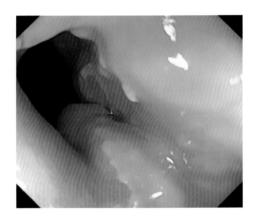

视频 4.5　顺镜下的食管侧处理

专家点评

胃食管交界处的病变用顺镜操作和反转操作都是可以的，在治疗前从两个方向做好观察是很重要的。无论从哪个方向进行操作，剥离过程中都会有肌层垂直于剥离刀的情况发生，需要谨慎处理。

（矢野友规）

胃底部

吉田将雄

引言

由于内镜难以接近胃底，解剖学特点决定内镜容易垂直于肌层，肌层薄而走行交错，因此进行胃底部的 ESD 操作时容易发生穿孔。胃底部被认为是 ESD 最难操作的部位。在治疗前，需要掌握充分的知识并做好面对困难的准备。

重点　　一定要在掌握了胃 ESD 的基本技术的基础上开始胃底部病变的治疗，医院要具备应对紧急情况的能力及设备。千万不要勉强开展治疗，可以考虑将相关病例转诊至其他更专业的医院进行治疗。

治疗前的准备及知识

患者采取左侧卧位，术者使用内镜（GIF-H290T 或者 GIF-Q260J）治疗。由于容易出现穿孔，多使用 ITknife nano™。如果感觉难以接近病变，应立即更换为双弯曲内镜（GIF-2TQ260M）。另外，由于胃底大弯侧受重力影响而容易淹没在水下，需要及时吸出水和血液。也可以不拘泥于左侧卧位而变换为右侧卧位或者从治疗开始就使患者采取右侧卧位。笔者个人感觉，右侧卧位下内镜接近病变的难度及可操作性和左侧卧位下的差别不大。

ESD 的顺序

标记后进行黏膜下层注射，反转内镜操作时要在**最远的部位**进行预切开（图 4.13）。由于容易穿孔，全周切开的深度要**稍微浅一些**，然后用 IT 刀在切开处的黏膜下层像画图一样进行黏膜下层的修整（图 4.14）。做好黏膜下层的修整会使剥离线更容易识别，最终可以缩短操作时间。胃底的 ESD 操作有很多困难，如果在顺镜下能够操作，就可以继续顺镜下的操作。

在充分的全周切开后，继续从肛侧剥离黏膜下层，剥离到有夹闭组织夹的空间后，用带线组织夹夹闭病变肛侧，向口侧（贲门侧）牵引。这时候在**离贲门最**

远的肛侧将组织夹闭合往往会获得良好的牵引效果（图4.15）。用手牵拉线更容易确保黏膜下层的视野（图4.16），避免视野不清造成内镜操作困难。另外，在穹隆部重力方向指向大弯侧，组织夹牵引可以避免由于病变覆盖而丧失视野的情况。治疗某些大的病变时，随着剥离的推进，第一次夹闭的组织夹和剥离下来的组织会卡在贲门处而失去牵引作用，这时可以适当追加带线组织夹以作牵引。

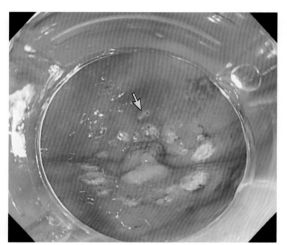

图 4.13 要在最远的部位预切开（⇨）

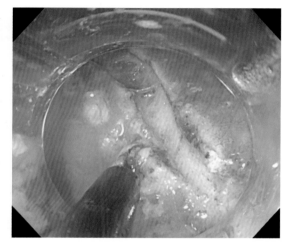

图 4.14 全周切开要切得浅一些，修整也要小心地进行

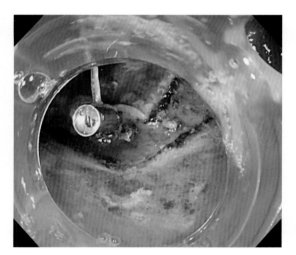

图 4.15 在离贲门最远的大弯处夹闭带线组织夹

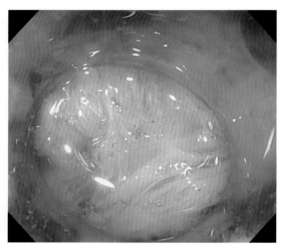

图 4.16 通过牵引获得良好的黏膜下层视野

专家点评

　　胃底部由于存在难以接近、垂直于视野、为重力的最低点等问题，成为胃 ESD 操作最困难的部位。可以通过选择合适的内镜、利用牵引法、采取右侧卧位等方法来治疗胃底部病变。预计需要长时间右侧卧位时，可以采取全身麻醉以免发生误吸；在容易出血时，为了控制出血，可以选择前端型刀并从近端开始治疗。

（小田一郎）

■ 参考文献

[1] 小野裕之：真似ると怪我するESD—ここが違うレジェンドの技術. 消化器内視鏡，28：1099-1104，2016

[2] 阿部清一郎，他：胃 ESD 治療困難例に対するさまざまな手技の工夫. 消化器内視鏡，30：455-462，2018

[3] Yoshida M, et al：Efficacy of endoscopic submucosal dissection with dental floss clip traction for gastric epithelial neoplasia：a pilot study（with video）. Surg Endosc, 30：3100-3106, 2016

[4] Suzuki S, et al：Usefulness of a traction method using dental floss and a hemoclip for gastric submucosal dissection：a propensity score matching analysis（with videos）. Gastrointest Endosc, 83：337-346, 2016

[5] Yoshida M, et al：Conventional versus traction-assisted endoscopic submucosal dissection for gastric neoplasms：a multicenter, randomized controlled trial（with video）. Gastrointest Endosc, 87：1231-1240, 2018

胃体上部大弯

牧口（江乡）茉衣

引言

　　由于胃体上部大弯受重力的影响容易出现储水、病变被水淹没、难以接近病变等问题，因此该部位 ESD 的操作难度很高。另外，从解剖学上看，由于该处血管和脂肪较多、出血会造成视野不清，胃体上部大弯也是止血困难的部位。本节将介绍对于治疗难度高的胃体上部大弯病变的治疗策略。

全身麻醉下更换为右侧卧位

　　在治疗前的内镜检查时需要事先确认病变部位的储水程度。如果采取基本的左侧卧位姿势时病变被完全淹没，则左侧卧位下的治疗是困难的，需要更换为右侧卧位（图 4.17）。更换为右侧卧位可以改变重力方向，获得良好的视野，而且可以从切线方向接近大弯侧。在右侧卧位下水会储留在小弯侧（图 4.18），胃内容物反流有可能造成吸入性肺炎，因此需要插入外套管或者实施全身麻醉下的 ESD。

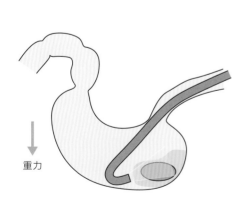

重力

图 4.17　左侧卧位时重力作用使病变淹没在水下

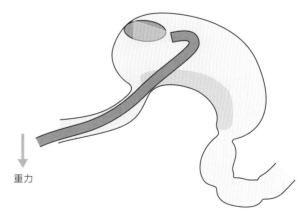

重力

图 4.18　更换为右侧卧位可以改变重力的作用方向

双弯曲内镜（参见第 2 章第 2 节）

由于胃体上部大弯侧的病变难以接近，可以选择双弯曲内镜（GIF-2TQ260M，奥林巴斯）。双弯曲内镜具有第 1 弯曲和第 2 弯曲，可以自由变换视野方向，对于治疗难以接近的病变是有帮助的。

牵引

有关胃 ESD 中使用带牙线的组织夹进行牵引的有效性的 CONNECT-G 研究的亚分析显示，胃 ESD 的牵引法对于在胃体上部、中部大弯的 ESD 操作是有帮助的。通过对口侧的牵引，可以获得黏膜下层的良好视野，从而安全而精准地实施 ESD。

胃体上部大弯 ESD 的各步骤的技巧（图 4.19）

标记

大弯的皱襞不容易标记，淹没在水下也会使标记看不清，要努力使标记更清楚。

局部注射、预切开

大弯由于脂肪多、黏膜厚，需要充分的黏膜下注射，开始的预切开一定要切断黏膜肌层。这时候如果切得过浅，其后进行黏膜切开和黏膜下层剥离时不能露出合适的剥离线，操作会变得困难。

黏膜切开、黏膜下层剥离（图 4.20）

对胃体上部大弯的病变要尽早完成全周切开，理由是需要用带线组织夹牵引。在全周切开后，为了确保有夹闭组织夹的空间，先剥离图像近端的黏膜下层。在近端夹闭组织夹后向贲门牵拉线，保证黏膜下层的视野。将 IT 刀平行于肌层移动以剥离黏膜下层。如果病变大，夹闭多个组织夹可以获得有效的牵引。

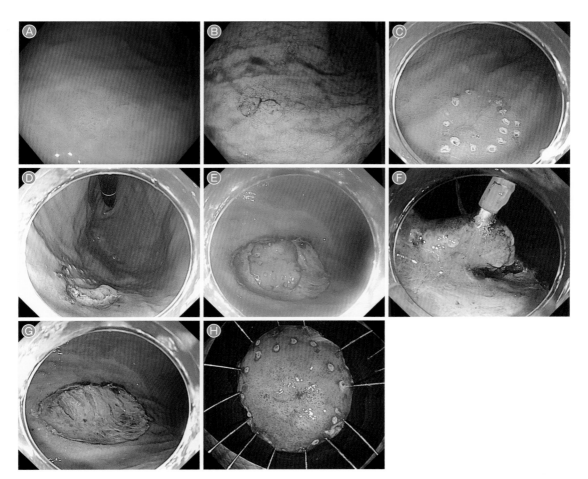

图 4.19　胃体上部大弯 ESD 的病例

Ⓐ 胃体上部大弯的早期胃癌：0-Ⅱc，UL0，T1a（M），tub1。

Ⓑ 靛胭脂染色下病变的边界更清晰。

Ⓒ 全周标记。

Ⓓ 反转内镜下从近端黏膜开始切开。

Ⓔ 完成全周切开。

Ⓕ 用带线组织夹牵引病变的贲门侧。

Ⓖ 完整切除病变，无并发症发生。

Ⓗ 切除后的标本。

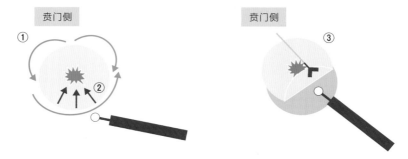

图 4.20　胃体上部大弯病变的治疗策略
①一尽早完成全周切开；②一剥离图像近端侧的黏膜下层；③一用带线组织夹夹闭近端侧。

专家点评

　　胃体上部大弯是治疗困难的部位之一，使用牵引法是有效的。临床上，既有适合口侧牵引、以顺镜剥离黏膜下层的情况，也有适合在肛侧牵引、反转内镜剥离的情况，需要事先确认用哪种方法更合适。胃体上部大弯常为萎缩较轻的厚的胃底腺黏膜，需要正确识别脂肪和纤维少的黏膜下层深层，并在相同的层次剥离。在刚开始牵引时，有时候黏膜下层不会露出太多，可以尽可能剥离组织夹正下方即使很少量的纤维，这样黏膜下层就会展开。过度牵引有可能牵拉肌层而造成穿孔，需要引起注意。

（上堂文也）

■ 参考文献

[1] 宮原貢一, 他：胃穹窿部と体上・中部大弯病変に対するESDにおける右側臥位の有用性. Gastroenterol Endosc, 53：1482-1483, 2011

[2] Yoshida M, et al：Conventional versus traction-assisted endoscopic submucosal dissection for gastric neoplasms：a multicenter, randomized controlled trial（with video）. Gastrointest Endosc, 87：1231-1240, 2018

胃体下部大弯

高岛健司

引言

针对胃体下部大弯病变（图 4.21）实施的 ESD，如果在顺镜下操作，内镜会受呼吸的影响而不稳定，而且刀会垂直于切除面。反转内镜操作可以从切线位接近病变，但是内镜的操作性差。本节介绍针对胃体下部大弯病变的 ESD 策略。

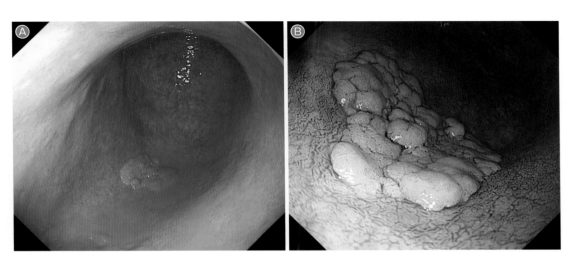

图 4.21　胃体下部大弯病变

Ⓐ 普通内镜图像。Ⓑ 靛胭脂染色图像。

标记、注射

一边用 NBI 放大内镜观察、确认病变范围，一边在反转内镜下标记及注射。注射液是用生理盐水（100 ml 生理盐水 + 2 ml 0.3% 靛胭脂 + 0.2 mg 肾上腺素）和透明质酸钠溶液 1 : 1 混合制成，可以使黏膜下层充分隆起。如果在顺镜下操作，由于会受呼吸的影响，要配合呼吸节律进行注射。

黏膜切开，修整

　　使用 ITknife2™ 在反转操作下进行黏膜的切开、修整。在反转内镜下用力推入内镜就可以到达胃体下部大弯侧。胃体下部大弯病变的反转操作需要用力推进内镜，内镜会结襻扭曲，需要确保内镜稳定。

　　首先在病变口侧使用 NeedleKnife 预切开，从口侧向大弯侧进行黏膜切开。由于胃体大弯的黏膜下层有丰富的血管和脂肪，切开时要在黏膜肌层下方钩住刀刃进行浅切开。黏膜下层的修整可以在切开黏膜层的过程中或者黏膜切开完成后进行，要一边注意血管的走行一边用刀头根部的刀刃划过切开边缘，进入靠近肌层的血管稀疏的黏膜下层。对胃体大弯病变，**修整到靠近肌层的理想的层次**是非常重要的。在大弯侧的操作结束后，也要对对侧进行同样的处理，从而完成全周切开并随时追加修整。当反转内镜操作困难时，也可以在顺镜下进行黏膜切开及修整。

黏膜下层的剥离

　　黏膜下层的剥离原则上应在**反转操作下**进行。在病变肛侧做成黏膜瓣后夹闭带线组织夹并牵引病变，可以获得良好的牵引效果。局部注射要在黏膜下层深层血管稀疏的区域进行，这样常可以获得良好的隆起。进行黏膜下层剥离时，要用 ITknife2™ 的刀头根部的刀刃钩住黏膜下层的边缘，将绝缘体的刀头轻触或贴近肌层，然后就像在肌层上方滑行一样（沿着胃壁弧度）进行剥离。

视频 4.6

　　剥离时，如果在能透见刀绝缘头根部的刀刃的状态下剥离，就可以识别出随时出现的血管穿通支，一边处理血管一边剥离。另外，刀头根部的刀刃有可能损伤肌层，需要注意**避免刀刃朝向肌层剥离**（视频 4.6）。

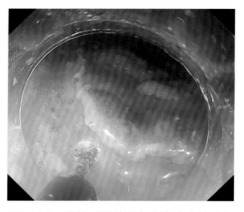

视频 4.6　顺镜下胃体下部大弯病变的剥离

Q 开始的时候很难做成黏膜瓣，如何能做得更好？

A 黏膜切开要切到接近肌层的深度

　　胃体大弯病变的黏膜瓣不好做成时，可能是在最初阶段没有将黏膜切开及修整做到靠近肌层的理想层次。这种情况往往是由于黏膜肌层下方的脂肪和血管残留，没有形成进入黏膜下层的空间，因此到达靠近肌层的剥离深度很重要。如果修整到位，在夹闭组织夹后很容易牵引，然后对准靠近肌层的层面行局部注射就可以获得良好的隆起效果，使黏膜瓣的制作变得容易。

专家点评

　　进行该部位的 ESD 操作时，由于在顺镜下的操作难以使内镜稳定，原则上应反转内镜操作。但是全周切开后，在反转内镜开始剥离肛侧前，顺镜下稍微剥离口侧黏膜下层会使后续的操作更轻松。同样，当反转操作出现困难时，可以在顺镜下观察口侧状况，也可以从口侧展开剥离，这样做有时候会有效。

（滝沢耕平）

3 在不同部位及状态下的胃部 ESD 操作

胃角小弯

砂川弘宪

接近胃角小弯的病变

对于胃角小弯的病变，为了和病变保持合适的距离、获得良好的视野，调整空气量很重要，尤其是治疗前壁侧的病变时，常常会因难以接近而陷入困境。

首先要尝试吸出胃内空气，吸气后仍难以接近病变时，可以尝试压迫腹部以及变换体位。压迫腹部主要是通过按压内镜支点（大弯侧）来压住内镜前端，这样有可能接近病变。还可以更换为双弯曲内镜（GIF-2TQ260M，奥林巴斯），通过使用第 2 弯曲接近病变。尤其是对于伴有瘢痕的病变，需要进行近距离的精细操作，有必要准备双弯曲内镜。另外，治疗胃角的病变时主要是以反转内镜操作为主，在推进内镜和反转状态下适度吸出空气并稍微拔出内镜或者在略微俯视状态下操作，以在最佳的内镜视野下进行治疗（图 4.22）。下面介绍一下要点。

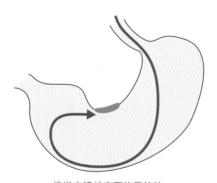

推进内镜状态下的反转位　　　　　俯视下的反转位

图 4.22　接近胃角小弯的病变

标记，注射

我院主要使用 NBI 放大内镜观察来确定病变边界，并用前端型刀标记（图 4.23）。注射液是透明质酸钠溶液（MucoUp®，波士顿科学，日本）与生理盐水 1∶1 混合，加入少量靛胭脂和肾上腺素。标记时，如果事先掌握病变的可接近状态，则有助于内镜的选择。

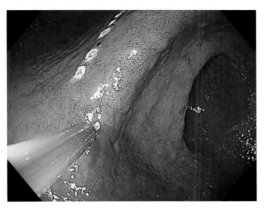

图 4.23　标记

预切开，全周切开

　　我院的常规做法是用针状刀切开病变口侧后，用 ITknife2™ 做全周切开（图 4.24）。

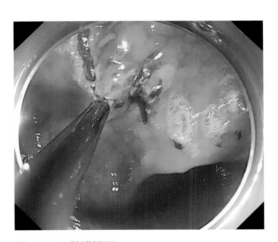

图 4.24　黏膜切开

　　黏膜切开从难以接近的**前壁侧**开始，接近困难时，首先要充分吸出胃内的空气来尝试接近。通过吸气接近病变后，由于黏膜松弛、打弯，难以用 ITknife2™ 给予黏膜侧合适的张力，有时候不易进行黏膜切开。这时候，可以在黏膜打弯的部位追加注射以形成充分的隆起，减轻黏膜打弯的情况，然后在此基础上完成黏膜切开。

　　对于病变肛侧小弯前壁的病变，推进内镜有可能造成内镜远离病变，可以在病变肛侧追加预切开，在内镜略微俯视的视野下，一边退内镜一边从肛侧向口侧拉着切开黏膜。

修整，黏膜下层剥离（图4.25）

修整是从难以接近的部位开始。使用ITknife2™时，用刀刃钩住左右两侧（边缘）进行剥离，因此要修整到靠近肌层的合适层次。尤其是口侧的修整会成为后续剥离黏膜下层时确认边缘难易度的关键。另外，适当地结合顺镜下的操作也很重要。我院的常规做法是在修整后，在肛侧夹闭带线组织夹后，一边牵引一边剥离黏膜下层。使用带线组织夹可以确保良好的视野，使黏膜下层具有一定的张力，完成高效率的剥离。选择在病变**肛侧最远端**或者**略偏后壁**处夹闭组织夹，这样就可以朝向贲门呈直线牵拉，从而获得良好的牵引效果。

另外，胃角正对着镜头，因此在局部注射和剥离时，要确认肌层的方向并谨慎处理。要经常确认后壁侧的剥离边缘以及靠近肌层的剥离线，在合适的深度剥离（视频4.7）。

视频4.7

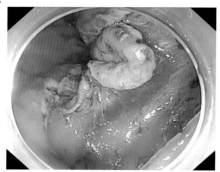

图4.25　黏膜下层剥离

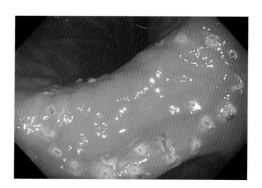

视频4.7　胃角小弯35mm大小的0-Ⅱa病变

专家点评

有时候，胃角小弯侧病变的ESD会由于难以接近病变而陷入困境。吸气、压迫腹部、变换体位等是应该尝试的策略。如果依然难以接近，勉强操作会带来止血困难、穿孔、切入病变侧等问题。在治疗前的评估时如果预估到病变难以接近，可以直接使用双弯曲内镜或者预备双弯曲内镜，如果没有双弯曲内镜，可以采用球囊（airsis®，株式会社TOP）以及碎石导管等以帮助创造第2弯曲。

（上堂文也）

■ 参考文献

[1] Yamamoto K, et al: A novel handmade "multi-bending endoscope system" for endoscopic submucosal dissection of difficult-to-approach superficial gastric neoplasms. Endoscopy, 51: E83-E84, 2019

幽门前区、胃窦部

牧口（江乡）茉衣

引言

由于幽门前区和胃窦部视野稳定、出血少，ESD 操作比较容易，是比较适合初学者操作的部位。但是，对于累及幽门管的病变以及延伸到十二指肠的病变，胃窦小弯侧的 ESD 操作的难度会略有提高，如果治疗策略选择不当会陷入困境，需要掌握要点。

幽门前区 ESD 操作的基本顺序

策略

对于幽门前区的病变，首先要判断是否累及幽门管和十二指肠。如果累及幽门管和十二指肠，原则上不应该从病变的口侧，而是从肛侧进行处理，这是要点（视频 4.8）。如果从口侧开始处理，病变会逐渐偏移到肛侧，导致难以看清肛侧。

标记

原则上是在稍微离开病变处标记，但是在幽门前区，尤其是对累及幽门管的病变，切除范围较大会使幽门口狭窄的发生风险增加，因此要在**尽量靠近病变处标记**（图 4.26 **C D**）。

局部注射，预切开

先在**肛侧局部注射并预切开**。如果在口侧注射过多，肛侧的标记会偏移到十二指肠侧而被掩盖。因此，需要通过注射让标记向胃侧偏移；应缓慢注射，这是一个要点。由于幽门管狭小，操作空间小，有时 IT 刀的移动受限，如果需要，可以更换为前端型刀进行剥离。

黏膜切开，黏膜下层剥离

如果病变没有延伸到十二指肠，首先要在肛侧的终点确切地进行黏膜切开。如果不在开始时就把终点做好，病变会不断地偏移到肛侧，其后的黏膜切开会变得困难。

视频 4.8

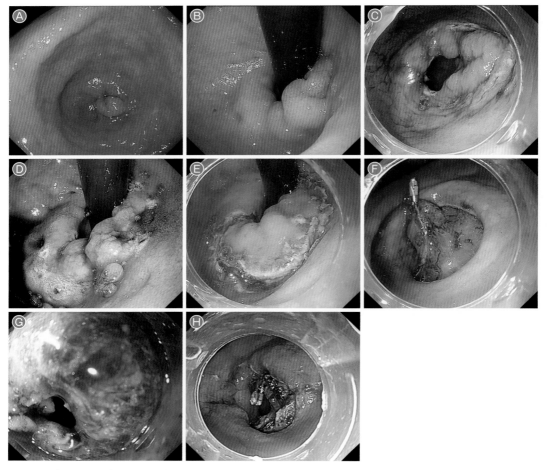

图 4.26（视频 4.8）　幽门管及十二指肠球部受累病例的 ESD

Ⓐ 幽门部后壁的早期胃癌 [0-Ⅱa，UL0，T1a（M），20 mm，tub1]。
Ⓑ GIF-H290 内镜在十二指肠球内反转。
Ⓒ 胃侧标记。
Ⓓ 十二指肠侧标记。
Ⓔ 先做十二指肠侧的黏膜切开及黏膜下层剥离。
Ⓕ 切开口侧黏膜，完成全周剥离后，用带线组织夹夹闭口侧后牵引。
Ⓖ 通过牵引，使原来不容易识别的幽门部黏膜下层看得清楚。
Ⓗ 整块切除病变，完成 ESD，未发生并发症。

　　如果病变延伸到十二指肠，先做十二指肠黏膜的切开及黏膜下层的剥离
（图 4.26 Ⓔ）。完成一定程度的剥离后再把胃侧黏膜切开，尽快完成全周切开。
先做好全周切开的目的是防止在后边的操作过程中切开线不清楚。完成全周切开
后，先在口侧完成部分黏膜下层的剥离，然后在口侧用带线组织夹牵引，黏膜下
层会看得更清楚（图 4.26 ⒻⒼ）。由于幽门管处操作空间狭小，通过牵引可避
免切入黏膜。

　　另外，幽门管容易受蠕动的影响，可以适当地使用解痉药。

胃窦部的基本顺序（图 4.27）

策略

　　胃窦部病变的 ESD 的手术技术对于初学者是比较容易的，但是小弯处还是需要稍加注意。其理由包括：①需要推进内镜才能接近病变；②由于位于正面，不好从切线位靠近，刀会直对肌层；③由于重力的影响，小弯处容易储水。因

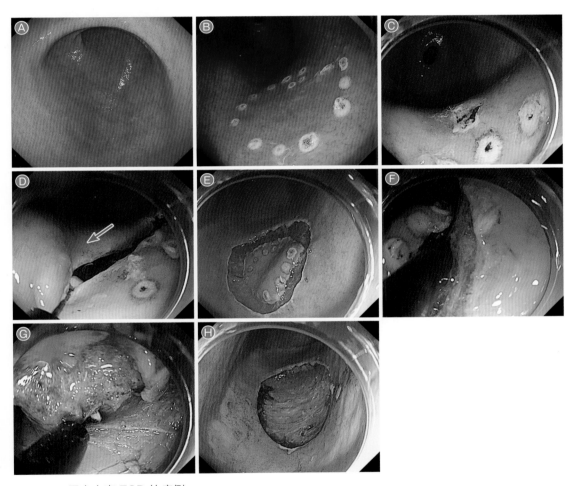

图 4.27　**胃窦大弯 ESD 的病例**

Ⓐ 胃窦大弯处的早期胃癌：0-Ⅱc，UL0，T1a（M），5 mm，sig。

Ⓑ 全周标记。

Ⓒ 用针状刀预切开病变肛侧。

Ⓓ 用 IT 刀向口侧（➔）牵拉切开。

Ⓔ 完成全周切开。

Ⓕ 平行于肌层移动 ITknife，以 V 字形剥离黏膜下层。

Ⓖ 剥离口侧 V 字形的尖部。

Ⓗ 完成病变的整块切除，没有发生并发症。

此，小弯和小弯以外的病变的治疗策略有所不同。对小弯以外的病变，从肛侧黏膜切开，向口侧进行全周黏膜切开后，**从口侧开始黏膜下层剥离**。

对于小弯处的病变，根据病变是**接近幽门还是胃角**，策略也有所不同。靠近**幽门的病变**，如果注射等操作使病变隐藏在幽门管会使操作变难，因此要先从肛侧黏膜切开，然后切开口侧黏膜并完成全周切开，再从病变肛侧剥离黏膜下层。如果病变靠近胃角，要先从口侧黏膜切开，理由是接近胃角的病变需要反转操作，另外预先处理好容易储水的口侧，会使后边的操作变得简单。

标记

采用普通观察、色素内镜观察、NBI 放大内镜观察等进行病变范围的诊断，并在周围标记（图 4.27 **B**）。

局部注射，预切开

充分注射后预切开。如果最初的预切开过浅，后续操作时黏膜下层剥离线会不清楚，因此一定要将黏膜肌层切开（图 4.27 **C**）。

对于胃窦小弯的病变，预切开不是在小弯正面，而是在略微靠后壁侧。若在小弯做预切开，在后续黏膜切开时容易使 IT 刀垂直立起，因此要在略微靠后壁侧预切开，就可以在切线方向移动刀。

如果病变靠近幽门管，对于小病变可以在肛侧预切开一个部位，如果病变比较大，可以在口侧和肛侧各预切开 1 处，后续的切开会更容易。

黏膜切开，黏膜下层剥离

胃窦部由于容易注射，视野也稳定，可以在充分注射后完成黏膜切开（图 4.27 **D E**）。其后从口侧开始剥离黏膜下层。在胃窦，剥离的病变会自然偏移到肛侧，容易钻入黏膜下层（图 4.27 **F** ~ **H**）。如果钻入黏膜下层不充分，可以将前端帽安装得长一些。

狭窄和蠕动减弱（图 4.28）

在幽门管，切除后的溃疡占据环周比例大时，有可能造成 ESD 术后狭窄（stenosis）。为了预防狭窄，有报道在 ESD 术后在溃疡底注射激素、术后 1 ~ 2 周实施预防性球囊扩张术，但是效果有待进一步讨论。

出现狭窄的症状时，需要进行球囊扩张。在高龄患者中，幽门管及胃窦的 ESD 术后即使狭窄范围并不广泛，也会出现胃排空停止、食物在胃内潴留等蠕动减弱（stasis）的表现。在这种情况下有时进行球囊扩张是有效的，如果无效，个别患者还需要进行外科旁路手术。

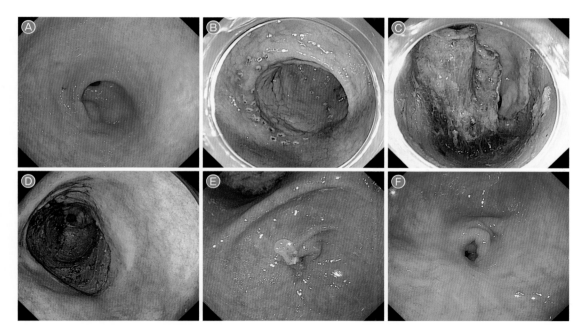

图 4.28 ESD 术后幽门管狭窄的病例

Ⓐ 胃窦前壁及大弯的早期胃癌：0-Ⅱa，UL0，T1a（M），45 mm，tub1。
Ⓑ 进行全周标记。
Ⓒ 完成全周切开后，从口侧向肛侧剥离黏膜下层。
Ⓓ 切除后可见约 3/4 周的黏膜缺损。
Ⓔ ESD 术后 2 个月后，幽门管狭窄，胃内大量食物残留。
Ⓕ 狭窄解除后。针对狭窄进行了 20 次的扩张，7 个月后狭窄解除。

Q1 想知道球内反转的技巧

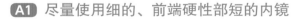

A1 尽量使用细的、前端硬性部短的内镜

当胃癌浸润到十二指肠时，在球内反转可以清楚地观察到十二指肠球部的浸润情况。但是，由于球部的管腔空间狭小、溃疡瘢痕变形等原因，需要谨慎判断是否可以反转。在球内反转时，尽量使用细的、前端硬性部短的内镜（GIF-Q260/GIF-H290，奥林巴斯），反转动作和在直肠内反转一样，应沿着管壁反转。治疗时，如果安装前端帽后反转困难，可以卸下前端帽。

Q2 对于幽门附近及胃窦部的病变实施大范围 ESD 有可能造成蠕动功能低下时，依然要做可以保留胃的 ESD 吗？

A2 一般还是会选择 ESD

对于幽门附近及胃窦部的病变实施大范围 ESD 后，有时候会出现蠕动功能低下，在我院，大多是病变长径大于 50 mm 以及切除后溃疡占据 3/4 周以上的病变在 ESD 术后出现了蠕动功能低下。病变大和病变占据环周比例高是发生蠕动功能低下的高危因素。因此对于术后狭窄造成蠕动功能低下风险较高的病变，有必要告知患者手术也是该类病变的治疗方式之一。在做 ESD 时，一般的 ESD 是在稍微离开标记处切开黏膜，而对于有术后狭窄导致蠕动功能低下风险的病变，要在标记上切开黏膜，注意尽量不切除不必要切的部分。

发生狭窄后要对狭窄处做球囊扩张术。狭窄引起的蠕动功能低下造成经口进食困难时，可以留置双腔营养管，经胃减压并经十二指肠给予营养，可以使有的患者的胃蠕动得到改善。但是，也有一些患者的病程长，为了患者的生活质量而不得不选择旁路手术。从指南上看，符合 ESD 适应证的病变，即使病变范围大，ESD 仍然是第一选择；但是，术前要向患者充分说明发生狭窄的可能性以及狭窄可能引起蠕动功能低下。

专家点评

- 对于累及幽门管和十二指肠的病变，治疗策略错误就会造成很大的麻烦。在完成全周切开之前要做好病变肛侧的处理，将病变转变成仅仅局限在胃窦的病变就是成功的操作。在处理肛侧时，如果能在球部内反转就会比较简单，若不能反转而只是顺镜下处置则难度会大幅度增加。因此，要在术前检查时确认能否完成反转内镜的操作。
- 在胃窦做大范围 ESD 术后，即使没有出现重度狭窄，患者也会出现蠕动功能低下。胃内残留的大量食物还会刺激并造成 ESD 溃疡愈合延迟。在这种情况下，要让患者住院、禁食，并做经鼻胃肠减压。通常在大约 6 个月后蠕动功能会得到改善，但是高龄患者有可能出现营养不良及维生素 B_{12} 缺乏，需要引起注意。

（滝沢耕平）

■ 参考文献

[1] Coda S, et al: Risk factors for cardiac and pyloric stenosis after endoscopic submucosal dissection, and efficacy of endoscopic balloon dilation treatment. Endoscopy, 41: 421-426, 2009

伴有溃疡瘢痕及重度纤维化的病例

籔内洋平

引言

  伴有溃疡的早期胃癌也成为 ESD 的绝对适应证，因此在日常临床工作中也需要处理这些病变。但是，伴有溃疡和黏膜下层纤维化的病变被认为是治疗时间延长和分片及不完全切除的相关因素，是治疗技术难度高的病变。伴有溃疡瘢痕以及重度纤维化的病变剥离困难的原因是难以识别剥离层次。

  本节给大家介绍针对伴有溃疡瘢痕及重度纤维化的病变的 ESD 需要关注哪些要点。

标记，局部注射，黏膜切开，修整

  原则上，在预测病变有重度纤维化时，标记时要确保病变边缘有**不伴纤维化的部分**。此时，局部注射、黏膜切开、修整按照平时一样做即可。需要注意的是，为了识别合适的剥离线，一定要修整到靠近固有肌层的深度，这样就可以在全周都能识别黏膜下层和固有肌层的界线（图 4.29）。

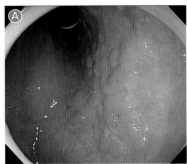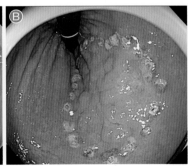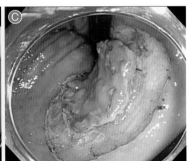

图 4.29 修整到接近固有肌层的层次

Ⓐ 胃体中部小弯的扁平隆起，中央可见皱襞集中。
Ⓑ 病变周围未见纤维化表现，常规标记。
Ⓒ 修整到可以透见固有肌层的程度。

为了避开纤维化部分进行标记，有时候标记的范围可能比病变大很多，也可以直接在瘢痕上标记。这种情况下可以先在没有纤维化的部分开始黏膜切开及修整，接着在已经修整好的部分钩住有纤维化的部分继续黏膜切开。在纤维化部分操作无论如何都会使切开线变浅，因此在全周切开后观察黏膜张开的程度，然后修整使切开部分黏膜张开到一定程度（图 4.30）。如果不这样做，在纤维化部位就不能识别出剥离线的边缘，会逐渐陷入更加难以操作的地步。

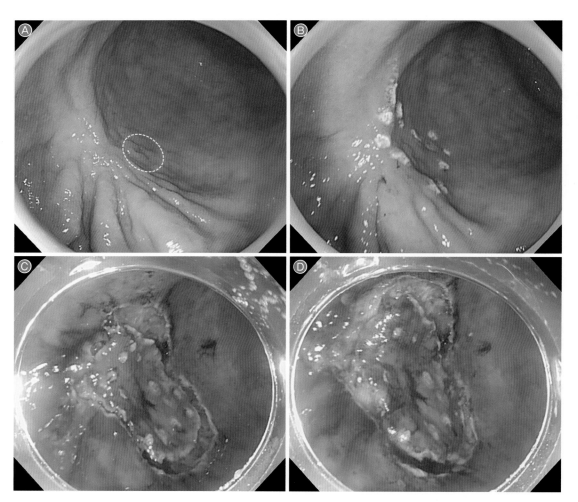

图 4.30　瘢痕部位的修整

Ⓐ ESD 术后瘢痕的肛侧可见小的凹陷性病变（○）。

Ⓑ 在口侧瘢痕部位标记。

Ⓒ 环周切开后，口侧瘢痕处切开部分没有很好地张开。

Ⓓ 追加修整后，口侧瘢痕处也和肛侧一样张开。

剥离

这一步骤是纤维化病例的操作重点，下面就是其精髓。

① 在没有纤维化的部分确认合适的剥离线（靠近固有肌层的黏膜下层）

先在没有纤维化的部分进行剥离。如果没有纤维化，局部注射液能够注射到黏膜下层，可以识别黏膜下层与固有肌层的界线，就可以沿着这条线剥离。这时候重要的是要识别靠近固有肌层的层面。如果剥离有纤维化的部分时起始线的层次浅，其后就会使剥离层次过浅而容易切入病变的黏膜侧。

② 根据纤维化部分两侧的剥离线想象纤维化部分的剥离线。伴有广泛纤维化时，要从稍远距离俯视来确认剥离线（图 4.31）

重度纤维化区域整体会变为白色，只观察纤维化部分不能分出黏膜下层和固有肌层的界线。因此要通过识别其周围正确的剥离线来想象纤维化部分的剥离线（视频 4.9）。当纤维化范围较广时，近距离观察不能明确剥离线，需要稍微离远一些在俯瞰下推测剥离线。

视频 4.9

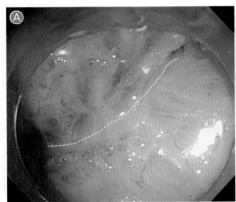
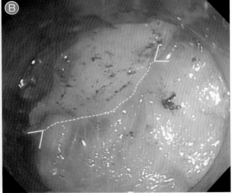

图 4.31 **想象剥离线**

Ⓐ 纤维化轻的部位可以注入注射液，由此能够识别固有肌层上方的剥离线（————）。

Ⓑ 对于重度纤维化的部位，要识别其两侧正确的剥离线，想象纤维化部位的剥离线（————）。

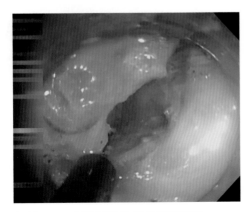

视频 4.9 **判断纤维化部分的剥离线**

③ 剥离时，要稍微斜着刀剥离（图 4.32）

由于纤维化部分较硬，刀会被弹开而造成剥离线变浅；另外由于心理作用，在剥离线不清时术者往往会向浅层剥离。但是，ESD 最大的优势是整块切除带来的对根治度的评价，因此要避免由于剥离线变浅而切入黏膜侧，造成标本破损的情况发生。ESD 的鼻祖小野医生也有句名言："与其往上走不如往下走。"做到这一点是需要心理建设的，但是在开始剥离的时候一定不要比假想的剥离线浅，刀要像瞄准稍微斜下方一样推进（当然不能过度）。

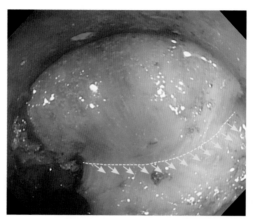

图 4.32　朝着剥离线稍微斜下方动刀

④ 每切一刀都不要贪多，在合适的俯瞰视野下确认切除线

视频 4.10

在剥离纤维化部分时，多是在近距离的视野下进行的。当纤维化范围小，能够识别剥离的起始线及终点线时，可以按照原来的刀法切除。如果纤维化范围广，有时候在近距离视野下会迷失前进的方向，因此剥离到能确认剥离线后，在俯瞰的视野下再次确认剥离线。这样做，即使万一切入黏膜侧或者切深了，可以在伤口较小的阶段修正假想的剥离线（视频 4.10）。

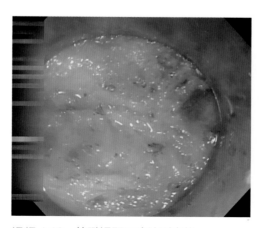

视频 4.10　俯瞰视野下确认剥离线

⑤ **牵引过度会使肌层抬举，需要注意（图 4.33）**

对于处于重力侧的病变，为了识别黏膜下层，牵引是有帮助的。对于伴有纤维化的病例，牵引可以使剥离层更容易识别。但是也有需要注意的地方，如果牵引过度，肌层也会被同时牵引，剥离线会变成"山"字形（倒 V 形），在这种状态下横向剥离就会造成穿孔。越是到剥离的最后阶段，肌层越容易被牵引，需要引起注意。

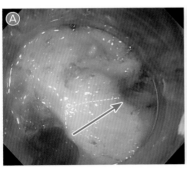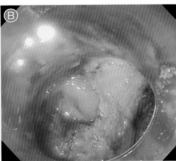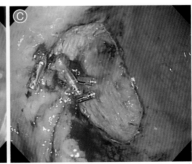

图 4.33　牵引部位的剥离

Ⓐ 牵引造成肌层抬举（——），但是还是做了横向剥离。
Ⓑ 该部位出现穿孔。
Ⓒ 将大网膜拖进穿孔处，用组织夹闭合穿孔。

Q1 **有的病变在内镜下判断存在溃疡瘢痕，但是实际上并不伴有纤维化。这种情况事先能预测到吗？**

A1 内镜下的溃疡瘢痕和组织学上的溃疡瘢痕有时候不一致，尤其是在胃的下部更多见

无论是对浸润深度还是对是否伴有溃疡瘢痕，基于内镜表现的判断仅仅是预测，不一定准确。实际上内镜下判断伴有溃疡瘢痕的诊断失误并不少见，有报道称内镜下判断伴有溃疡瘢痕的病变经病理诊断无溃疡瘢痕的比例为 38.7%，尤其是在胃的下部容易过度评价病变。而内镜下判断无溃疡瘢痕经病理诊断存在溃疡瘢痕的比例为 5.5%。

Q2 **当病变存在浸润较深以及不能判断纤维化是否为癌所致的情况时，为了获得断端阴性，应该在哪种深度下剥离？**

A2 在理解胃肌层解剖的基础上，如果有可能，可以考虑选择性肌层剥离术（仅限于熟练者）

近年来，由于社会的高龄化，即使是黏膜下层浸润癌，有时候也会将其作为

相对适应证而选择内镜治疗。黏膜下层浸润癌的 ESD 有时候会出现垂直断端阳性，对于这些病变，目前有做内镜下选择性肌层剥离术的报道。

胃的固有肌层从内向外依次为内斜肌、环行肌以及外纵肌三层，但是并不是胃的全部区域都有这三层结构，有必要充分理解肌层在胃内的分布情况。因此，这一操作仅限于由具备如何进行选择性剥离术以避免穿孔的相关知识以及能够选择性剥离某一个肌层的技术熟练的医生来进行。

Q3 对于纤维化病例，需要改变高频电装置的参数设定吗？另外，该如何选择刀？

A3 可以调整输出模式而不是微调高频电装置的详细参数，如果仍剥离困难，可以更换为前端型刀

在静冈县立静冈癌症中心，胃的 ESD 使用 ITknife2™ 和 VIO®3，VIO®3 的仪器设定如下：预切开为 Dry Cut，Effect 4.1；黏膜切开为 Endo Cut I，Effect 2，Duration 4，Interval 1；黏膜下层剥离为 Swift Coag，Effect 7.1。当然具体也要根据医院和术者的个人喜好，并没有绝对正确的设定。剥离中最重要的是保持良好的视野，把刀放在最佳的位置，以适当的张力和合适的方向剥离，而不是去细微调整高频电装置的设定值。因此，对于伴有纤维化的病例，笔者不会去微调各模式的设定值，而是通过前文所述的模式切换来应对。一般来说，切开功能按照 Swift Coag → Endo Cut I → Dry Cut 的顺序逐渐增强（相应的止血能力逐渐下降），因此可以按照这个顺序变更模式。切不动时一直剥离下去只会使组织碳化，更难以剥离。因此，在感觉到剥离困难的时候要迅速更换高频电装置的模式。如果更换后依然出现剥离困难的情况，可以更换为前端型刀（针状刀、DualKnife™、FlushKnife® 等）。对这样的病变剥离的难度相当大，一般使用 Endo Cut 或 Dry Cut 的模式。由于前端型刀的电流密度大、切开能力强，因此如果按照 IT 刀的切开要领去切，切开程度会比想象的大，因此要稍微慢一些切。

另外，由于纤维化造成病变切开后不能展开，IT 刀的前端刀头不能很好地进入剥离空间时，可以使用前端型刀。前端型刀的优点是以点而不是以线剥离，因此对于因纤维化而粘连的部分（近端凸起），可以用刀头接触纤维后通过放电一点点地完成剥离。

Q4 对于残胃以及管状胃的吻合钉，该如何处理？

A4 如果剥离时不能避开吻合钉，可以将前端型刀的刀头顶在吻合钉上，用切开模式取下吻合钉

对残胃和管状胃进行 ESD 时，会遇到剥离线正好在缝合线上的情况。IT 刀剥离缝合线有时候是困难的，这是由于刀和吻合钉接触会使电流流向吻合钉。能

避开吻合钉是最好的，但是有时候难以避开，需要去除吻合钉。钝性去除的方法之一是将前端型刀的刀头贴在吻合钉上，踩一下切开模式的脚踏板，就可以很轻松地去除吻合钉。如果能去除几个吻合钉，就能打开视野，使视野很清晰，有利于发现能避开吻合钉的清晰的切开线（图4.34，视频4.11）。

视频4.11

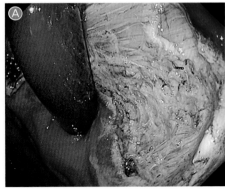
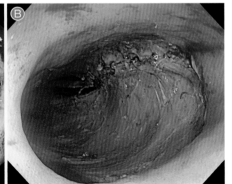

图4.34（视频4.11）有吻合钉的病例
Ⓐ 残胃的缝合线。
Ⓑ 管状胃的缝合线。

　　说句题外话，残胃和管状胃的 ESD 标本有时候会有吻合钉残留，在制作病理切片取材时会造成取材刀片断裂。因此，切除后要检查标本，包括标本的背侧，确认是否有吻合钉残留。

专家点评

伴有重度纤维化的病变是胃的病变中实施 ESD 难度最高的。在严重的纤维化部分，识别剥离深度的深浅并判断剥离深度是否合适等都很困难。因此要先在没有纤维化的部分完成黏膜切开及黏膜下层剥离，剥离到合适的深度；然后再剥离纤维化部分，根据两侧不伴纤维化部分的剥离深度预想合适的剥离线后谨慎地剥离纤维化部分。

（小田一郎）

■ 参考文献

[1] Suzuki H, et al：Short-term outcomes of multicenter prospective cohort study of gastric endoscopic resection：'Real-world evidence' in Japan. Dig Endosc, 31：30-39, 2019
[2] Kim JH, et al：Risk factors associated with difficult gastric endoscopic submucosal dissection：predicting difficult ESD. Surg Endosc, 31：1617-1626, 2017
[3] Yabuuchi Y, et al：Discrepancy between endoscopic and pathological ulcerative findings in clinical intramucosal early gastric cancer. Gastric Cancer, 24：691-700, 2021
[4] Yabuuchi Y, et al：Endoscopic selective muscular dissection for clinical submucosal invasive early gastric cancer. Dig Endosc, 32：e24-e25, 2020

4 临床路径

矢野友规

　　由于胃的 ESD 具有迟发性出血的风险，很多医院是将患者收入院后实施 ESD，因此，各家医院都有各自的临床路径。由于 ESD 属于微创手术，治疗经过也稳定，需要脱离临床路径的患者应该很少。

　　本节内容根据日本静冈癌症中心、日本国立癌症研究中心中央病院、日本国立癌症研究中心东病院、日本大阪国际癌症中心 4 家医院的胃 ESD 临床路径（参见**附录**）编写而成。主要项目的异同如下。

入院日期

　　分为治疗前一日和治疗当日入院两种情况，也有两者都可以的医院。现在（2022 年 4 月）由于要做新冠病毒检测的医院较多，多为治疗前一日入院。

饮食和饮水

　　多数医院是治疗当日到第二日禁食 2 天，治疗 2 天后开始进食 5 分粥。在静冈癌症中心从第 4 天开始恢复常规饮食，在大阪国际癌症中心和国立癌症研究中心中央病院从第 5 天开始恢复常规饮食，而国立癌症研究中心东病院是要求术后 1 个月进食相当于全粥的主食。有关饮水，从手术当天可以服药时饮水后，禁水到第 2 天确认不出血后。

检查

　　在临床路径中，只有静冈癌症中心明确规定 ESD 次日进行内镜检查、采血化验、胸腹部 X 线检查，而大阪国际癌症中心和国立癌症研究中心中央病院只有采血检查。

　　在术后第二天的采血中，即使完全没有症状，也有患者的 C 反应蛋白（C-reactive protein，CRP）等炎症指标上升。Kato 等进行了关于胃 ESD 术后次日出现低热及 CRP 水平升高是否由菌血症所致的试验研究。研究发现胃 ESD 术后次日有 30% 的患者出现 CRP 水平升高，仅有 2% 的患者在 ESD 术后及次日出现血培养阳性，建议在 ESD 之前不需要预防性使用抗生素。CRP 水平升高的原因推测是与 ESD 术中的误吸、ESD 的局部炎症累及全身等有关，大多数没有找到具体原因。CRP 水平升高和低热大多能迅速改善，不需要立即进行详细检查。如果 CRP 水平有明显异常或者持续异常，应该考虑进行胸腹部 CT 等详细检查。

住院时间

现在疾病诊断治疗组合（Diagnosis Procedure Combination，DPC）中"胃恶性肿瘤手术以及内镜下胃、十二指肠息肉、黏膜切除术"的住院时间为 5 ~ 8 天，因此各医院的临床路径也是按照这一标准。延长住院时间不是由医院决定的，而是由主管医生根据出血和穿孔等需要长期治疗的情况综合判断。

专家点评

临床路径的优点是患者可以了解检查和治疗的过程，减轻对住院生活的不安，可以安心接受检查和治疗。另外，医疗人员也更容易向患者和家属说明检查和治疗的日程安排，对于防止遗漏医嘱和检查也很有帮助，也有利于医疗人员之间的信息共享，推进团队协同医疗。建议医疗机构召集各专业成员充分讨论，在此基础上制定临床路径。

（滝沢耕平）

■ 参考文献

[1] Kato M, et al: Bacteremia and endotoxemia after endoscopic submucosal dissection for gastric neoplasia: pilot study. Gastric Cancer, 15: 15-20, 2012

5 并发症的处理

针对出血的对策

七条智圣

预防术中出血的技巧和止血方法

注射时

为了减少注射次数，增加每次的注射量（可以减少因频繁注射刺入血管造成的出血）。

剥离时

在剥离时使用注水泵清洗（数毫升左右的少量无菌水），如果脂肪等造成镜头模糊，要拔出内镜，用纱布或者棉签擦拭，注意保持视野清晰。

发现粗大血管，要预先烧灼后剥离。没有血管时可以用切开模式剥离，以减少起泡影响视野，也可以使黏膜下层很好地展开。如果有较多的细小血管，用凝固模式缓慢移动电刀就可以获得止血效果。

迟发性出血风险高的病例的预防策略及处理

预防

回顾性研究证实，ESD 术后烧灼溃疡底部裸露的血管可以降低迟发性出血的风险，随机对照研究也证实质子泵抑制剂（proton pump inhibitor，PPI）比 H_2 受体拮抗剂具有更好的预防迟发性出血的效果，因此很多医院常规对 ESD 术后溃疡底部裸露的血管进行预防性电凝止血和使用 PPI。关于沃诺拉赞（vonoprazan）预防 ESD 术后迟发性出血的效果是否优于 PPI 有数个随机对照研究和荟萃分析，尚未得出明确的结论。最近在医疗费用支付系统中登记的 12 万例病例的数据分析显示，和 PPI 比较，沃诺拉赞可以使迟发性出血的发生率降低约 30%。另外在第 2 日复查内镜时对溃疡底部裸露血管的电凝处理也可以减少迟发性出血的发生，但是第 2 日复查胃镜并不是常规的做法，如果有可疑 ESD 术后迟发性出血及穿孔的临床征象，需要复查胃镜。

随机对照研究结果显示聚乙醇酸（PGA）贴膜贴附在 ESD 术后溃疡面并不能减少迟发性出血的发生（图 4.35）。

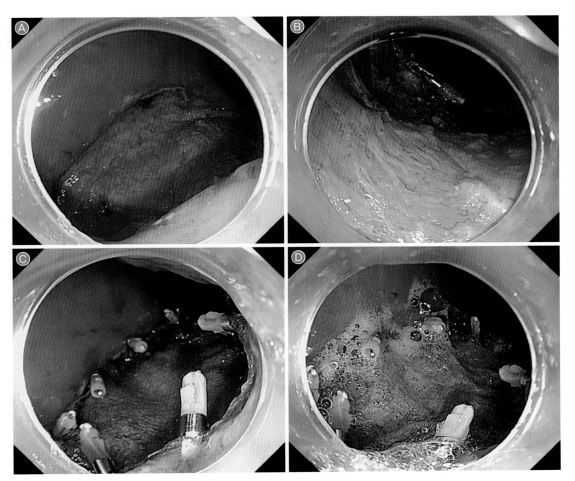

图 4.35　ESD 术后溃疡表面粘贴 PGA 贴膜的病例

Ⓐ 对胃体上部后壁早期胃癌实施了 ESD。

Ⓑ 部分肌层稀疏。

Ⓒ 粘贴 PGA 贴膜。

Ⓓ 喷洒纤维蛋白胶。

服用抗血栓药、抗凝血药的对策

　　有关服用抗血栓药及抗凝血药患者的停药、继续服药、换药等问题，要按照日本内镜学会指南《针对服用抗血栓药患者的消化内镜诊疗指南，包括直接口服抗凝血药在内的抗凝血药相关补充（2017）》进行，需要和处方医生及心内科医生讨论后决定。

　　在回顾性研究中，有关对服用抗血栓药患者用尼龙圈和组织夹闭合 ESD 术后溃疡对于迟发性出血的预防作用，目前结论不一，需要进一步探讨。

Q1 对血管密度高、单纯局部注射就会出血的病变，如何避免出血？

A1 增加单次的注射量，尽早钻入黏膜下层

首先为了减少注射次数，要增加单次注射量。另外也可以一边推注注射液一边穿刺来避开血管并注射到黏膜下层。总之，很重要的是尽早进入血管少的黏膜下层深层，识别血管并主动凝固止血。

作为术后并发症的对策，粘贴好 PGA 贴膜较为困难，要使用不是"鳄鱼口"的钳子，在放下贴膜的时候钳子的动作要快，避免磨蹭。事先用注水泵沾湿贴膜也会更容易将其贴在溃疡底。

Q2 请教一下使用 ITknife2™ 处理剥离过程中的出血的技巧，以及止血时推荐的高频电装置的参数设定

A2 用绝缘头背侧的电极或者刀刃的远端凝固止血，高频电装置的参数设定和剥离时一样

血液是从切断的血管流出的，因此要找到切断的部位并确定出血点。用 ITknife2™ 的前端绝缘头顶着出血点是不能通电的，难以获得止血效果。要用**绝缘头背侧的奔驰标志的电极或者刀刃的远端**接触出血点（图 4.36）并凝固。用刀止血时要避免损伤肌层，如果有损伤肌层的风险，建议更换止血钳，用 Swift Coag 模式凝固止血。

使用 ITknife2™ 止血时，高频电装置的参数设定和剥离时一样，采用 Swift Coag（Effect 3，80～100 W）和 Forced Coag（Effect 3，40 W）。

在止血时可以增加刀的接触面积，以降低电流密度。有的人在止血及电凝血管时因为害怕出血而缩短通电时间，由于止血和血管凝固需要充分的热量，应该延长通电时间（视频 4.12）。

视频 4.12

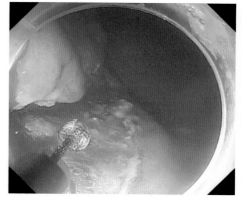

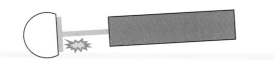

图 4.36　止血时的接触部位

视频 4.12　用 ITknife2™ 止血

Q3 在出血时，红色二色成像模式的效果如何？

视频 4.13

A3 感觉会缩短止血时间，减轻心理负担

　　据报道，使用红色二色成像（RDI）可以缩短 ESD 止血所需时间。RDI 将血红蛋白的浓度差表现为黄色的色差，有利于识别出血多的出血点（图 4.37）。另外，出血在 RDI 下显示为黄色中的橙色而不显示为红色，可以减轻术者的心理负担。笔者在实际应用时确实感受到了 RDI 的效果，建议在出血时积极使用（视频 4.13）。

第 4 章　胃部病变的内镜治疗

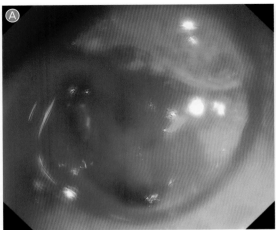
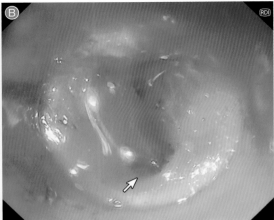

图 4.37　RDI 确认出血点有效的病例
Ⓐ 剥离时发生了出血。
Ⓑ 用 RDI 确认出血点（➪—出血点）。

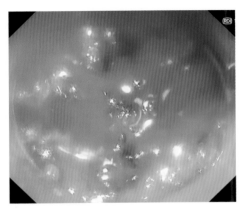

视频 4.13　在止血中发挥作用的 RDI

Q4 有时候会用前端型刀预防性烧灼血管，用ITknife2™也可以吗？

A4 可以

笔者采用 Soft Coag 50～80 W 预防性凝固血管。对于细小血管，ITknife2™的止血能力强，在 Swift Coag 模式下延长通电时间并缓慢切除，在大多数情况下可以不出血，也不用特别地凝固血管。

专家点评

ESD 初学者和专家在操作时间上的差别取决于控制出血的能力。因此，在平时的 ESD 操作中就要注意避免出血，一旦发生出血，要迅速止血。在操作中要保持清晰的视野，即使发生了出血也不要慌张，争取马上就能止血。

（滝沢耕平）

■ **参考文献**

[1] Takizawa K, et al：Routine coagulation of visible vessels may prevent delayed bleeding after endoscopic submucosal dissection--an analysis of risk factors. Endoscopy, 40：179-183, 2008

[2] Uedo N, et al：Effect of a proton pump inhibitor or an H2-receptor antagonist on prevention of bleeding from ulcer after endoscopic submucosal dissection of early gastric cancer：a prospective randomized controlled trial. Am J Gastroenterol, 102：1610-1616, 2007

[3] Hamada K, et al：Efficacy of vonoprazan in prevention of bleeding from endoscopic submucosal dissection-induced gastric ulcers：a prospective randomized phase II study. J Gastroenterol, 54：122-130, 2019

[4] Shiratori Y, et al：Vonoprazan versus proton pump inhibitors for postendoscopic submucosal dissection bleeding in the stomach：a multicenter population-based comparative study. Gastrointest Endosc, 95：72-79. e3, 2022

[5] Liu C, et al：The efficacy of vonoprazan for management of post-endoscopic submucosal dissection ulcers compared with proton pump inhibitors：A meta-analysis. J Dig Dis, 20：503-511, 2019

[6] Abe H, et al：Prevention of delayed bleeding with vonoprazan in upper gastrointestinal endoscopic treatment. J Gastroenterol, 56：640-650, 2021

[7] Mochizuki S, et al：Scheduled second-look endoscopy is not recommended after endoscopic submucosal dissection for gastric neoplasms（the SAFE trial）：a multicentre prospective randomised controlled non-inferiority trial. Gut, 64：397-405, 2015

[8] Kataoka Y, et al：Endoscopic tissue shielding to prevent bleeding after endoscopic submucosal dissection：a prospective multicenter randomized controlled trial. Endoscopy, 51：619-627, 2019

[9] 加藤元嗣，他：抗血栓薬服用者に対する消化器内視鏡診療ガイドライン　直接経口抗凝固薬（DOAC）を含めた抗凝固薬に関する追補 2017. Gastroenterol Endosc, 59：1547-1558, 2017

[10] Shiotsuki K, et al：Endoloop closure following gastric endoscopic submucosal dissection to prevent delayed bleeding in patients receiving antithrombotic therapy. Scand J Gastroenterol, 56：1117-1125, 2021

[11] Ego M, et al：Endoscopic Closure Utilizing Endoloop and Endoclips After Gastric Endoscopic Submucosal Dissection for Patients on Antithrombotic Therapy. Dig Dis Sci, 66：2336-2344, 2021

[12] Maehata T, et al：Efficacy of a new image-enhancement technique for achieving hemostasis in endoscopic submucosal dissection. Gastrointest Endosc, 92：667-674, 2020

针对穿孔的对策

山本阳一

术中穿孔的处理

　　在开展 ESD 的初期，发生了穿孔是需要手术治疗的。其后有学者报道对于穿孔部位用组织夹闭合获得了良好的效果，**现在大多数穿孔可以不用手术治疗，采用内镜下组织夹闭合就可以应对**。发生穿孔后需要注意的是不要慌张地闭合创面，如果做了不合适的闭合操作，有可能造成穿孔闭合不全，还会妨碍其后的剥离，因此不要轻率地夹闭组织夹，**要冷静地将周围黏膜切开并剥离一部分**，在穿孔周围有充分的夹闭组织夹的空间后再尝试闭合穿孔。

　　组织夹闭合创面的方法包括**单纯闭合**和**网膜修补**。单纯闭合是使用组织夹闭合穿孔的方法。由于 ESD 的穿孔多数为线状穿孔，即使是大的穿孔，也可以通过吸气使创面合拢。另外从穿孔的一端像拉链一样闭合组织夹，大多数穿孔可以经内镜闭合（图 4.38）。**网膜修补**是将穿孔部位周围的脂肪组织（大网膜）吸

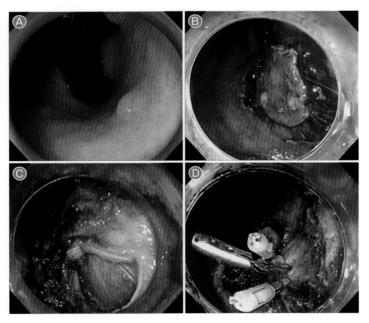

图 4.38　单纯闭合法闭合穿孔

Ⓐ 胃体上部小弯的 0-Ⅱa 病变。
Ⓑ 全周切开后，从肛侧剥离黏膜下层。
Ⓒ 发生了术中穿孔，由于病变本身较小，在剥离结束后闭合穿孔部位。
Ⓓ 用单纯闭合法完全闭合穿孔。

引到胃内并夹闭脂肪组织的方法，对于用单纯闭合方法闭合困难的穿孔，要清楚地看到脂肪组织，才是有效的方法（图4.39）。

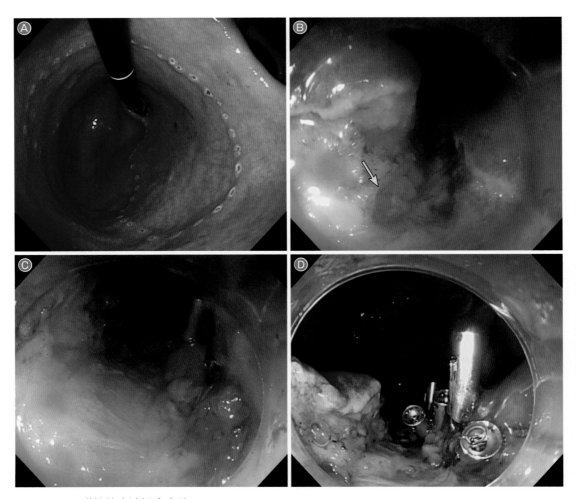

图4.39　网膜修补方法闭合穿孔

Ⓐ 以胃体小弯为中心的广泛0-Ⅱc病变。

Ⓑ 在黏膜切开和修整过程中出现穿孔。

Ⓒ 剥离穿孔周围部分，创造闭合条件，从穿孔处清晰可见脂肪组织。

Ⓓ 采用网膜修补方法完全闭合穿孔。

术中穿孔时的注意事项

　　发生术中穿孔时，努力闭合穿孔固然重要，但也要留意患者的**腹胀和生命体征等全身状态**。近年来，使用CO_2（可被迅速吸收）注气的ESD虽然比较少见，但是还是要注意从穿孔处漏出的气体存积在腹腔内造成腹内压升高，并有可能引起导致呼吸、循环障碍的腹腔间隔室综合征和神经源性休克。

发生穿孔后要密切监测生命体征，当生命体征发生变化、患者表情痛苦时，要确认腹部体征。腹胀明显时，要迅速进行腹腔穿刺并吸气。我院是将患者变换成仰卧位，以右下腹腹直肌外缘为穿刺点，用碘伏消毒后在局部麻醉下穿刺，穿刺针采用 16~18 G 的留置针，拔出针芯后吸气（图 4.40）。当患者的腹胀减轻、生命体征稳定后，再继续 ESD 治疗。

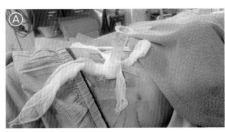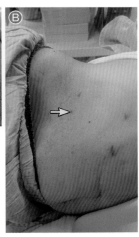

图 4.40　腹腔穿刺

Ⓐ 发生术中穿孔而出现腹胀，行腹腔穿刺。穿刺针连接有少量生理盐水的注射器来确认是否有气体排出。固定注射器以保证穿刺针不脱出。

Ⓑ 穿孔部位被完全闭合，腹胀缓解，在 ESD 结束后拔出穿刺针。在箭头位置可见穿刺的痕迹

ESD 结束后的处理

怀疑有穿孔时立即**使用抗生素**，ESD 结束后，为了胃内的减压和吸引胃液、胆汁，在胃内留置鼻胃管。在患者左侧卧位下进行腹部 X 线检查以确认腹腔内是否有游离气体及其程度。嘱患者禁食，密切观察腹膜刺激征和生命体征。

对于穿孔被完全闭合的病例，要确认腹部症状和血液检查以及胸腹部 X 线检查结果，于 ESD 术后第 2 天复查胃镜以确认穿孔的闭合状态。如果没有问题，就可以从当天开始恢复饮水，在 ESD 术后第 3 天开始进食，ESD 术后第 5 天以后出院。如果穿孔未能完全闭合，需要密切观察腹部症状和生命体征。等病情平稳后再次进行内镜检查以观察穿孔部位的情况，如果消化道造影检查下没有造影剂漏出，则可以恢复饮水。

术中穿孔后经常会出现局限性腹膜炎引起的发热及腹痛。如果怀疑弥漫性腹

膜炎，要请外科会诊，探讨手术的必要性。

迟发性穿孔（图 4.41）

迟发性穿孔是比较少见的并发症，在恢复饮食后出现穿孔往往需要急诊手术，因此需要熟练掌握迟发性穿孔时的患者管理。

术中穿孔多数是由剥离刀放电损伤肌层所致，而迟发性穿孔的主要原因是烧灼引起的组织缺血。当 ESD 术后出现伴有发热的**突发强烈腹痛**时，要想到迟发性穿孔的可能性并进行胸腹部 X 线检查以及 CT 检查，确认腹腔是否存在游离气体。另外怀疑穿孔时，不要犹豫，要立即行急诊胃镜检查以确认穿孔部位。迟发性穿孔周围的溃疡底边缘组织坏死、脆弱，单用组织夹闭合是很困难的。近年来出现用可以全层缝合的 Over-The-Scope Clip（OTSC[®]，Ovesco Endoscopy）来闭合迟发性穿孔的报道，另外还有用 PGA 贴膜和纤维蛋白胶覆盖创面治疗迟发性穿孔的报道。在闭合穿孔的保守治疗过程中如果错失手术时机，也有可能威胁到患者的生命安全。因此尽量避免内科医生单独决定治疗方案的情况，**在怀疑发生迟发性穿孔时，一定不要忘记请外科医生会诊**。

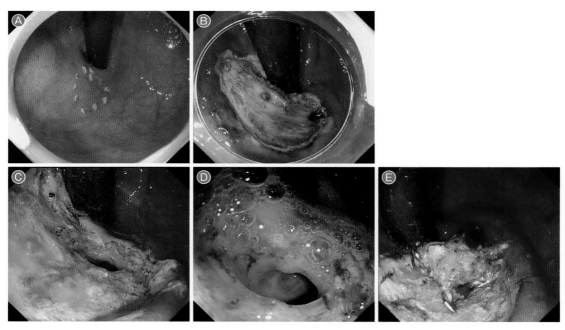

图 4.41　迟发性穿孔的病例
Ⓐ 残胃穹隆部后壁的 0-Ⅱc 病变。
Ⓑ 没有发生术中穿孔。
ⒸⒹ ESD 术后第 1 天早晨患者开始出现剧烈腹痛，发现溃疡底部口侧的迟发性穿孔。
Ⓔ 使用 OTSC[®] 夹闭包括正常黏膜在内的穿孔部位

专家点评

　　穿孔后的手术适应证判断取决于：①穿孔是否可以通过内镜闭合；②腹膜炎是否为局限性，是否可以保守治疗。特别是以前大多数迟发性穿孔病例都需要进行外科手术，现在由于使用 OTSC® 和 Neover®，约半数的穿孔病例可以经内镜闭合。但由于仍然存在约半数的病例不能通过内镜介入得到治疗，因此一旦发生穿孔，要立即请外科医生会诊并向家属交代病情。

（上堂文也）

■ 参考文献

[1] Minami S, et al：Complete endoscopic closure of gastric perforation induced by endoscopic resection of early gastric cancer using endoclips can prevent surgery（with video）. Gastrointest Endosc, 63：596-601, 2006

[2] Nishiyama N, et al：Efficacy and safety of over-the-scope clip：including complications after endoscopic submucosal dissection. World J Gastroenterol, 19：2752-2760, 2013

[3] Ono H, et al：Application of polyglycolic acid sheets for delayed perforation after endoscopic submucosal dissection of early gastric cancer. Endoscopy, 47 Suppl 1 UCTN：E18-E19, 2015

[4] Takimoto K & Hagiwara A：Filling and shielding for postoperative gastric perforations of endoscopic submucosal dissection using polyglycolic acid sheets and fibrin glue. Endosc Int Open, 4：E661-E664, 2016

第 4 章

胃部病变的内镜治疗

6 治愈标准，随访

铃木晴久

引言

内镜治疗是对淋巴结转移风险低的早期胃癌的局部切除方法，治疗后根治度的评价（治愈标准）由**局部切除度和淋巴结转移的可能性**2个要素决定。在《胃癌治疗指南（第6版，医生用）》中规定了新的根治度标准：内镜根治度（endoscopic curability，eCura）的定义，分为内镜根治度A（eCuraA）、内镜根治度B（eCuraB）和内镜根治度C（eCuraC-1、eCuraC-2），建议基于根治度评价决定随访方案。

本节介绍早期胃癌内镜治疗的治愈标准，以及包括根除幽门螺杆菌在内的随访策略。

内镜治疗的治愈标准

EMR以及ESD的根治度（治愈标准）如前所述，由局部切除度和淋巴结转移的可能性2个要素决定（见**第4章中的表4.2**）。

内镜根治度A（eCuraA）

肿瘤被完整切除，符合以下标准：

（1）UL0，无论肿瘤大小，分化型为主，pT1a，HM0，VM0，Ly0，V0。

（2）UL1，长径小于3 cm，分化型为主，pT1a，HM0，VM0，Ly0，V0。

（3）UL0，长径小于2 cm，未分化型为主，pT1a，HM0，VM0，Ly0，V0。

但是，在（1）中，未分化成分的长径超过2 cm的病变归为eCuraC-2。在过去的指南中，第3类病变被归为eCuraB；但是多中心前瞻性共同研究（JCOG1009/1010）结果显示该类病变经内镜治疗预后良好，因此在该版指南中被纳入了eCuraA。

内镜根治度B（eCuraB）

肿瘤完整切除，长径在3 cm以下，分化型为主，pT1b1（SM1，距离黏膜肌层不足500 μm），HM0，VM0，Ly0，V0。如果在SM浸润部分存在未分化成分，则归为eCuraC-2。

内镜根治度 C（eCuraC）

相当于《胃癌 ESD/EMR 指南》（2014 年版）中非治愈性切除的概念，为不符合上述内镜根治度 A、B 的病变。进一步分为以下 2 种。

① 内镜根治度 C-1（eCuraC-1）

分化型癌被整块切除，出现侧方断端或者仅仅是分块切除而不符合内镜根治度 A、B 标准的情况。

② 内镜根治度 C-2（eCuraC-2）

内镜根治度不符合 eCuraA、eCuraB、eCuraC-1 的病变。

内镜治疗后的随访策略

ESD/EMR 切除术后，根据病理诊断判断根治度，决定其后的治疗和随访方案。治疗后要观察胃癌是否残留、复发以及是否有异时多发癌的发生。

内镜根治度 A（eCuraA）

要以发现异时多发癌为目的，**每年做 1 次胃镜检查**。《胃癌治疗指南（第 6 版）》中建议每年进行 1~2 次内镜检查随访，但是尚无比较每年 1 次内镜检查随诊与每年 2 次内镜检查随访的研究。研究显示，每年 1 次内镜检查随访发现的异时多发癌中，95% 以上的病变都可以用 ESD/EMR 治疗。对于 ESD 治愈性切除的 1526 例病例，其中大部分病例的长期随访（中位观察时间 6.8 年）结果显示异时多发癌的发生率持续上升（238 例出现异时多发癌），7 例（0.5%，占异时多发癌的 2.9%）因异时多发癌死亡。ESD 治愈性切除后的异时多发癌的 5 年累计发生率为 1.0%~20.8%，其中未分化型腺癌 ESD 术后异时多发癌的发生率为 1.0%~3.5%。

内镜根治度 B（eCuraB）

建议每年进行 1~2 次**胃镜检查以及腹部超声、CT 检查**等以确认有无转移。

内镜根治度 C（eCuraC）

① 内镜根治度 C-1（eCuraC-1）

转移风险低，可以不限于追加外科切除，根据不同医院的具体情况，在向患者充分说明的基础上可以选择再次 ESD、烧灼法（激光、氩离子束凝固术等）以及不追加治疗下的随访（根据切除对组织产生的烧灼作用，进行严密随访）。在不追加外科切除而选择随访时，要每年进行 1~2 次的胃镜检查，严密随访。

对于长径 3 cm 以下、分化型为主、pT1a、UL1 的病变以及长径 3 cm 以下、分化型为主、pT1b1（SM1）的病变，复查内镜时发现残留病变的大小和切除标本的大小加起来超过 3 cm 时以及 SM 浸润癌分片切除或者断端阳性时，原则上应追加外科手术。

② 内镜根治度 C-2（eCuraC-2）

考虑到转移、复发的风险，原则上 eCuraC-2 是追加外科切除的对象。由于各种原因不追加外科切除时，要参考淋巴结转移率的报告等评价根治度，向患者充分说明一旦发生复发，难以根治的可能性大等事项，并获得患者的知情同意后密切随访，定期进行胃镜、腹部超声、腹部 CT 等检查。有报道对胃 ESD 术后追加外科切除的病例进行评分，将长径超过 3 cm、深部断端阳性、静脉侵袭阳性、pT1b2（SM2）以深各判定为 1 分，将伴有淋巴管侵袭判定为 3 分，根据这一评分标准对淋巴结转移风险进行分层管理（表 4.4）。

表 4.4 **评分与淋巴结转移率**

总分	淋巴结转移率	例数	发生淋巴结转移的病例数
0	1.6%（95%CI：0.3%～8.6%）	62	1
1	2.6%（95%CI：1.4%～4.9%）	341	9
2	4.9%（95%CI：2.6%～9.0%）	185	9
3	7.4%（95%CI：4.2%～12.8%）	148	11
4	8.3%（95%CI：4.7%～14.3%）	132	11
5	19.9%（95%CI：14.1%～27.2%）	141	28
6	27.3%（95%CI：18.6%～38.1%）	77	21
7	26.7%（95%CI：10.9%～52.0%）	15	4

注：存在长径大于 3 cm、深部断端阳性、有静脉侵袭、pT1b2（SM2）以深各得 1 分，存在淋巴管侵袭得 3 分，计算总分。

根除幽门螺杆菌

有报告显示，根除幽门螺杆菌可以降低早期胃癌内镜治疗后异时多发癌的发生率，因此，对于幽门螺杆菌感染者推荐**根除治疗**。但是，根除治疗后异时多发癌的发生率也不会为零，发生风险仍持续存在，因此，根除后也要关注有无异时多发癌的发生，定期进行胃镜检查。另外，除菌后的异时多发癌大多可以通过 ESD/EMR 得到根治，但也有异时多发癌不能被根治的报道，需要进行密切随访。

总结

如果 ESD 治疗达到治愈性切除效果，患者可以获得良好的长期预后；而没有治愈性切除也没有追加外科切除时会降低根治度，严重影响患者的预后。另外，有报告显示即使是治愈性切除，随访过程中也依然有异时多发癌发生的可能。因此在 ESD 术后，需要根据治愈标准评价追加外科切除的必要性，并以此选择适当的 ESD 术后处理方案。如果选择随访，需要采用合适的随访间隔进行密切随访。

专家点评

ESD 切除不是终点。需要通过严谨的病理诊断做出治愈性评价，并向患者充分说明即使是治愈性切除也存在发生异时多发癌的风险，进行定期的内镜随访是很重要的。

（滝沢耕平）

■ 参考文献

[1]「胃癌治療ガイドライン 医師用 2021 年 7 月改訂 第 6 版」（日本胃癌学会／編），金原出版，2021
[2] 小野裕之，他：胃癌に対するESD／EMRガイドライン（第 2 版）. Gastroenterol Endosc, 62: 273-290, 2020
[3] 小野裕之，他：胃癌に対するESD／EMRガイドライン. Gastroenterol Endosc, 56: 310-323, 2014
[4] Abe S, et al: Long-term surveillance and treatment outcomes of metachronous gastric cancer occurring after curative endoscopic submucosal dissection. Endoscopy, 47: 1113-1118, 2015
[5] Abe S, et al: Incidence and treatment outcomes of metachronous gastric cancer occurring after curative endoscopic submucosal dissection of undifferentiated-type early gastric cancer: Japan Clinical Oncology Group study-post hoc analysis of JCOG1009/1010. Gastric Cancer, 24: 1123-1130, 2021
[6] Ishioka M, et al: Incidence of metachronous cancer after endoscopic submucosal dissection: a comparison between undifferentiated-type and differentiated-type early gastric cancer. Gastrointest Endosc, 93: 557-564.e1, 2021
[7] Hatta W, et al: A Scoring System to Stratify Curability after Endoscopic Submucosal Dissection for Early Gastric Cancer: "eCura system". Am J Gastroenterol, 112: 874-881, 2017
[8] Takizawa K, et al: Recurrence Patterns and Outcomes of Salvage Surgery in Cases of Non-Curative Endoscopic Submucosal Dissection without Additional Radical Surgery for Early Gastric Cancer. Digestion, 99: 52-58, 2019

胃部有蒂病变的内镜治疗

金坂卓

对于有蒂病变的内镜切除，一般采用息肉切除术（不做局部注射，只用圈套器切除的方法），有的医院也做 ESD。前者的优势是技术上容易，治疗时间短，切除后容易用组织夹夹闭；缺点是不好保证切缘。我院对于增生性息肉等良性病变会选择前者，对可以整块切除的癌性病变也会选择用圈套器切除。最近选择水下 EMR（underwater EMR）的病例数有所增加。由于在水下黏膜不会被拉伸，容易漂浮起来，可以保证切缘并容易圈套病变（图 4.42）。

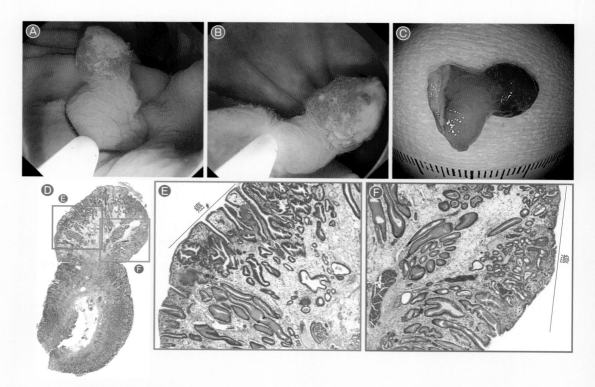

图 4.42　有蒂病变的水下 EMR

对胃体下部大弯有蒂息肉采用水下 EMR 整块切除。切除标本的病理诊断为 Type 0-Ⅰ，6 mm × 5 mm，tub1，pT1a（M），pUL0，Ly0，V0，切除断端为阴性。

针对难以确保切除断端的癌，建议选择 ESD。在对有蒂病变实施 ESD 时，要重视**重力的作用**（切开、修整后利用重力自然展开黏膜下层）。

■ 参考文献

[1] Binmoeller KF, et al："Underwater"EMR without submucosal injection for large sessile colorectal polyps（with video）. Gastrointest Endosc, 75：1086-1091, 2012

[2] Yamashina T, et al：Comparison of Underwater vs Conventional Endoscopic Mucosal Resection of Intermediate-Size Colorectal Polyps. Gastroenterology, 157：451-461, 2019

[3] Yamasaki Y, et al：Nonrecurrence Rate of Underwater EMR for 20-mm Nonampullary Duodenal Adenomas：A Multicenter Prospective Study (D-UEMR Study). Clin Gastroenterol Hepatol, doi：10.1016/j.cgh.2021.06.043, 2021

第 4 章

胃部病变的内镜治疗

1 自然病程，基于活检结果的随访

野中哲

需要治疗的病变的诊断

流行病学及趋势

在 2019 年的世界卫生组织（World Health Organization，WHO）分类中，小肠肿瘤分为非乳头部小肠腺瘤和腺癌、乳头部腺瘤和腺癌、小肠及乳头部神经内分泌肿瘤。十二指肠归属于小肠，其恶性肿瘤的发病率低于其他消化道，在日本十二指肠癌为少见癌，年发病率（患病率）不足 6/10 万。由于病例数少，和其他癌相比，其诊疗方面还存在较多需要解决的问题。

作为少见病的表浅型十二指肠肿瘤（superficial duodenal epithelial tumor，SDET）在十二指肠降部最多见，其次为球部、水平部，多发生于 60 ~ 70 岁，男性略多见。近年随着内镜仪器的发展和内镜医生意识的变革，对十二指肠病变的发现逐渐增加。

普通内镜所见

直径小（小于 6 mm 和小于 10 mm）、平坦隆起型病变（0-Ⅱa）、均匀发白的肿瘤性病变相当于低异型度腺瘤，可以随访（图 5.1）。而**直径大**（6 mm 以上和 10 mm 以上，20 mm 以上）、**凹陷型**（0-Ⅱc）、肉眼类型为**复合型**（0-Ⅱa+Ⅱc等）、发红以及病变内部有凹陷、不均匀发白或者无发白时病变为高异型度腺瘤和癌的可能性大，为需要积极切除的病变（图 5.2~5.4）。

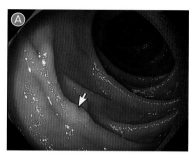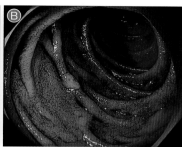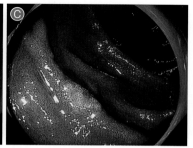

图 5.1 十二指肠降部乳头对侧 5 mm 大小的肠型腺瘤（低异型度）
Ⓐ 白光观察下的图像。病变呈均一的白色，中央白色部位为活检后（⇨）。
Ⓑ 靛胭脂染色图像。
Ⓒ NBI 图像。病变整体均匀发白。

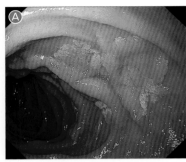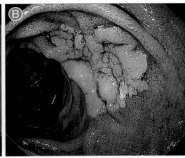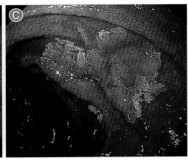

图 5.2 十二指肠降部乳头对侧 30 mm 大小的肠型黏膜内癌（低异型度）

Ⓐ 普通内镜观察。可见中央发红、边缘呈白色的平坦隆起型病变。

Ⓑ 靛胭脂染色。病变的界线和凹凸更明显。

Ⓒ NBI 图像。边缘部分呈白色。

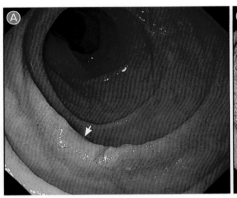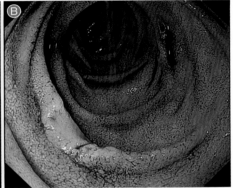

图 5.3 十二指肠降部后壁 10 mm 大小的黏膜内癌（低异型度）

Ⓐ 普通内镜观察。可见发红的凹陷型病变，凹陷内可见活检痕迹（⇨）。

Ⓑ 靛胭脂染色。凹陷的界线和凹凸更明显。

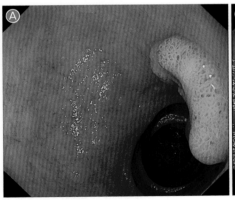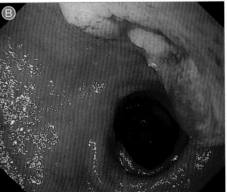

图 5.4 十二指肠上角后壁 20 mm 大小的黏膜下层浸润癌［tub1，高异型度和低异型度，pSM1（360 μm），Ly0，V0］

Ⓐ 普通内镜观察。可见略高的平坦隆起型病变。

Ⓑ 用普通内镜近距离观察的图像。中央可见凹陷，发红更明显。

如果病变明显发红，肉眼类型为复合型和黏膜下肿瘤样隆起，有可能是黏膜下层浸润癌（图 5.5、5.6），即使是 10 mm 以下的小病变也有 SM 癌的可能性，需要考虑外科手术治疗。

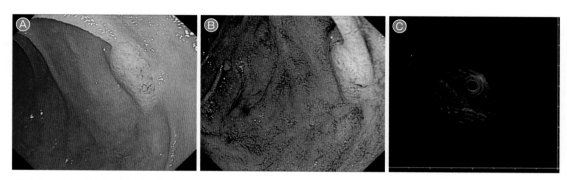

图 5.5　十二指肠降部乳头对侧 10 mm 大小的黏膜下层浸润癌 [7 mm，tub1，低异型度，pSM1（300 μm），Ly0，V0]

Ⓐ 普通内镜观察。病变表现为颜色无变化的平缓的隆起，呈黏膜下肿瘤（submucosal tumor，SMT）样形态。

Ⓑ 靛胭脂染色。病变的界线和凹凸清晰可见。

Ⓒ NBI 图像。第 3 层受压，不除外 SM 浸润。

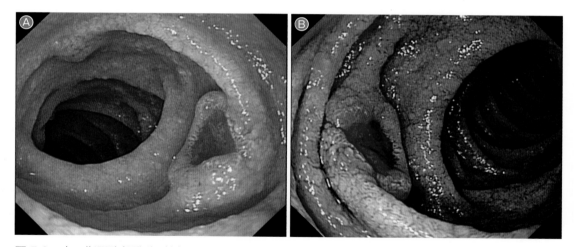

图 5.6　十二指肠降部乳头对侧 10 mm 大小的胃型腺癌

Ⓐ 普通内镜观察（推进内镜观察）。病变呈明显发红的凹陷伴周围隆起。

Ⓑ 靛胭脂染色（拉直内镜观察）。可见小而深的凹陷型病变，凹陷的边界及凹凸明显，对该患者行十二指肠部分切除术，病理结果为 7 mm，腺癌（tub1-por），伴有 Brunner 腺增生和腺瘤，pSM，Ly0，V1 [MUC5（ + ），MUC6（ + ），MUC2（ − ），提示为胃型黏液表型，推测为 Brunner 腺发生的腺癌]。

基于黏液表型的诊断

SDET 根据黏液表型分为**肠型肿瘤**（CD10，MUC2）和**胃型肿瘤**（MUC5AC，MUC6）以及两种黏液表型都有的**胃肠混合型肿瘤**。肠型肿瘤的发病率比胃型肿瘤要高，约占 80%。胃型和肠型肿瘤的结构不同，内镜图像也不同。

① 肠型肿瘤

肠型肿瘤是发生于十二指肠的类似腺瘤和腺癌的肿瘤，分为低异型度腺瘤、高异型度腺瘤和腺癌，可发生于整个十二指肠，十二指肠降部较球部好发，常表现为扁平隆起型病变（0-Ⅱa）（图5.7）。有时候病变表面发白，发白部分是吸收上皮内的脂肪颗粒，由于上皮肿瘤化造成乳糜微粒的合成、分泌异常所致（图5.7 **D**）。在内镜下称为"乳白色黏膜"和"白色不透光物质（white opaque substance，WOS）"，该表现对于发现肠型病变是有帮助的。与腺瘤相比，黏膜内癌中没有发白的表现或者不是整体发白而是仅在病变边缘发白，且发红的病变更多见（图5.2）。一般认为肠型肿瘤的恶性度不高，根据具体情况也可以随访。

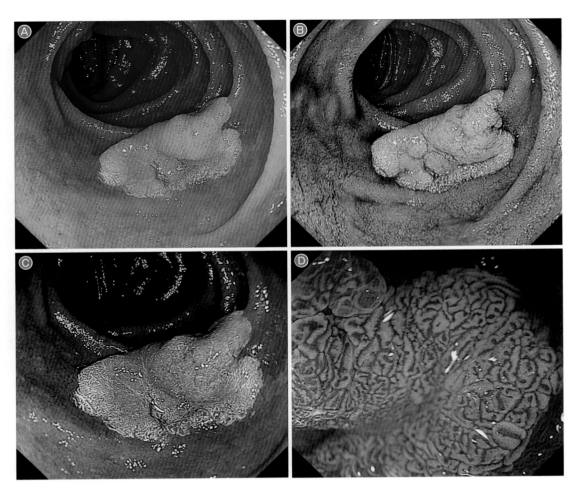

图5.7 十二指肠降部乳头对侧20 mm 大小的肠型黏膜内癌（低异型度）

A 普通内镜观察。整体为均一白色的平坦隆起型病变，中心部发红并隆起。

B 靛胭脂染色。病变的界线和凹凸明显。

C D NBI 图像。病变整体呈均一的白色，放大观察下白色不透光物质沉积明显。

② 胃型肿瘤

胃型肿瘤为向胃小凹及幽门腺分化的肿瘤，好发于十二指肠乳头口侧，尤其以球部多发，多以较高的隆起（0-I 型）为特征（图 5.8）。发生机制为胃上皮化生以及胃黏膜异位，与 Brunner 腺相关，也有发生在 Brunner 腺样开口部的病变。内镜下病变常不发白，表现为小凹上皮样或者乳头状表面结构（图 5.8）。和肠型肿瘤一样，胃型肿瘤分为低异型度腺瘤、高异型度腺瘤和腺癌。胃型腺瘤表现为复杂的管状、乳头状结构，常因结构异型而被诊断为高异型度肿瘤。幽门腺腺瘤被称为腺瘤，目前的做法是对多数病变进行随访观察，但是由于很多病变伴有高异型度的成分，**也被认为是需要积极治疗的病变**。另外，和肠型腺癌相比，胃型腺癌的有更高的恶性度倾向。

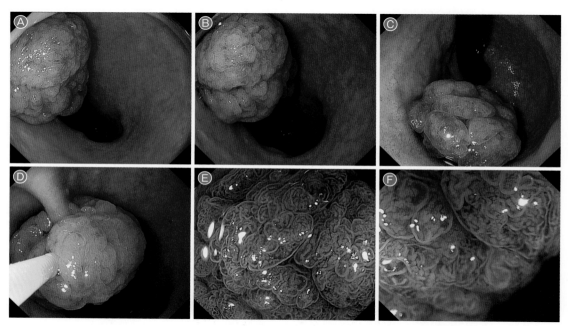

图 5.8　十二指肠球部前壁 25 mm 大小的幽门腺腺瘤（胃型腺瘤，MUC5AC 呈弥漫阳性，MUC6 主要在表层以外呈阳性）

Ⓐ 普通内镜观察。较高的红色隆起型病变，完全没有发白。

Ⓑ 靛胭脂染色。病变的分叶沟和凹凸明显。

Ⓒ 反转观察。

Ⓓ 用活检钳将病变抬起，病变的基底较小。

ⒺⒻ NBI 图像。呈现类似小凹上皮的乳头状结构，可见腺管不规则增生，小凹边缘上皮开大，小凹间部开大，异型血管增生。

腺瘤与癌的鉴别（内镜诊断和活检诊断的准确度）

在白光和靛胭脂染色的内镜诊断评分系统中，对于高异型度腺瘤及恶性度更高的病变的诊断准确率为86%。NBI放大观察已经普及，但是对十二指肠病变的诊断尚未形成体系，有报告显示表面黏膜结构不清和网状微血管结构是高异型度腺瘤及恶性度更高的病变的特征性表现（图5.9）。

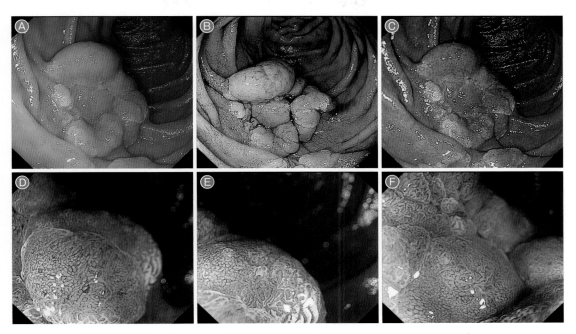

图5.9　十二指肠降部后壁35 mm大小的肠型黏膜内癌（腺瘤至低异型度高分化腺癌）
Ⓐ普通内镜观察。整体凹凸不平、部分隆起较高的红白混杂的病变，边缘可见发白。
Ⓑ靛胭脂染色。病变的界线及凹凸明显。
Ⓒ～Ⓕ发红区域见边界线和网格状异常血管。

在胃型肿瘤中，白色不透光物质（WOS）多为阴性，在NBI放大观察中表现为与小凹上皮类似的乳头状结构。NBI放大观察对于低异型度腺瘤与高异型度腺瘤及恶性度更高的病变的鉴别诊断的准确率为72%～87%。活检对于腺瘤和癌的鉴别准确率为68%～72%，但特异性高。因此可以认为NBI放大观察与活检相比具有相等或更高的诊断能力（图5.10）。基于这些临床证据，《十二指肠癌诊疗指南》（2021年版）中指出，在腺瘤和癌的鉴别中，基于活检的组织学是诊断标准。在考虑病变要做内镜治疗的情况下，可以使用内镜下诊断，推荐级别为弱推荐。

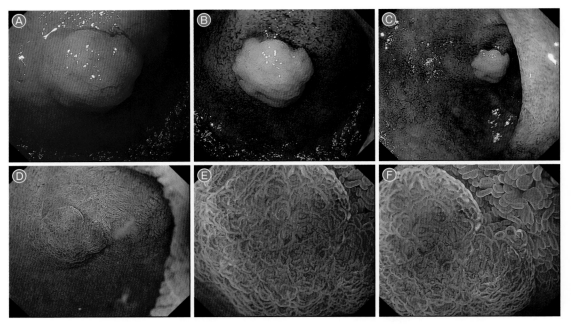

图 5.10　十二指肠上角前壁 10 mm 大小的肠型黏膜内癌（曾活检诊断腺瘤）

Ⓐ 普通内镜图像。略高的隆起型病变，未见发白。

ⒷⒸ 靛胭脂染色。病变的界线清楚，未见分叶。

Ⓓ~Ⓕ 可见边界线、不规则的黏膜结构和异常血管。

自然病程，随访（图 5.11、5.12）

　　有关 SDET 的病例报告较少，Okada 等的研究中，对 SDET 随访 6 个月以上（平均 28 个月），3 例低异型度腺瘤中有 1 例出现了进展。对组织异型度升高进行了多因素分析，初次活检为高异型度腺瘤、肿瘤在 20 mm 以上是独立的危险因素。Cassani 等的研究中对单发的 SDET（54 例）平均观察 1.6 年，约 11% 的病例出现组织学异型度的增高。Sakaguchi 等对 86 例 SDET 随访 6 个月以上（中位随访时间为 36.8 个月），初次活检为维也纳分类第三类以下的病变中 9.3%（8 例）的病变出现肉眼形态的进展（4 例：厚度增加；4 例：出现凹陷；2 例：肿瘤增大）。从发现到随访 150 个月时，基于肿瘤大小的肉眼形态进展比例分别为：< 5 mm 者为 11.1%，5~10 mm 者为 16.7%，> 10 mm 者为 30.0%。肿瘤越大，进展率越高。神崎等人对 18 例 SDET 随访 3 年以上（中位观察时间为 6.1 年），其中 7 例（39%）肿瘤的直径增大，1 例发展为高异型度腺瘤，未见癌变的病例，无疾病相关死亡病例。由于在随访过程中反复活检，也有 10 mm 以下的小病变消失的情况，这提示 6 mm 以下的小病变可以通过冷圈套完成治疗。

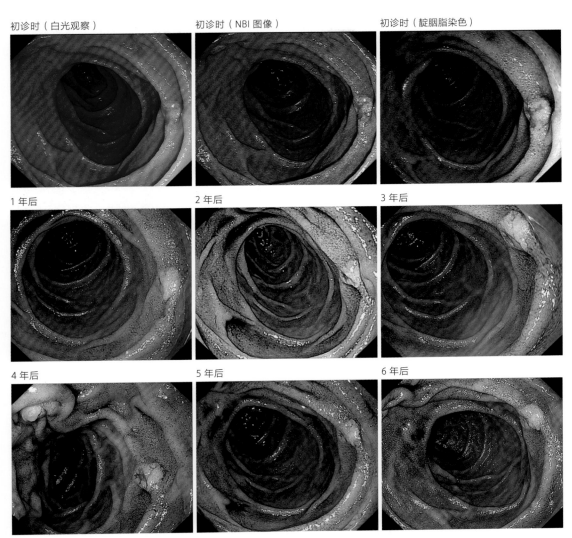

初诊时（白光观察）　　　　　初诊时（NBI 图像）　　　　　初诊时（靛胭脂染色）

1 年后　　　　　　　　　　2 年后　　　　　　　　　　3 年后

4 年后　　　　　　　　　　5 年后　　　　　　　　　　6 年后

图 5.11　十二指肠降部乳头对侧 5 mm 大小的平坦隆起型病变的内镜随访
初诊时病变活检诊断为肠型腺瘤（低异型度），患者希望随访观察。6 年的随访中，内镜检查（靛胭脂染色）显示该病变的形态没有发生显著变化。

　　　另外，活检的病例中有 20%～54% 的病例在治疗后的组织学诊断中显示异型度增加，活检诊断为腺瘤而最终病理诊断为癌的病例为数不少。虽然对这些病变可以随访，但在随访过程中会有一定比例的病变出现组织的异型度增加、肿瘤直径增大、肉眼所见恶化。因此，在《十二指肠癌诊疗指南》（2021 年版）中，推荐对非乳头部十二指肠腺瘤进行治疗，推荐级别为弱推荐。从概念上认为胃型肿瘤及与黏液表型无关的高异型度腺瘤、腺癌是需要积极治疗的对象，肠型肿瘤的低异型度腺瘤是消极治疗的对象。后者中，直径小（小于 6 mm 或小于 10 mm）的病变、平坦隆起型病变（0-Ⅱa）、均一发白的病变可以随访观察，除

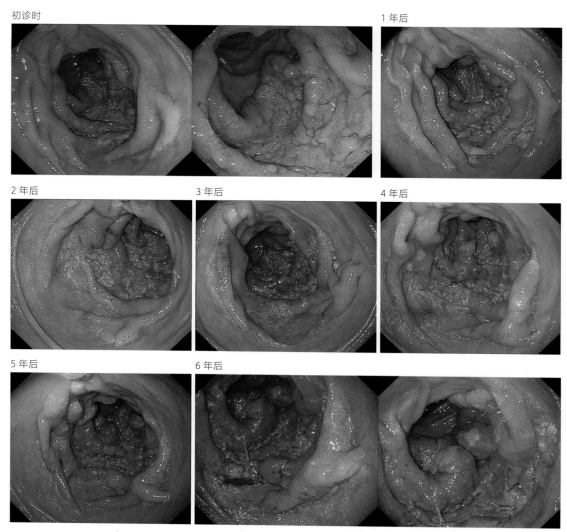

初诊时　　　　　　　　　　　　　　　　　　　　　　1 年后

2 年后　　　　　3 年后　　　　　4 年后

5 年后　　　　　6 年后

图 5.12　十二指肠降部乳头肛侧开始十二指肠下角及水平段 2/3 周的、50 mm 大小的平坦隆起型病变。球部前壁见半球状黏膜下肿瘤样隆起

经过 6 年的随访观察，病变大小没有明显的变化，但是颜色逐渐发红，隆起增大。不是每次都做活检，不定期对隆起及发红明显的部位进行活检，5 年后检出表浅型高分化腺癌（低异型度），其余为肠型管状腺瘤。多次建议治疗，但尊重患者本人意见，目前仍在随访中

　　　此之外的肠型肿瘤也属于需要积极治疗的对象。

　　　简单总结一下，所有肿瘤性病变都不正常，因此都是治疗对象，但是具有什么样表现的病变的增大、进展极其缓慢或者不发生变化是今后需要进一步研究的课题。

判断是否需要活检（尤其是隆起型病变）

活检的现状

　　发现病变就取活检是内镜医生的习惯，现在依然有不少患者都是在进行活检之后被转诊到我院的。不能否认，大家一直以来就有在转诊患者之前明确病理诊断的意识，这本身并不是件坏事。但是，十二指肠病变是少见病，只要发现病变就应介绍患者到经验丰富的医院就诊，不用鉴别良性与恶性。从治疗的角度来讲，不立即对十二指肠病变做活检是值得感谢的事情，主要原因是活检鉴别腺瘤和癌的准确率只有 70% 左右，而活检所致的纤维化的发生率高，而纤维化会造成内镜治疗困难（活检过的病例约 25% 出现非抬举征（阳性）（图 5.13、5.14）。因此，内镜诊断为肿瘤性病变时，现在的主流策略是**不做活检而直接进行内镜治疗**。

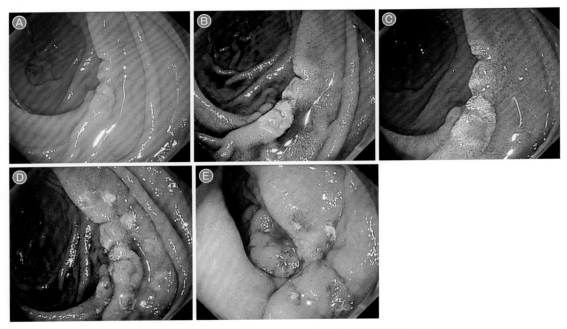

图 5.13　活检造成非抬举征：十二指肠降部后壁 15 mm 大小的平坦隆起型病变

Ⓐ 普通内镜观察。多次活检后，可见多个凹陷。
Ⓑ 靛胭脂染色。病变的界线及凹凸更明显。
Ⓒ 白色缺损的部位为活检所致。
Ⓓ 标记后。
Ⓔ 局部注射后没有全部隆起，出现脐样改变。

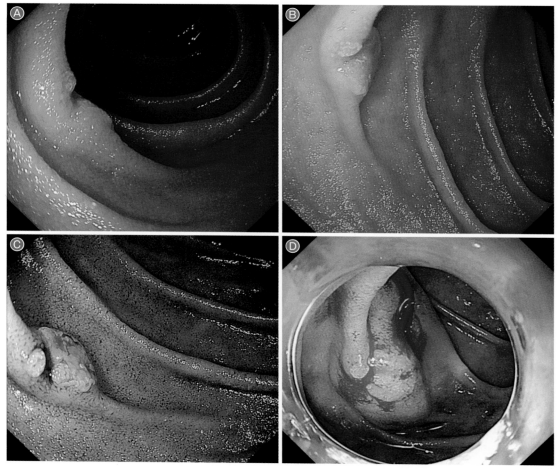

图 5.14 活检后能够隆起的病变。十二指肠降部内侧壁 7 mm 大小的平坦隆起型病变

Ⓐ Ⓑ 普通内镜观察。前一次活检后出现凹陷。
Ⓒ 靛胭脂染色。可见明显的界线及活检痕迹。
Ⓓ 局部注射后。包括活检痕迹部位在内隆起良好。

活检方法

胃的活检是以取到黏膜肌层为目标，需要活检钳垂直对准目标活检。即便这样活检，也很少会因为活检出现纤维化。因此，即使是对早期胃癌中最常见的凹陷型病变，使劲取活检也基本不会带来什么问题。

而十二指肠壁非常薄，黏膜下层也薄且量少，**活检后很容易出现纤维化**。在对十二指肠进行活检时活检钳容易呈切线方向，除了在短缩内镜下能够观察降部乳头对侧以外，活检钳难以从垂直方向对着病变。但是最近活检钳有了进步（具备前端摆动功能），钳取的组织量也有所增加。如果一定要取活检，需要注意在病变内部活检（避开中心，取边缘），并调节获取的组织量（不要顶着活检钳，轻轻地钳）。但是这样会使获取组织少，不能得到充分的病理诊断。考虑到形成瘢痕的可能性以及活检诊断准确率约 70%，在现阶段建议在大多数情况下只根据内镜诊断而不做活检。

可以做活检的病变

对隆起较高的病变进行活检引起纤维化的可能性小，由于活检深度与切除区域的黏膜下层有距离，使劲取活检也没有关系，这些病变相当于从球部到乳头口侧降部发生的胃型隆起型病变。发生于降部的肠型高隆起型病变也是一样的，只是这些病变一般表现为明显的肿瘤性病变，不管是否做活检都是需要治疗的。胃黏液表型的肿瘤样病变（Brunner 腺增生、错构瘤、小凹上皮增生性息肉、Peutz-Jeghers 息肉、异位胃黏膜等）表面为胃小凹上皮样结构，NBI 放大观察下表现为棕色区域及异型血管增生，在内镜诊断困难时允许活检。另外，神经内分泌肿瘤、黏膜下肿瘤、恶性淋巴瘤等是可以做活检的病变。

外科医生的意见是"如果是癌，则手术治疗；如果是腺瘤，可以内镜治疗或者随访"。如果在内镜检查时，判断病变大或者为 SM 深部浸润的 SDET 和 10 mm 以上的神经内分泌瘤等，是不适合内镜治疗而应该选择外科治疗的病变，活检时应该在异型最明显的部位扎实地活检，以做出病理诊断。内科医生也应该理解外科医生不允许因切除腺瘤（良性病变）而发生严重并发症的观点，因此外科医生和内科（内镜）医生的相互沟通是非常重要的。

可以不做活检的病变

要根据形态（活检后瘢痕形成）和诊断（内镜医生的想法）决定。SDET 的凹陷型病变和平坦隆起型病变在活检后会出现纤维化，如果计划做内镜治疗就尽量不做活检。如果上次已经做过活检，可以借阅病理切片以确认诊断，从而避免再次活检。由于组织学诊断等于确定诊断，从内镜医生的角度是希望活检的，但是只凭内镜也可以诊断为肿瘤时就不要做活检了。如前所述，活检对于腺瘤和癌的鉴别诊断的准确率为 68% ~ 72%，NBI 放大观察鉴别低异型度腺瘤与高异型度腺瘤及恶性度更高的病变的准确率为 72% ~ 87%。另外，即使是做了活检的病例，20% ~ 54% 的病变在切除标本后也会出现异型度升高，因此不能认为活检没有癌的病变就一定不是癌或者不需要治疗。内镜诊断与活检诊断具有相似的准确率，活检还有形成纤维化的风险，因此对于 SDET 原则上不做活检。

Q 请教一下十二指肠腺瘤治疗适应证中有关病变大小等的标准

A 原则上只要是肿瘤都是治疗适应证。不仅要看内镜诊断，还要综合患者的意愿及全身状态来决定

2010 年以前，我院针对十二指肠的内镜治疗的数量也很少，每年很少超过

10 例，小腺瘤大多是随访观察。现在向患者交代病情是以建议治疗为前提进行的，对大多数病变都采取切除治疗。可以随访的病变包括低异型度腺瘤，具体为小于 10 mm、平坦隆起型（0-Ⅱa）、呈均匀白色的病变。而 10 mm 以上、0-Ⅱc、0-Ⅱa+Ⅱc、病变内部有发红和凹陷、呈不均匀或无白色等的高异型度腺瘤和预测为癌的病变应该作为积极切除的对象。黏膜下层浸润癌表现为明显的发红，肉眼类型为混合型和黏膜下肿瘤样隆起，有些 10 mm 以下的小病变也为 SM 癌。

比起病变性质，患者本人的意愿和全身状态（体能状态、年龄、伴随疾病）往往是随访观察的主要理由。在向患者充分说明在医学上应该切除的理由及随访过程中可能出现病变增大、恶化的风险后，如果患者本人依然不希望切除，那也没有办法。另外，要考虑患者的全身状态，在切除十二指肠病变的获益（治愈病变，改善预后）小于不切除的获益（安全性，即没有并发症的风险、没有伴随疾病恶化的风险、与生命预后无关的可能性大）时，可以选择随访观察。

专家点评

正如野中医生所述，最近十二指肠病变的发现和治疗的机会在增加。十二指肠病变的内镜诊疗中最重要的是甄别出应该治疗的病变，本节具有很好的参考价值。另外，过去十二指肠肿瘤的内镜治疗操作很难，所以只要活检确认不是癌就进行随访观察。现在已经有相关的内镜诊断理论，也有更加安全的内镜治疗和缝合技术，因此根据病变形态不轻易做活检是一个很重要的事项。

（矢野友规）

■ 参考文献

[1] Kato M, et al: Outcomes of endoscopic resection for superficial duodenal tumors: 10 years' experience in 18 Japanese high volume centers. Endoscopy: doi: 10.1055/a-1640-3236, 2021
[2] Goda K, et al: Endoscopic diagnosis of superficial non-ampullary duodenal epithelial tumors in Japan: Multicenter case series. Dig Endosc, 26 Suppl 2: 23-29, 2014
[3] Yoshimura N, et al: Endoscopic features of nonampullary duodenal tumors with narrow-band imaging. Hepatogastroenterology, 57: 462-467, 2010
[4] Kakushima N, et al: A simple endoscopic scoring system to differentiate between duodenal adenoma and carcinoma. Endosc Int Open, 5: E763-E768, 2017
[5] Okada K, et al: Sporadic nonampullary duodenal adenoma in the natural history of duodenal cancer: a study of follow-up surveillance. Am J Gastroenterol, 106: 357-364, 2011
[6] Toba T, et al: Clinicopathological features of superficial non-ampurally duodenal epithelial tumor; gastric phenotype of histology correlates to higher malignant potency. J Gastroenterol, 53: 64-70, 2018
[7] 郷田憲一，他：内視鏡所見からみた診断手順と治療適応─非乳頭部十二指腸上皮性腫瘍．胃と腸，51：1575-1584，2016
[8] Takinami M, et al: Endoscopic features of submucosal invasive non-ampullary duodenal carcinomas. J Gastroenterol Hepatol, 35: 821-826, 2020
[9] Yoshimizu S, et al: Clinicopathological features and risk factors for lymph node metastasis in early-stage non-ampullary duodenal adenocarcinoma. J Gastroenterol, 55: 754-762, 2020

[10] Yoshida M, et al： Clinicopathological characteristics of non-ampullary duodenal tumors and their phenotypic classification. Pathol Int, 69： 398-406, 2019

[11] 平田敬，他：十二指腸非乳頭部上皮性腫瘍と腫瘍様病変の内視鏡所見―内視鏡的鑑別診断を含めて．胃と腸，54： 1103-1120，2019

[12] 辻重継，他：生検未施行の十二指腸上皮性腫瘍に対するNBI併用拡大内視鏡の有用性．胃と腸，51： 1554-1565，2016

[13] Tsuji S, et al： Preoperative endoscopic diagnosis of superficial non-ampullary duodenal epithelial tumors, including magnifying endoscopy. World J Gastroenterol, 21： 11832-11841, 2015

[14] Matsubara A, et al： Frequent GNAS and KRAS mutations in pyloric gland adenoma of the stomach and duodenum. J Pathol, 229： 579-587, 2013

[15] Ushiku T, et al： Extra-ampullary duodenal adenocarcinoma. Am J Surg Pathol, 38： 1484-1493, 2014

[16] Kikuchi D, et al： Diagnostic algorithm of magnifying endoscopy with narrow band imaging for superficial non-ampullary duodenal epithelial tumors. Dig Endosc, 26 Suppl 2： 16-22, 2014

[17] Mizumoto T, et al： Clinical usefulness of magnifying endoscopy for non-ampullary duodenal tumors. Endosc Int Open, 5： E297-E302, 2017

[18] Kakushima N, et al： Magnified endoscopy with narrow-band imaging for the differential diagnosis of superficial non-ampullary duodenal epithelial tumors. Scand J Gastroenterol, 54： 128-134, 2019

[19] Kinoshita S, et al： Accuracy of biopsy for the preoperative diagnosis of superficial nonampullary duodenal adenocarcinoma. Gastrointest Endosc, 86： 329-332, 2017

[20] 「十二指腸癌診療ガイドライン2021年版」（十二指腸癌診療ガイドライン作成委員会／編），金原出版，2021

[21] Cassani LS, et al： Comparison of nonampullary duodenal adenomas in patients with familial adenomatous polyposis versus patients with sporadic adenomas. Gastrointest Endosc, 85： 803-812, 2017

[22] Sakaguchi Y, et al： The natural history of sporadic non-ampullary duodenal epithelial tumors： Can we wait and see? DEN Open, 1： doi.org/10.1002/deo2.92021, 2021

[23] 神崎洋光，他：非乳頭部十二指腸腺腫の自然経過．消化器内視鏡，31： 992-1001，2019

[24] Kakushima N, et al： Method and timing of resection of superficial non-ampullary duodenal epithelial tumors. Dig Endosc, 26 Suppl 2： 35-40, 2014

第5章 十二指肠病变的内镜治疗

2 十二指肠冷圈套息肉切除术

滝沢耕平

引言

　　过去，对于非乳头部十二指肠腺瘤多是随访观察，但是每年重复活检会造成黏膜下层纤维化，在 EMR 术中进行黏膜下层注射时，由于纤维化使病变不能抬举，只能选择操作不熟练的 ESD 治疗，有时候会由于黏膜下层重度纤维化而出现穿孔，最终进行急诊手术……这是最差的结局。

　　因此，如果有安全、简便的切除方法，就可以直接切除而不用频繁地通过活检随访。正当我们在思考这个问题的时候，针对结肠小腺瘤的冷圈套息肉切除术（cold snare polypectomy，CSP）正在兴起并推广。因此，2015 年我院开始开展针对十二指肠小腺瘤的 CSP。在本院进行了小规模前瞻性研究并确认其安全性后，又开展了大规模多中心的临床研究。通过这一研究，十二指肠的 CSP 立即被推广到全国，现在正在获得认可。目前这项技术的临床证据还不多，本节介绍其在临床上的实际应用。

十二指肠冷圈套息肉切除术的适应证

　　2021 年 8 月的《十二指肠癌诊疗指南》中首次报道了十二指肠冷圈套息肉切除术（duodenum cold snare polypectomy，D-CSP），其中并没有详细介绍相关适应证。

　　和结肠一样，十二指肠的 CSP 也可以切除从黏膜到黏膜肌层的黏膜层全层，但不能充分切除黏膜下层。因此，**对于有可能浸润到黏膜下层的癌以及可疑癌的病变要限制使用 D-CSP**，其适应证应该仅限于腺瘤。对于超过 10 mm 的病变，由于 D-CSP 切除需要通电，而且术前诊断为腺瘤的病变切除后诊断为癌的比例增高，因此 D-CSP 切除病变的大小上限为 10 mm。超过 10 mm 的腺瘤和怀疑为癌的病变多选择水下 EMR（参见**本章第 3 节**）。

　　另外，本法不需要局部注射，因此有活检瘢痕的病变也可以作为适应证。当然对于这样的病变如果做黏膜下层注射，会因注射液仅仅进入活检瘢痕周围而埋没病变，使圈套器套不上病变，因此需要考虑采取无须进行局部注射的 D-CSP 和水下 EMR。

治疗前的准备

内镜的选择

D-CSP 是将病变放到 6 点方向，从上向下按压进行圈套。如果十二指肠上角的弯曲较大，有必要向下打镜角以接近病变。因此，**内镜向下的角度很重要**。平时在食管和胃的 ESD 中使用较多的 GIF-Q260J（奥林巴斯）的向下镜角为 90°，此镜角较小；新型胃镜 GIF-H290T（奥林巴斯）的向下镜角为 120°，是比较适合 D-CSP 的内镜（表 5.1）。如果没有上述内镜，PCF 内镜的向下镜角为 180°，也是可以使用的。

表 5.1　**各种内镜的比较**

内镜的特征		胃镜			结肠镜	
		GIF-Q260J	GIF-H290T	EG-L580RD7	PCF-Q260JI	PCF-H290TI
弯曲角度	上	210°	210°	210°	190°	210°
	下	90°	120°	120°	190°	180°
软性部的外径 /mm		9.9	9.9	9.8	10.5	10.5
前端部的外径 /mm		9.9	9.8	9.8	10.5	9.2
钳道孔径 /mm		3.2	3.2	3.2	3.2	3.2

圈套器的选择

掌握各种圈套器的形状、展开方式、钢丝的硬度及粗细（切割能力）等特性是非常重要的，要根据不同的病变选择合适的圈套器（表 5.2）。我院在特别需

表 5.2　**各种圈套器的比较**

圈套器的特性	SnareMaster Plus 10 mm	Captivator™ II 10 mm	Captivator™COLD 10 mm
转向通电	○	○	×
形状	六角形	圆形	圆形
外鞘直径 /mm	2.6*	2.4	2.4
圈套直径 /mm	10	10	10
钢丝直径 /mm	0.30	0.42	0.32
钢丝断面			

注：* 实测值。

第 **5** 章　十二指肠病变的内镜治疗

203

要圈套器的切割能力时选择 SnareMaster Plus（奥林巴斯，图 5.15 🅐）等钢丝细的圈套器；如果病变在皱襞上，圈套器需要稍微下压病变进行切除时多使用钢丝比较硬的 Captivator™ Ⅱ（波士顿科学，日本；图 5.15 🅑）圈套器。

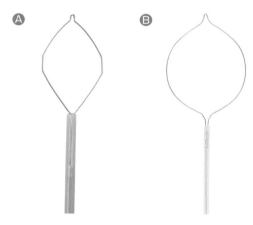

图 5.15　常用圈套器的形状

🅐 SnareMaster Plus（奥林巴斯）。
🅑 Captivator™ Ⅱ（波士顿科学，日本）。

D-CSP 操作技巧

圈套

在开始治疗时，首先要仔细观察病变范围，特别是肛门侧边界。接下来，不是伸出圈套后再旋镜对准病变，而是事先将病变放到 6 点方向或者欲伸出圈套器的位置，固定内镜位置后伸出圈套器。接下来，将病变放在圈套器的中心，收紧圈套器时要包括周围的非肿瘤黏膜（图 5.16）。

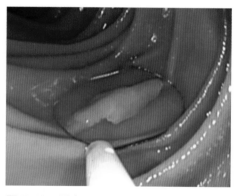

图 5.16　圈套

当病变稍大时，首先将圈套器的前端压在病变肛侧的皱襞等非肿瘤黏膜后，逐渐打开圈套器。以圈套的前端为支点可确保病变肛侧完整切除。一边下压一边打开圈套可以使圈套器向左右横向展开。在确认病变的左右边界确实被收到圈套器内后，一边注意病变近端的口侧断端一边完成圈套。

如果蠕动较强，在没有禁忌证时可以静脉注射半支东莨菪碱。在圈套困难的部位，有时也可以利用蠕动使病变进入圈套器内而被圈套，因此并不是所有病例都需要使用抑制肠蠕动的药物。

切除

圈套后，由于不能排除肌层被圈套，要一边抬起病变一边稍微松一下圈套器，放下肌层后再次圈套，然后让助手立即收紧圈套器，完成切除。病变在皱襞上的情况比较多，十二指肠的环形皱襞（Kerchring 皱襞）只有黏膜层及黏膜下层，不包含肌层，因此将整个皱襞切除也没有穿孔的风险，可以放心切除。如果收紧圈套器依然不能切掉病变，可以将圈套器松开一下后再次收紧，尝试再次切除。

D-CSP 切不下来时转为通电切除。D-CSP 切不掉的部分多为白色筋膜一样的纤维组织（以黏膜肌层和 Brunner 腺居多），可以不注射，直接用 Endo Cut 模式切除。

标本回收

用异物钳夹持切除后的标本，**和内镜一起拔出后回收标本**。通过内镜吸引回收标本会造成标本破损，影响组织学评价，因此要避免。回收后的标本要像 ESD 标本一样展平放在标本板上，用针固定后放入福尔马林中，送病理检查（图 5.17）。

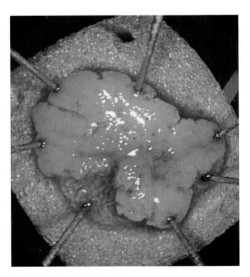

图 5.17　回收的标本

溃疡底的确认

回收标本后再次插入内镜，确认切除后的溃疡底，溃疡底有时候会有轻微的出血，冲洗观察下出血减少就不用止血。如果需要止血，可以使用组织夹。**通电止血有可能出现迟发性穿孔，尽量不要使用。**

在确认没有出血和穿孔后，要确认有无病变残留。在术后确认是否有病变残留以及随访中确认有无局部复发时，NBI 是有帮助的。

预防性闭合创面

D-CSP 术后由于有充分的黏膜下层残留，非必要一般不需要闭合创面。由于 D-CSP 后的溃疡底小，溃疡周围也没有注射液带来的水肿，因此用组织夹闭合是非常容易的。为了以防万一，对于单个病变夹闭 1 个组织夹的情况也比较多。

D-CSP 后的管理

由于 D-CSP 创伤小，术后并发症的发生率极低，和结肠 CSP 一样，将来可以在门诊完成治疗。但是现在其安全性还没有得到完全确认，因此还需要 3 晚 4 天的住院治疗。有关术后第 2 天复查内镜的问题，由于十二指肠受内镜注气等刺激有可能造成组织夹脱落及迟发性穿孔，如果没有可疑迟发性出血和迟发性穿孔的临床表现，可以不复查胃镜。组织夹是否脱落可以通过腹部 X 线片确认。如果没有问题，在 D-CSP 次日（POD1）开始饮水，POD2 开始进食，POD3 出院。

由于 D-CSP 不能确保充分切除周围非肿瘤黏膜，另外因为没有通电，有不少病例的病理诊断为水平断端（horizontal margin，HM）阳性和不确定，如果**内镜下没有明确的残留，即使 HM 阳性和不确定也可以做随访观察。**我院的 CSP 中有约半数为 HM（±），随访的 46 例（中位观察时间为 19 个月）中仅 1 例出现残留复发（2%）。对于 HM 阳性或不确定的病例，我院建议 3 个月后复查切除部位，如果没有残留复发，其后 3 年内每 6 个月复查 1 次。即使病理结果为癌，如果是黏膜内癌，脉管侵袭阴性且深部垂直断端（vertical margin，VM）阴性，也可以进行随访。如果出现黏膜下层浸润、脉管侵袭阳性、VM 阳性或判断不明，推荐外科切除。在病理标本上评价残留复发的可能性是有局限性的，有必要长期随访观察有无局部复发。期待现在正在随访中的多中心前瞻性试验（D-COP 试验）的研究结果。

Q1 冷圈套息肉切除术时，常规做周围标记吗？

A1 不是常规做标记

可以行 CSP 的十二指肠腺瘤病变的边界比较清楚，我院不常规做标记。水下 EMR 时，病变边界略不清，有切到病变的风险时，有时候做标记（不是在口侧和肛侧做标记，多在病变左右做标记）。对于边界不清的平坦型病变，烧灼的标记点会成为套扎时的支撑点，有利于套扎病变，因此做标记是有帮助的。

Q2 冷圈套息肉切除术术后回收标本时，不让标本漂走的技巧是什么？

A2 不要慌张！

CSP 切除的标本一般多停留在切除部位，因此慢慢将圈套器拔出（快速拔出会产生负压而使标本离开切除部位），不要用水泵冲到标本，而是用异物钳轻轻钳夹标本后，将内镜退回到胃内，在胃内重新钳夹标本后和胃镜一起退出。

Q3 难以接近降部深部病变时，为了整块完整切除，需要哪些技巧？

A3 更换内镜，尝试接近病变

对于十二指肠降部深部及水平段的病变，用胃镜难以接近时可以积极更换为结肠镜［PCF-Q260JI（奥林巴斯）等］，目前还没有经历过更换内镜后依然难以接近的情况。还可以变换患者的体位，如果还是很困难，可以讨论使用小肠镜、单气囊内镜或双气囊内镜。

专家点评

在门诊针对 10 mm 以下的结肠息肉的 CSP 治疗已经广泛开展。由于其操作简单和安全，预计将来对于十二指肠上皮性病变可以作为活检的延伸在门诊开展。

（上堂文也）

■ 参考文献

[1] 滝沢耕平，他：十二指腸のcold snare polypectomy（D-CSP）. 胃と腸，51: 1613-1616，2016
[2] 滝沢耕平，他：十二指腸のcold snare polypectomy（D-CSP）. 臨牀消化器内科，33: 1281-1287，2018
[3] Takizawa K, et al: Cold snare polypectomy for superficial non-ampullary duodenal epithelial tumor: a prospective clinical trial（pilot study）. Surg Endosc: doi:10.1007/s00464-021-08899-9, 2021, in press
[4]「十二指腸癌診療ガイドライン2021年版」（十二指腸癌診療ガイドライン作成委員会／編），金原出版，2021
[5] 滝沢耕平：Coldスネアポリペクトミー. 胃と腸，56: 680，2021

第5章 十二指肠病变的内镜治疗

3 水下 EMR

竹内洋司

所谓的水下 EMR

视频 5.1

　　水下 EMR（underwater EMR，UEMR）是 2012 年由 Binmoeller 等报告的新型内镜黏膜切除术，是将肠管内的空气吸出后充满水并圈套病变后通电切除的方法。在水下黏膜张力消失，病变漂浮在水中，使平坦型病变更容易被圈套（图 5.18，视频 5.1）。

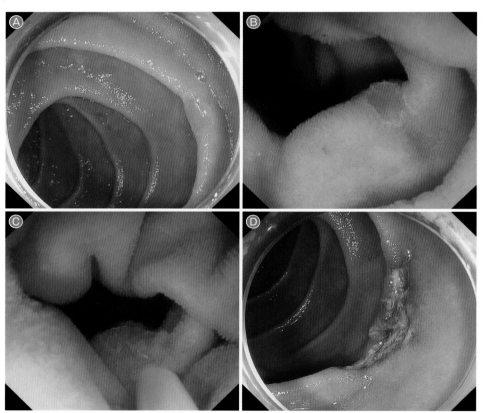

图 5.18（视频 5.1）　十二指肠降部的长径约 10 mm 的 0-Ⓐⓐ 型肿瘤

Ⓐ 普通内镜观察。没有明显的浸润表现，判断为内镜治疗的适应证。

Ⓑ 水下黏膜张力消失，呈松弛状态。

Ⓒ 可以连同周围黏膜一起套扎。

Ⓓ 切除后的残端。确认没有残留后闭合创面。

过去认为局部注射会使圈套更容易，但是并不总是这样，有时由于圈套器打滑而不能充分圈套；另外由于局部注射使病变膨胀而变得更大，有可能增加分片切除的风险。一般来说，局部注射的成功与否会决定其后治疗的成败，UEMR省略了局部注射这一步骤，有可能稳定地提高治疗结果。另外，局部注射后进行分片切除时，追加圈套和第一次圈套一样容易打滑，使操作更难。而如果不做局部注射，追加圈套和初次圈套一样容易，因此在分片切除时也可以期待达到完成度高且残留少的切除。

现在有报道称 UEMR 可以提高 10 ~ 20 mm 的中型结肠病变的整块切除率，对于大病变和 EMR 术后残留复发病变的治疗也有帮助，还有关于十二指肠病变及小肠病变 UEMR 治疗有效性的报道。由于不做局部注射，日本将 UEMR 归入息肉切除术，但是基于最初提出者的命名，仍称之为 EMR。

适应证

基本适应证为可以整块切除的 20 mm 及 20 mm 以下的、不怀疑有浸润的**表浅型十二指肠肿瘤**。

当然小的病变也是可以切除的，其也是 UEMR 的适应证，尽管 CSP 对小的病变也是有效的。UEMR 相关不良事件的发生风险较 CSP 高，需要根据患者的具体情况选择最适合的治疗方案。尤其是对于家族性腺瘤性息肉病等一次需要切除多个病变的疾病，要优先考虑安全性而不是根治性，因此我院采用 CSP。

视频 5.2

对于大的病变，如果允许分片切除，也可以成为 UEMR 的适应证（图5.19，视频 5.2）。对于大的病变，采用 ESD 具有较高的整块切除率，但是由于存在不良事件的发生风险及治疗时间长的问题，因此依然要平衡安全性和根治度来选择治疗方法。尤其是考虑到以下情况：①十二指肠表浅型病变中浸润癌的比例非常低；②十二指肠黏膜下层浸润癌的淋巴结转移率不明确，如果为浸润癌，无论整块切除还是分片切除，均需要讨论追加外科手术；③再次插入内镜容易，即使是分片切除，也可以回收所有标本，用分块切除标本也可以充分评价是否存在浸润；④十二指肠 ESD 相关不良事件的发生风险高，治疗时间长。考虑到以上几点，笔者认为还是可以允许分片切除。

十二指肠的病变几乎都是隆起型（0-I）或表面隆起型（0-Ⅱa）病变，在水下容易被套扎，因此 UEMR 适合几乎所有的表浅型十二指肠肿瘤。十二指肠凹陷型病变少，在水下可以套扎包括周围黏膜在内的整个病变（图 5.19）。和有关结肠 UEMR 的报道一样，UEMR 对于**内镜治疗后残留复发病变**也是有效的。我院将需要内镜下行十二指肠乳头切除术的十二指肠乳头部肿瘤也作为 UEMR 的适应证。

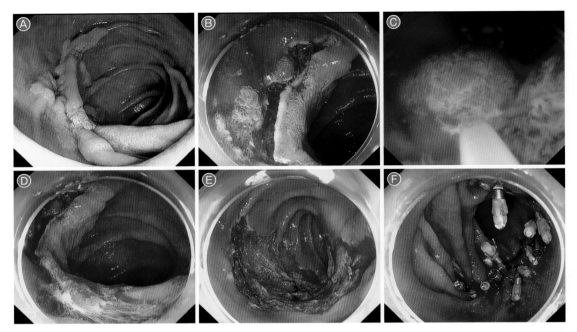

图 5.19（视频 5.2） 十二指肠降部十二指肠上角附近的长径约 60 mm、约半周伴有皱襞集中的非颗粒型侧向发育型肿瘤

Ⓐ 靛胭脂染色的内镜图像。病变中心附近明显发红的部分不能排除有浸润的可能性，但是基本上没有明确的黏膜下层浸润的表现，如果能正确评价发红部分的病理诊断，则允许分片切除。

Ⓑ 先将发红部分用 25 mm 的 SnareMaster™ 切除、回收。

Ⓒ 接着用 15 mm 的 SnareMaster Plus 从病变口侧到肛侧依次进行分片切除，每次经口或经内镜钳道回收标本。

Ⓓ 切除口侧一半左右的病变后。

Ⓔ 切除结束后的黏膜缺损，未见明确残留。

Ⓕ 将黏膜缺损用带线组织夹闭合法完全闭合。没有出现并发症，术后也未发现复发。病理结果为高异型度管状绒毛状腺瘤，未见浸润。

使用的附件

为了在十二指肠内注水，需要用到具有注水功能的内镜。另外在弯曲较多的十二指肠切除病变时需要一边看着病变一边压下圈套器，需要使用前端弯曲部向下镜角范围大的**结肠镜**来接近病变。从方便更换的角度考虑，我院使用外径细的治疗用结肠镜（PCF-H290TI，奥林巴斯）。如果没有具有注水功能的内镜以及切除乳头时没有带有注水功能的斜视镜，可以在钳道入口加上超声内镜使用的 T 管（MD-807，奥林巴斯）以完成从钳道注水的操作。钳道适配器（MAJ-1606，奥林巴斯）也同样有效。

有关注水所使用的液体，文献中有注水造成低钠血症的报道，因此在我院使用**生理盐水**。要考虑到发生穿孔的风险，应该使用清洁的液体。使用能够确保视野的凝胶浸没 EMR（Gel-Immersion EMR）也是有帮助的。

由于没有关于圈套器的比较研究，目前没有强烈推荐的证据。由于在结肠 UEMR 中使用硬的圈套器出现过穿孔，因此笔者使用不是很硬的细的圈套器。在水下，由于黏膜的张力消失，病变呈现收缩状态，可以使用比注气时的病变稍微小一点的圈套器切除。另外由于十二指肠管腔狭小，如果使用大的圈套器会出现打开困难的情况，因此，如果是 20 mm 以下的病变，可以使用 10 mm 或 15 mm 大小的 SnareMaster Plus 圈套器（SD-400，奥林巴斯）。对于大的病变也可以使用 30 mm 大小的圈套器（00711119，富士胶片医疗）。如果从一开始就计划做分片切除，可以使用前文已介绍过的 SnareMaster Plus。另外，为了稳定内镜状态，建议使用前端透明帽（D-201 系列，奥林巴斯）。

操作流程及术后管理（图 5.20，视频 5.3）

视频 5.3

镇静

基本上是在内镜中心使用镇静药（咪达唑仑）联合镇痛药（哌替啶）进行静脉麻醉。

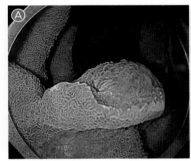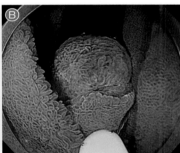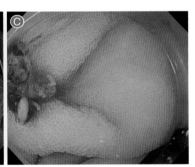

图 5.20（视频 5.3） 十二指肠降部长径约 10 mm 的 0-Is 型隆起型病变
Ⓐ 水下 NBI 观察。在水下病变漂浮起来。
Ⓑ 将圈套器前端放在病变肛侧并在水下展开圈套器，一边确认侧方及口侧边界一边收紧圈套器。
Ⓒ 切除后的黏膜缺损。确认没有残留后闭合创面。

注水

在术前评估病变后，吸出十二指肠内的空气，使用内镜注水功能向管腔内注入生理盐水。有些人担心在治疗过程中生理盐水流走、进入空气等，这可能是在过去实施十二指肠 EUS 时使用同一钳道进行注水及进出附件，使停留在钳道内的空气进入肠道内，或者更换附件时生理盐水流走的经验令他们出现这样的担心。如果使用的是带有注水功能的内镜，多数情况下保持注水状态并不难。如果无论如何在十二指肠内都有空气，要先返回胃内，将胃内的空气吸出后再向十二指肠注水。

圈套

在管腔内充分注水后，张开圈套器套扎病变。在张开圈套器时，时刻关注圈套器前端的位置是避免分片切除的技巧。先将内镜前端插入病变肛侧，然后一边退镜一边张开圈套器，确认病变的侧方、口侧后收紧圈套器就可以充分圈套。在观察及圈套时使用 NBI 观察会更容易识别病变。在 UEMR 过程中，如果进行分片切除，也可以做到完成度高的切除。如前所述，可以允许分片切除时，要从思想上认可分片切除也是不得已而为之的一种选择。在病变的肛侧做部分局部注射也是可以提高整块切除率的尝试，但是，这一做法和不做局部注射的 UEMR 的基本理念相反，希望今后有关于其治疗效果的报道。

切除

在我院使用高频电发生器 VIO2（ERBE）进行通电切除。用圈套器套扎好病变后，用 Forced Coag 模式（Effect 2，25 W）短时间（0.5 s 左右）通电 2 次后，用 Endo Cut 模式（Effect 3，Interval 3，Duration 2）切除。

回收标本

切除后，用切除时使用的圈套器或者回收网篮钳夹标本后经口回收。标本很少随着水流走，而是漂在水中。将回收的标本固定在标本板上，用福尔马林固定后送检。有报道称闭合切除后的黏膜缺损可以减少之后不良事件的发生，我院大多会习惯性地闭合创面，对于小病变或者过大的病变也有不闭合的时候。有报道称若切除后不注气，直接在水下闭合创面，由于创面没有被伸展，闭合会更容易。发生出血时，需要注气以保证视野。另外，在切除大病变时如果发生穿孔，会有液体流出的危险，因此，在有这种担心的情况下，切除完成后尽可能快速地吸出生理盐水并注气，在确保视野的基础上确认创面。

术后管理

术后当日禁水 2 小时，禁食到次日；从术后第 2 天开始经口进食 5 分粥，逐渐恢复进食。术后第 5 天出院。根据我院的习惯，术后第 2 天通常不复查胃镜来确认创面状态，术后 2～3 个月后在门诊复查胃镜以确认创面修复状态及是否有残留或复发，之后 3 年内每年复查 1 次胃镜。

Q1　不能明确是腺瘤还是腺癌时，是选择 ESD 还是 EMR?

A1　一般不能明确鉴别是腺瘤还是腺癌。ESD 应该仅限于需要完整切除病变时

　　现阶段即便是病理学检查有时也不能明确鉴别腺瘤和腺癌，因此在大多数情况下术前难以明确诊断。即使是腺癌，如果是黏膜内癌则转移风险低，因此需要鉴别是浸润癌还是黏膜内癌。十二指肠黏膜下浸润癌的发生率低，有关内镜诊断的准确率还没有充分的证据，因此术前的鉴别诊断也很困难。

　　黏膜内病变是可以分片切除的，用分片切除标本也可以对是否有黏膜下层浸润做出病理学评价，并以此为依据讨论是否需要追加外科手术。由于十二指肠病变是经口途径诊治，因此大多由上消化道的专业内镜医生承担治疗。十二指肠腺瘤性病变大多遵循腺瘤—癌的途径演变，病变边界也是清楚的，适合使用结肠肿瘤的治疗策略。十二指肠癌只要有黏膜下浸润，无论浸润距离的多少都要建议手术治疗，因此做临床决策更简单。ESD 仅限于无论如何都有完整切除病变的必要性的情况。

　　当然，如果术前强烈怀疑是黏膜下层癌，为了避免不必要的内镜治疗风险，外科手术是更妥当的选择。

Q2　对于十二指肠球部一定大小的病变，用水下 EMR 治疗危险吗?

A2　在球部一般平坦型病变不多。多数情况下平坦型病变做 UEMR 也是安全的

　　由于球部隆起型病变占多数，对于平坦型病变的治疗经验不多。UEMR 的优点是即使是平坦型病变，在水下也会漂起来，因此容易圈套。有时候单纯注水也有不能漂起来的情况，在注水后吸引，再重复注水、吸引，然后将圈套器轻轻压下去，这样做常常可以用圈套器套扎病变。在套扎过程中，要像圈套器在肌层上滑行一样缓慢闭合圈套器，就可以使黏膜像反转到腔内那样隆起而完成套扎。如前所述，UEMR 即使是分片切除也可能做到完成度高、残留少的切除，即使切成甜甜圈样，追加切除就可以了。UEMR 一般很少引起穿孔，因此不用担心，切除是成功的第一步。

　　闭合创面时，使用可开闭的大的 SureClip（ROCC-F-26 系列，Micro-Tech）在水下处理会使闭合更简单，对于比较大的黏膜缺损可以使用带线组织夹闭合法（line-assisted complete closure method，LACC）。但是，尤其是关于十二指肠球部等乳头口侧的闭合的有效性尚不明确，没有必要执念于闭合创面。担心出现迟发性穿孔时，可以选择用 PGA 贴膜覆盖创面。

Q3 病变肛侧视野不好时，有什么技巧吗？

A3 先在水下观察

在注气状态下病变肛侧看不清时，可在水下观察。由于肠壁弯曲度减弱，黏膜松弛，有时候可以看清楚，因此可以先尝试在水下观察。

将圈套器前端准确放到病变的肛侧是避免分片切除的技巧。首先将内镜插入病变肛侧，然后一边退镜一边张开圈套器，确认病变的侧方、口侧后收紧圈套器，这样充分套扎的准确率高。如前所述，有报道称在病变的肛侧做一点局部注射可以提高整块切除率，但是这和不做局部注射的 UEMR 的基本理念相反，期待今后关于其治疗效果的报道。

即使是分片切除，UEMR 也是完成度高、残留少的切除方法，在肛侧视野不清时，不要反感分片切除，继续完成治疗就可以了。

 Q4 收紧圈套器时打滑，不能很好地套住病变时，如何处理？

A4 吸出注入的水，反复注水，将圈套器轻轻压下去，往往就有可能套住病变

 Q5 如果在注射后注水，不会更容易抬举吗？

A5 不注射是 UEMR 的优势

局部注射后注水会使黏膜面的张力下降，黏膜会漂浮上来，因而更容易套扎。但是不做黏膜下注射更容易圈套是 UEMR 的优点，局部注射后再注水有可能降低 UEMR 的有效性。

专家点评

 随着 UEMR 的登场，治疗十二指肠肿瘤的难度显著降低了，现在几乎不选择过去的 EMR 法。由于不做局部注射，切除后的溃疡底周围没有肿胀，更容易闭合创面，这是 UEMR 的优点之一。

（滝沢耕平）

■ 参考文献

[1] Binmoeller KF, et al： "Underwater" EMR without submucosal injection for large sessile colorectal polyps （with video）. Gastrointest Endosc, 75： 1086-1091, 2012

[2] Yamashina T, et al： Comparison of Underwater vs Conventional Endoscopic Mucosal Resection of Intermediate-Size Colorectal Polyps. Gastroenterology, 157： 451-461.e2, 2019

[3] Yamasaki Y, et al： Nonrecurrence Rate of Underwater EMR for≤20-mm Nonampullary Duodenal Adenomas： A Multicenter Prospective Study（D-UEMR Study）. Clin Gastroenterol Hepatol： doi： 10.1016/j.cgh.2021.06.043, 2021, in press

[4] Hamada K, et al： Safety of cold snare polypectomy for duodenal adenomas in familial adenomatous polyposis： a prospective exploratory study. Endoscopy, 50： 511-517, 2018 Multiple items are found.

[5] Yamasaki Y, et al： Line-assisted complete closure of duodenal mucosal defects after underwater endoscopic mucosal resection. Endoscopy, 49： E37-E38, 2017

第 **5** 章 十二指肠病变的内镜治疗

4 十二指肠 ESD

川田登

适应证

有关表浅型十二指肠非乳头部上皮性肿瘤（superficial non-ampullary duodenal epithelial tumor，SNADET）的治疗，现在各家医院根据各自的内镜治疗现状而选择治疗方法，在《十二指肠癌诊疗指南》中也没有明确规定十二指肠 ESD 的适应证。有关于对 20 mm 以下的病变实施 UEMR/EMR 的有效性的报道，但是从癌症治疗的观点来看，R0 切除率并不充分。因此，现在认为十二指肠 ESD 的适应证为 EMR 整块切除困难的 20 mm 以下的十二指肠黏膜内癌及大于 20 mm 的病变。

十二指肠 ESD 具有较高的整块切除率、R0 切除率以及较低的复发率，但是存在**较高的并发症发生率**，应该仅由技术成熟的术者在有相关经验的医院内完成。

内镜的选择

钳道大、具有前端注水功能的治疗内镜［GIF-Q260J、GIF-H290T（奥林巴斯）］应为第一选择。在用胃镜难以接近病变时，可以更换细的结肠镜以接近病变。由于结肠镜向下的镜角为 180°，因此可以根据病变的部位及内镜的操作性能选择使用。

使用的附件

一般在十二指肠 ESD 中使用的刀有前端型的 DualKnife J（奥林巴斯）、FlushKnife®BT-S（富士胶片医疗）、HookKnife J（奥林巴斯），剪刀型刀 ClutchCutter®（富士胶片医疗）、SB 刀 Jr®（SB Kawasmi），前端用绝缘体陶瓷头覆盖的 ITknife nano™。在内镜操作性良好时，黏膜下层剥离使用 ITknife。高频电装置的设定同结肠 ESD 中各种刀的设定。

镇静

由于十二指肠 ESD 治疗时间长、患者身体扭动会增加术中穿孔的风险等问题，为了在稳定的状态下治疗，有必要适当地给予镇静。我院使用地西泮、盐酸哌替啶和右美托咪定持续静脉注射以实施 ESD，建议在技术完全成熟以前使用全身麻醉。

十二指肠 ESD 的操作流程

以下是我院的十二指肠 ESD 操作流程（图 5.21）。

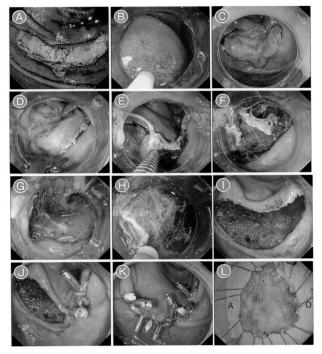

图 5.21　十二指肠 ESD 的流程

Ⓐ 十二指肠降部十二指肠癌，0-Ⅱa，cT1a，35 mm。
Ⓑ 在计划切开部位注射透明质酸钠原液。
Ⓒ 全周切开后。
Ⓓ 剥离口侧黏膜下层，制作黏膜瓣。
Ⓔ 用带线组织夹牵引黏膜瓣。
Ⓕ 牵引后黏膜下层展开。
Ⓖ 轻松地钻到黏膜下层，在稳定状态下剥离。
Ⓗ 适当追加局部注射，在黏膜下层浅层继续剥离。
Ⓘ 病变切除后的溃疡底。
Ⓙ 组织夹闭合。在轻微吸气状态下从边缘开始闭合创面。
Ⓚ 完全闭合后。
Ⓛ 切除的标本。标本大小：46 mm × 30 mm。病理：tub1，37 mm × 23 mm，pT1a，Ly0，V0，HM0，VM0。

局部注射

标记只在病变边界不明确时进行。局部注射液是在透明质酸钠（MucoUp®，波士顿科学，日本）或者海藻酸钠（littal®K kaigen-pharma）的原液中加入靛胭脂和少量的肾上腺素。由于局部注射液在十二指肠内注入后容易消散，不要一次大量注射，**只在计划切开的部位注射**，后续适当地追加。大多数前端型刀都是可以追加局部注射的。

黏膜切开

局部注射液在十二指肠内容易消散，通过使用带线组织夹牵引可以更容易地钻入黏膜下层。在 ESD 的最后阶段，大的病变的肛侧很难接近，因此，与常规 ESD 一样，在一开始就做全周切开。黏膜切开后进行修整，使切开的创面充分打开，黏膜下层剥离就会变得容易。

黏膜下层剥离

全周切开后，剥离病变口侧的黏膜下层，制作黏膜瓣，用带线组织夹夹住黏膜瓣后牵引，可以直视黏膜下层进行安全剥离。由于固有肌层受到热损伤容易穿孔，所以要**在黏膜下层浅层进行剥离**。通过轻微调整向各个方向的角度和右手腕的旋镜等协调操作，一点一点地剥离。使用 ClutchCutter® 可以在内镜固定的状态下通过刀的出入完成切开、剥离，即使在内镜操作性不好的情况下，也可以进行稳定的剥离。

钳夹黏膜下层后稍微向管腔侧抬起，使黏膜下层离开固有肌层后切开，可以避免多余的电流流向固有肌层，这样的操作是安全的。另外，对大的病变在内镜操作性好的情况下，可以使用牵引法在直视黏膜下层的状态下用 ITknife nano™ 剥离，这样缩短治疗时间。**在看不见剥离面的状态下剥离会造成穿孔风险增加，因此是操作禁忌。**

病变切除后溃疡底的处理（参见本章第 6 节）

考虑到对切除后溃疡底进行预防性凝固止血是迟发性穿孔的危险因素，要最大限度地控制使用凝固止血。**预防迟发性出血和穿孔是必需的**，要根据 ESD 术后溃疡的大小及部位选择使用组织夹、Over-The-Scope Clip（OTSC®）系统（Ovesco Endoscopy）、聚乙醇酸（PGA）贴膜来闭合创面或者覆盖创面。其后在十二指肠降部留置经鼻引流管，持续引流胆汁和胰液，进行腹部 X 线检查以确认有无游离气体以及引流管前端的位置是否合适。

广泛纤维化造成 ESD 操作困难时（例如在十二指肠溃疡瘢痕处发生的 SNADET 等情况）

伴有广泛纤维化的病变在局部注射时难以形成良好的隆起，可以选择不进行局部注射的水下 EMR（参见**本章第 3 节**）和切除后加固溃疡底的十二指肠腹腔镜 – 内镜联合手术（duodenum laparoscopic endoscopic cooperative surgery，D-LECS，参见**本章第 5 节**）或外科手术。

并发症的处理（术中出血）

十二指肠的粗大的血管很少，在黏膜下层浅层有较多细小的血管。术中出血会造成视野不良，增加穿孔的风险。因此，在发现较粗的血管时，要用剥离刀或电凝钳（Coagrasper™，奥林巴斯）进行预防性凝固，避免出血。一旦发生出血，要用 Coagrasper™ 迅速止血，但是如果固有肌层受到热损伤，就会造成术中穿孔及迟发性穿孔。因此，要在黏膜下层浅层夹持血管的一端，在向内腔轻轻牵引的状态下进行短时间的凝固止血（VIO®3，Soft Coag）。

恢复饮食的时机及住院时间

在我院，如果 ESD 术后溃疡底完全闭合，患者从第 2 天开始即可饮水，从 ESD 术后第 2 天的中午开始进食流食。如果创面没有完全闭合，要注意患者的腹部体征，从 ESD 术后第 3 天的中午开始进食。总的住院时间为 1 周。

Q1 除了水下 EMR 和十二指肠腹腔镜 – 内镜联合手术，我们必须要掌握十二指肠 ESD 吗？

A1 十二指肠 ESD 并不是内镜医生必须掌握的技术

十二指肠 ESD 在技术上的难度很高，是只有技术成熟的术者及医疗机构才可以实施的操作。另外，适合做 ESD 的病变也不是很多，十二指肠 ESD 并不是内镜医生必须掌握的技术。D-LECS 过程中需要的也是一般的 ESD 技术。因此如果发现了符合 ESD 适应证的病变，不要勉强做 ESD，可以将患者转诊到专科医院治疗。

Q2 治疗 50 mm 大小的腺瘤的 ESD 花了 8 小时……当时应如何处理会更好？

A2 应该终止 ESD 或者一开始就将患者转诊到专科医院

　　长时间的 ESD 操作会造成并发症风险增加，不仅对患者，对术者也是很大的负担。因此，对于技术难度高的病变，应该考虑将患者转诊到专科医院或者从一开始就选择外科手术。另外，在实施 ESD 的时候，要事先设定最长时间，如果超时，勇敢地选择终止治疗也是很重要的。

　　对于十二指肠腺瘤是可以进行分片 EMR 的。但是，其他内镜切除方法与 ESD 相比，治疗 20 mm 以上的病变的迟发性不良事件的发生率并没有显著差异，治疗 30 mm 以上的病变的残留复发率明显增高。因此，在专科医院采用 ESD 进行完整切除是比较理想的治疗方案。

Q3 进行水下 ESD 时，注入哪种溶液较好？

A3 生理盐水较好

　　水下 ESD 的水压法通过在管腔内充满生理盐水，用注水泵冲洗切口来展开黏膜下层并钻入黏膜下层。在 Binmoeller 等人关于十二指肠水下 EMR 的报道中，为了避免电流损耗而使用了灭菌水。使用金属暴露少的 DualKnife J，也可以不改变高频电装置的设定而在水下使用。另外，ESD 的治疗时间长，会使注水量增加，从预防水中毒的角度，使用生理盐水也是安全的。

Q4 和其他器官相比，感觉十二指肠 ESD 时不容易形成好的隆起。请教局部注射的技巧和注射液的选择

A4 由于注射液在十二指肠难以注入，也容易消散，因此选择透明质酸钠和海藻酸钠原液，在计划切开的部位注射

　　十二指肠黏膜下层存在 Brunner 腺，与其他器官相比，局部注射很难形成良好的隆起。另外局部注射液容易扩散，很难维持隆起。如果局部注射液向周围扩散，会妨碍视野的清晰度和内镜操作，所以只在计划切开、剥离的部位注射比较好。局部注射时，要一边注入注射液一边缓慢穿刺，待黏膜下层的隆起形成后，将局部注射针竖起到垂直方向，一边回拉一边注入，这样就可以形成高的隆起。追加局部注射时，最好在隆起的根部追加注射。

Q5 请教一下前端型刀和 IT 刀应用于十二指肠 ESD 的优缺点，以及如何选择

A5 为了安全地切除，要根据具体情况选择刀

　　十二指肠的内镜可操作性差，局部注射黏膜下层隆起不良，因此笔者更愿意使用刀的前端可以用来切开的前端型刀。另外，在现阶段 2022 年 3 月，使用前端型刀的 ESD 大多数是可以追加黏膜下层注射的，并且可以不更换附件而直接在局部注射后切开。然而，在切线方向不能钻入黏膜下层时，刀的前端会朝向固有肌层，会增加穿孔的风险，这一点需要注意。

　　ITknife nano™ 具有长的刀刃，一次剥离范围广，可以缩短治疗时间；通过前端的陶瓷头钩住组织，有可能做到牵拉切开。但是此种类型的刀也有朝向固有肌层下压切开时容易穿孔、注射后隆起不良以及有纤维化时难以安全切开的缺点，因此可以根据具体情况与前端型刀联合使用。

Q6 还有更好的牵引方法吗？

A6 如果不能获得良好的牵引，可以使用滑轮法

　　将带线组织夹的线固定在病变肛侧对侧十二指肠壁上的滑轮法（图 5.22）可以获得良好的牵引。随着剥离操作的进行出现牵引力减弱时，追加组织夹可以维持良好的牵引。使用可以重新抓取的组织夹，在确认牵引方向良好后再闭合组织夹很重要。另外 S-O Clip®（Zeon Medical）和多环组织夹（波士顿科学，日本）也很有效。牵引力过大会使固有肌层裂开，需要引起注意。

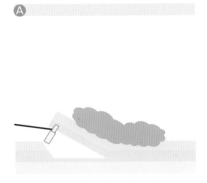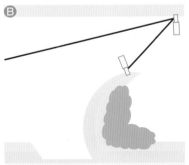

图 5.22　滑轮法的牵引方法
Ⓐ 带线组织夹的牵引。
Ⓑ 使用滑轮法使切开线更容易识别。

专家点评

　　十二指肠 ESD 由于受管腔狭窄、内镜操作性不稳定、存在 Brunner 腺、肌层菲薄、胰液及胆汁的暴露等情况的影响，术中及术后并发症的发生率极高，是 ESD 中难度最高的治疗。虽然 ESD 技术和切除后溃疡的闭合方法在逐渐进步，但是，在现阶段还不能在所有的医院开展标准的治疗，建议由技术成熟的术者及医院进行专科治疗。

（小田一郎）

■ 参考文献

[1] 「十二指腸癌診療ガイドライン2021年版」（十二指腸癌診療ガイドライン作成委員会／編），金原出版，2021

[2] Kiguchi Y, et al：Feasibility study comparing underwater endoscopic mucosal resection and conventional endoscopic mucosal resection for superficial non-ampullary duodenal epithelial tumor ＜ 20 mm. Dig Endosc, 32：753-760, 2020

[3] Yamasaki Y, et al：Nonrecurrence Rate of Underwater EMR for ≤20-mm Nonampullary Duodenal Adenomas：A Multicenter Prospective Study（D-UEMR Study）. Clin Gastroenterol Hepatol：doi：10.1016/j.cgh.2021.06.043, 2021

[4] Kato M, et al：Outcomes of endoscopic resection for superficial duodenal tumors：10 years' experience in 18 Japanese high volume centers. Endoscopy：doi：10.1055/a-1640-3236, 2021

[5] Yahagi N, et al：Water pressure method for duodenal endoscopic submucosal dissection. Endoscopy, 49：E227-E228, 2017

[6] Binmoeller KF, et al："Underwater" EMR of sporadic laterally spreading nonampullary duodenal adenomas（with video）. Gastrointest Endosc, 78：496-502, 2013

5 十二指肠腹腔镜 – 内镜联合手术

籔内洋平、吉水祥一、布部创也

引言

　　腹腔镜 – 内镜联合手术（laparoscopic endoscopic cooperative surgery，LECS）是使用内镜及腹腔镜在最小的切除范围内进行切除治疗的术式，于 2006 年首次被报道，此后作为胃黏膜下肿瘤的治疗方法被广泛普及。十二指肠腹腔镜 – 内镜联合手术（D-LECS）将这一术式应用于十二指肠，可以将十二指肠肿瘤做最小范围的局部切除，通过腹腔镜下缝合以加固切除部位，避免十二指肠 ESD 出现迟发性穿孔这一严重并发症，这是这一术式最大的优势。

　　D-LECS 在 2020 年 4 月被纳入日本医疗保险的支付范围内，目前尚未得到广泛普及，对于其适应证以及和 ESD 的分工等还没有完全明确。

　　在这里介绍一下表浅型十二指肠非乳头部上皮性肿瘤（SNADET）的 D-LECS。

操作流程

视频 5.4

　　一般的流程是：①腹腔镜下确认病变部位；② Kocher 游离术；③ ESD；④腹腔镜下的缝合；⑤内镜下确认（图 5.23，视频 5.4）。

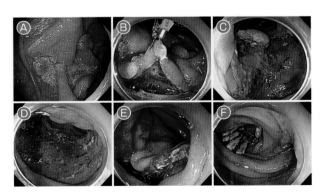

图 5.23　D-LECS 的基本流程

Ⓐ 十二指肠上角的扁平病变。

ⒷⒸ 牵引下的 ESD。

Ⓓ ESD 术后的溃疡底。

Ⓔ 腹腔镜下对术后 ESD 溃疡部位进行浆肌层缝合。

Ⓕ 黏膜侧用组织夹闭合（术后无狭窄）。

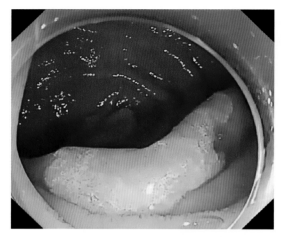

视频 5.4　D-LECS 病例（十二指肠降部 30 mm
大小的 0-Ⅱa 的 SNADET ）

腹腔镜下确认病变部位

首先，腹腔镜下确认病变的准确位置。由于腹腔镜侧看不见 SNADET，可以采用在内镜侧照射光线和用钳子压迫的方法向腹腔镜传递位置信息来确认。

十二指肠降部的病变由于有主乳头作为标志，几乎没有内镜确认位置错误的情况发生。但是，从十二指肠球部到十二指肠上角的病变在内镜下定位的可靠性差，有必要在腹腔镜下确认准确的位置。

当病变存在于胰腺侧，由于不能从腹腔镜侧缝合，因此有必要研究内镜下的缝合方法而非采用 D-LECS。

Kocher 游离术

为了在腹腔镜下缝合切除部位，需要行 Kocher 游离术。游离过度可能造成十二指肠不固定，导致内镜操作困难，因此要掌握病变的范围适度进行游离。球部及前壁侧的病变有时候不需要游离。

在这个步骤中从浆膜侧处理好血管，就不会在实施 ESD 时受到出血的影响。

ESD

有关 ESD 的方法，请参见**本章第 4 节**中有关十二指肠 ESD 的内容。

D-LECS 特有的问题是 Kocher 游离使十二指肠失去固定，导致内镜操作和向十二指肠降部进镜困难。因此在内镜进入十二指肠时，要用腹腔镜辅助以免胃腔被过度拉伸。

腹腔镜下的缝合

ESD 切除病变后要从腹腔镜侧缝合。缝合的技巧是不采取全层缝合，而是仅缝合浆肌层，这对于避免狭窄是很重要的。缝合方向基本上是沿着短轴方向（图 5.24），根据病变的部位及占据环周的情况采用相应的缝合方法。

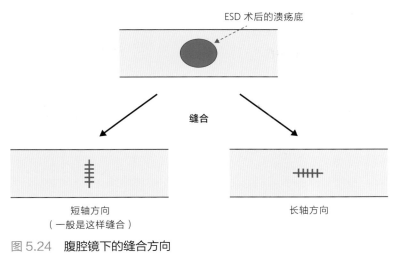

图 5.24　腹腔镜下的缝合方向

内镜下确认

最后在内镜下确认是否有狭窄，在黏膜侧用组织夹闭合。黏膜闭合对于预防迟发性穿孔的意义不大，主要是为了预防迟发性出血。

术后的管理

如果术中未出现并发症及狭窄，原则上患者于术后第 1 日即可以饮水，第 2 日开始进食流食。恢复饮食后若临床过程良好，则可以在术后 1 周出院。

对于表浅型十二指肠非乳头部上皮性肿瘤，是选择单独做 ESD 还是选择十二指肠腹腔镜 – 内镜联合手术，有标准吗？

A　现在没有基于病变性质的适应证标准，各家医院的选择都有很大的差别

笔者咨询了几家对 SNADET 进行积极治疗的医院，关于是选择单独 ESD 还是选择 D-LECS，各家医院之间存在差别。在积极实施 D-LECS 的癌研有明医院，对于 30 mm 以上的病变全部选择 D-LECS，对于 20～30 mm 的病变，如果是内镜操作性不良、伴有瘢痕、怀疑 SM 癌等发生术中穿孔风险高的病变则选择

D-LECS。

　　而在以 ESD 单独治疗 SNADET 为主要治疗方案的 2 家医院几乎没有实施过 D-LECS。不过有趣的是，每家医院唯一的 D-LECS 病例都是因为十二指肠上角的弯曲度大，内镜接近困难，因此在腹腔镜辅助下拉直角度后进行治疗。内镜接近困难的十二指肠病变也许是 D-LECS 的很好的适应证。

专家点评

　　D-LECS 作为十二指肠非乳头部上皮性肿瘤的治疗方法已经被纳入保险给付范围内，但是肿瘤的大小、部位（与乳头的关系），内镜医生的意识，内镜切除方法的差异，外科医生的意识和技术等因素会影响治疗方式的选择，现阶段还没有充分确立其适应证。需要依据未来关于其治疗效果的多中心研究的数据来确定其最佳适应证，进一步使操作技术标准化。

（上堂文也）

■ 参考文献

[1] Hiki N, et al：Laparoscopic and endoscopic cooperative surgery for gastrointestinal stromal tumor dissection. Surg Endosc, 22：1729-1735, 2008
[2] Nunobe S, et al：Safety and feasibility of laparoscopic and endoscopic cooperative surgery for duodenal neoplasm：a retrospective multicenter study. Endoscopy, 53：1065-1068, 2021

6 缝合的必要性和缝合方法

七条智圣

缝合的必要性

在消化道中十二指肠壁相对较薄并暴露于胆汁和胰液等消化液中，因此，内镜治疗后**并发症（出血、穿孔）的发生率比其他脏器高**。特别是出现迟发性穿孔时会导致危重状态，希望通过缝合切除后的创面以降低迟发性并发症的发生风险。在《十二指肠癌诊疗指南》（2021 年版）中，关于临床问题"对表浅型十二指肠非乳头部上皮性肿瘤是否推荐在内镜治疗后采取预防并发症发生的措施?"，指南提出"在实施十二指肠 EMR 和 ESD 时，推荐进行包括黏膜缝合和聚乙醇酸（PGA）贴膜覆盖创面等在内的预防措施，推荐级别为弱推荐"。我院将水下 EMR 作为针对十二指肠肿瘤的主要内镜治疗措施，除了乳头部肿瘤的治疗以外，一般都会缝合溃疡底。从 2013 年到 2021 年 7 月，在 600 例实施 EMR 的病例中，只有 2 例出现迟发性穿孔。

缝合方法

视频 5.5

对于病变在 10 mm 以下等 EMR 术后溃疡底不是很大的情况，仅用普通的组织夹就可以缝合。如果认为需要更扎实的缝合，可以使用 SureClip（Micro-Tech）等可以开闭的夹子，在确实抓住了想要夹闭的部位（口侧和肛侧正常黏膜）后闭合组织夹（视频 5.5）。

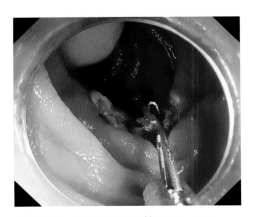

视频 5.5　水下 EMR 后使用 SureClip

20 mm 左右的大病变在实施水下 EMR 后以及更大的病变在 ESD 术后，由于切除后溃疡底较大，单靠组织夹是难以完全闭合的，有关于各种缝合方法的报道。

缝线辅助完全缝合法 / 缝线组织夹缝合法

由内镜钳道伸出的带线组织夹夹闭创面口侧（或肛侧）的正常黏膜后，用组织夹将线固定在创面肛侧（或者口侧）黏膜。将内镜钳道入口处的线拉紧，使溃疡底两侧的正常黏膜靠近，用一般的组织夹加固周围黏膜，就可以缝合大的溃疡底（图 5.25）。

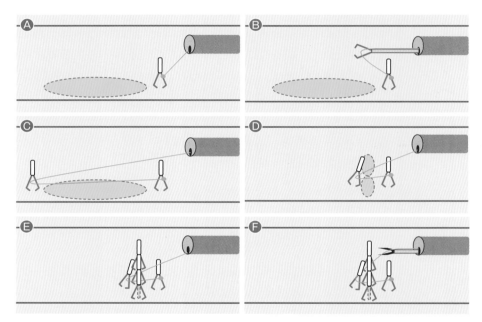

图 5.25　缝线辅助完全缝合法
Ⓐ 用从内镜钳道伸出的带线组织夹固定口侧黏膜。
ⒷⒸ 用第 2 个组织夹（不带线）将第 1 个带线组织夹的线固定在肛侧黏膜。
Ⓓ 牵拉线使组织夹靠拢。
Ⓔ 为了加固缝合，追加组织夹（不带线）夹闭。
Ⓕ 完全闭合后用剪刀将线剪断。
根据参考文献 [6] 制作。

褥式缝合

这是使用尼龙圈和组织夹缝合黏膜缺损的方法（图 5.26）。使用双钳道内镜更好。

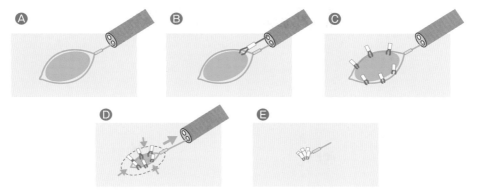

图 5.26　褥式缝合

Ⓐ 用双钳道内镜将尼龙圈放到黏膜缺损周围。
Ⓑ 用组织夹将尼龙圈固定于黏膜。
Ⓒ 沿着尼龙圈全周夹闭组织夹。
Ⓓ 收紧尼龙圈。
Ⓔ 黏膜缺损被完全闭合。
根据参考文献 [6] 制作。

使用聚乙醇酸（PGA）贴膜

　　用活检钳将切成适当大小（边长 1 cm）的 PGA 贴膜粘贴到溃疡底后，使用导管喷洒纤维蛋白胶以固定 PGA 贴膜。除了有在缝合困难等情况下将 PGA 贴膜预防性地粘贴到溃疡底的报道之外，也有一些在术后发生穿孔时使用 PGA 贴膜进行保守治疗的相关报道。本方法在使用组织夹等机械缝合法不能奏效时有可能有效。但是，费用为 5 万多日元，另外纤维蛋白胶是血液制剂，虽然血源性感染的发生率低，但是也有发生血源性感染的风险。

专家点评

　　十二指肠的缝合很难，本人也不擅长。过去，在发生十二指肠穿孔且无论如何也缝不好时，用夹子尽可能缩小穿孔后，像出鼻血时用纸巾填塞那样填塞 PGA 贴膜来逃脱困境。因为十二指肠的出血、穿孔有时会使病情加重，要时常记住应请外科医生会诊并冷静处理。

（矢野友规）

■ 参考文献

[1] Kato M, et al. Clinical impact of closure of the mucosal defect after duodenal endoscopic submucosal dissection. Gastrointest Endosc, 89：87-93, 2019

[2]「十二指腸癌診療ガイドライン 2021 年版」（十二指腸癌診療ガイドライン作成委員会／編），金原出版，2021

[3] Yamasaki Y, et al. Underwater endoscopic mucosal resection for superficial nonampullary duodenal adenomas. Endoscopy, 50：154-158, 2018

[4] Yamasaki Y, et al. Line-assisted complete closure of duodenal mucosal defects after underwater endoscopic mucosal resection. Endoscopy, 49：E37-E38, 2017

[5] Yahagi N, et al. New endoscopic suturing method：string clip suturing method. Gastrointest Endosc, 84：1064-1065, 2016

[6] Shichijo S, et al. Endoscopic full-thickness resection of gastric gastrointestinal stromal tumor：a Japanese case series. Ann Gastroenterol, 32：593-599, 2019

[7] Takimoto K, et al. Endoscopic tissue shielding method with polyglycolic acid sheets and fibrin glue to prevent delayed perforation after duodenal endoscopic submucosal dissection. Dig Endosc, 26 Suppl 2：46-49, 2014

[8] Tonai Y, et al. Iatrogenic duodenal perforation during underwater ampullectomy：endoscopic repair using polyglycolic acid sheets. Endoscopy, 48 Suppl 1 UCTN：E97-E98, 2016

7 累及十二指肠乳头的病变切除后胆胰管引流的意义

加藤元彦

什么是十二指肠病变内镜治疗后的胆胰管引流

十二指肠病变内镜治疗后出现迟发性并发症的风险高，其原因之一是创面暴露于胆汁、胰液。预防方法是内镜下经十二指肠乳头行胆管及胰管置管来向外引流胆汁和胰液，这就是内镜下经鼻胆管及胰管引流术（endoscopic nasobiliary and nasopancreatic duct drainage，ENBPD）（图 5.27、5.28）。

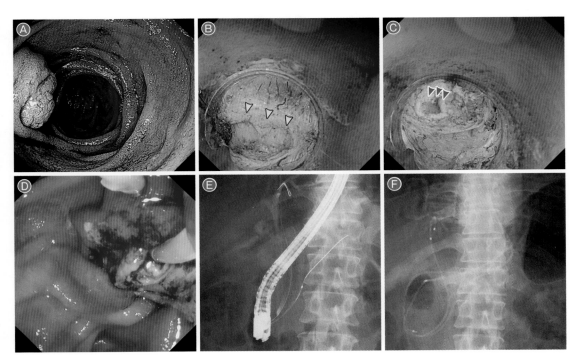

图 5.27　十二指肠乳头部肿瘤的 ENBPD 病例

Ⓐ 25 mm 大小的十二指肠乳头部肿瘤。

Ⓑ 黏膜下层剥离时的表现。可观察到乳头括约肌（▷），应谨慎剥离。

Ⓒ 切除后的创面。可见共同开口（►）。

Ⓓ～Ⓕ 经十二指肠乳头留置胆胰管进行外引流。

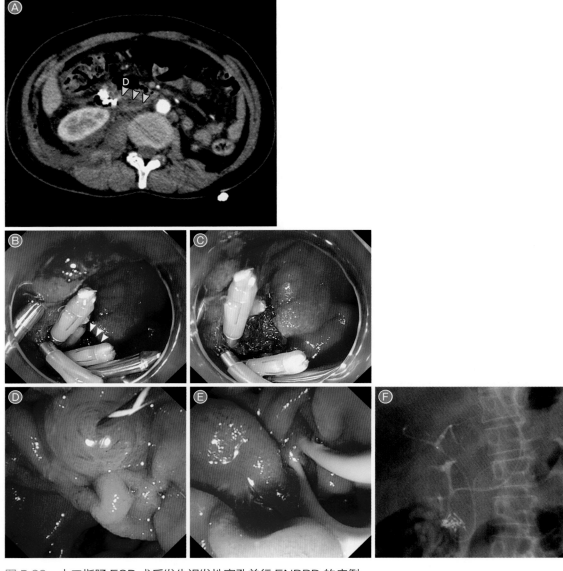

图 5.28　十二指肠 ESD 术后发生迟发性穿孔并行 ENBPD 的病例

Ⓐ ESD 2 天后的 CT。十二指肠水平部（ D ）背侧出现游离气体及液体，诊断为迟发性穿孔。

Ⓑ 急诊内镜图像。切除后的创面部分开裂，可见穿孔部位（▷）。

Ⓒ 用 PGA 贴膜覆盖穿孔部位。

Ⓓ ~ Ⓕ 经十二指肠乳头留置胆胰管进行外引流。其后患者的临床经过良好，次日体温恢复正常。

什么样的病例适合 ENBPD

最近的报道显示，完全闭合十二指肠内镜治疗后的黏膜缺损会使迟发性并发症的发生减少 90% ~ 95%。因此，ENBPD 的适应证为术后难以完全闭合创面的病例以及合并十二指肠乳头部切除的病例（图5.27）。病变位于胰腺侧、前壁以及大的病变（尤其是大小超过 40 mm 的病变）是创面不完全闭合的危险因素。尤其是胰腺侧在腹腔镜下也是缝合困难的部位，对于这些病例需要做好实施 ENBPD 的准备。一旦发生**迟发性穿孔**，要在穿孔部位覆盖 PGA 贴膜，然后留置 ENBPD。

ENBPD 操作注意点

进行 ENBPD 时，由于存在内镜切除后的黏膜缺损，插入斜视镜时要比进行常规的内镜下逆行胰胆管造影时更加谨慎。一般认为在进镜时属于缝合困难部位的胰腺侧及前壁侧不容易被内镜碰到，但是对于做了全周广泛切除的病变，进镜时还是要予以注意。在术中发生穿孔时要注意避免注入过量的气体，以免不能和十二指肠乳头保持合适的距离或者因为接近十二指肠乳头的角度发生变化而造成操作困难。

术后管理的重要性

胰液的分泌量为每日数百毫升，因此如果由于引流管弯曲或者移位数小时未能引流，发生胰腺炎的风险很高，因此对于**胰管需要更加严格地管理**。如果引流量减少，需要进行 CT 检查等以进一步评估病情。

ENBPD 的注意事项

对于十二指肠病变内镜治疗后发生迟发性穿孔的病例，避免外科手术所能抓住的"最后的稻草"为 ENBPD。但是该操作有发生急性胰腺炎等风险，是否适合做 ENBPD 还是要根据技术水平、术后管理的专业性决定，并由胆胰专业的内镜医生完成。

专家点评

　　充分注意预防并发症的发生固然重要，但是不管如何注意都会有一定的发生率。与十二指肠病变内镜切除相关的十二指肠穿孔会导致腹膜后脓肿、败血症等致命的并发症，外科的介入要在术中发现穿孔后立即实施才能有效，如果炎症波及周围组织有可能难以恢复。ENBPD 是能够应对这种非常严重状况的方法，建议一定要在医院内创造可以随时实施 ENBPD 的条件。

（上堂文也）

■ 参考文献

[1] Fukuhara S, et al：External drainage of bile and pancreatic juice after endoscopic submucosal dissection for duodenal neoplasm：Feasibility study（with video）. Dig Endosc, 33：977-984, 2021

[2] Fukuhara S, et al：Management of perforation related to endoscopic submucosal dissection for superficial duodenal epithelial tumors. Gastrointest Endosc, 91：1129-1137, 2020

[3] Kato M, et al：Clinical impact of closure of the mucosal defect after duodenal endoscopic submucosal dissection. Gastrointest Endosc, 89：87-93, 2019

[4] Tsutsumi K, et al：Efficacy of endoscopic preventive procedures to reduce delayed adverse events after endoscopic resection of superficial nonampullary duodenal epithelial tumors：a meta-analysis of observational comparative trials. Gastrointest Endosc, 93：367-374.e3, 2021

[5] Mizutani M, et al：Predictors of technical difficulty for complete closure of mucosal defects after duodenal endoscopic resection. Gastrointest Endosc, 94：786-794, 2021

8 十二指肠并发症的对策

川田登

引言

在十二指肠，由于内镜操作性差以及固有肌层薄，内镜治疗难度大，ESD术中十二指肠穿孔的发生率达 9.3%。由于胆汁及胰液对溃疡底的影响，出现迟发性并发症的风险高，迟发性出血的发生率为 4.7%，迟发性穿孔的发生率为 2.5%，因并发症而行手术治疗的发生率为 2.5%。近年来，由于针对切除术后溃疡底的组织夹闭合、PGA 贴膜覆盖、Over-The-Scope Clip（OTSC®）系统（Ovesco Endoscopy）（图 5.29）等技术手段的进步，迟发性穿孔的发生率显著下降。但是一旦发生穿孔，会造成腹膜后胰液及胆汁漏出，并会出现重症情况，因此，即使是保守治疗也要和外科医生充分沟通，不要错过外科手术的时机。

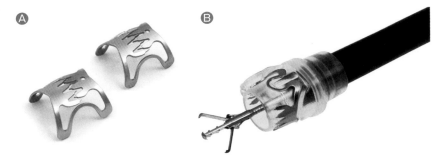

图 5.29　OTSC® 系统
Ⓐ OTSC® 夹子（图片由世纪医疗株式会社提供）。
Ⓑ OTSC® 系统（图片由世纪医疗株式会社提供）。

针对术中穿孔的对策（图 5.30）

发生术中穿孔后，用**组织夹闭合是第一选择**。如果立即用组织夹闭合，组织夹会妨碍其后的剥离操作，因此即使发生了穿孔也不要慌张，将穿孔周围的黏膜下层剥离，形成充分的夹闭部位后再闭合穿孔。由于十二指肠固有肌层薄，组织夹前端有可能使肌层裂开，进一步扩大穿孔，因此要将组织夹轻轻抵在管壁，在吸气状态下（张力较小）并缓慢地闭合组织夹。如果没有闭合好，也不要深究，

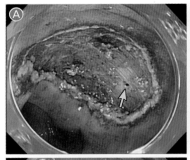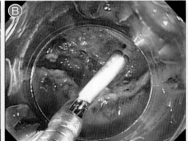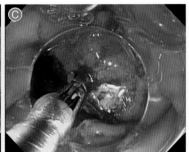

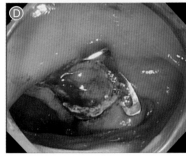

图 5.30　使用 OTSC® 系统闭合术中穿孔

Ⓐ ESD 术后溃疡底。可见微小穿孔（⇨）。
Ⓑ 用 TWIN GRASPER® 夹持溃疡边缘处的黏膜。
Ⓒ 夹持对侧黏膜，将其拉进透明帽内，然后闭合夹子。
Ⓓ 完全闭合后。

要尽可能在短时间内切除病变，在切除后闭合溃疡底。根据病变的大小以及治疗的进展情况，必要时可以转为混合 ESD（Hybrid ESD）或者终止操作。

　　一旦发生穿孔，必须将**溃疡底完全闭合**。可以根据溃疡底的大小使用组织夹闭合、OTSC® 系统、PGA 贴膜等。OTSC® 系统是针对消化道出血进行止血以及针对消化道穿孔及瘘口进行闭合的全层缝合器，比组织夹有更强的闭合力，可维持长时间的闭合作用，但是还是存在由于溃疡底过大以及所在部位而闭合困难、不能重新闭合、费用高等问题。PGA 贴膜的使用与溃疡底的大小无关，可以覆盖整个溃疡底，但是操作复杂，需要熟练的技术，另外其费用高，覆盖后还有发生迟发性穿孔的风险。

　　在闭合后需要留置经鼻十二指肠引流管，禁食，使用抗生素，并严密地观察。

针对迟发性穿孔的对策（图 5.31）

　　即使在内镜切除术后预防性地闭合溃疡底，有时也会发生迟发性穿孔。所以在内镜治疗后患者出现**发热和腹痛**、怀疑发生迟发性穿孔时，要立即进行腹部 X 线及 CT 检查。诊断迟发性穿孔后，要请外科医生会诊，确认是否需要急诊手术。即使选择保守治疗，也要做好病情发生恶化时能迅速进行手术的准备。如果全身状态稳定，可以通过内镜检查确认穿孔部位，评估内镜下闭合的可能性。

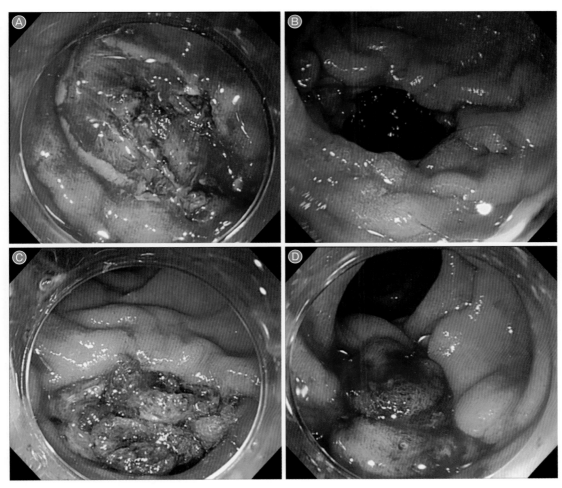

图 5.31　采用 OTSC® 系统闭合迟发性穿孔。

Ⓐ ESD 术后 6 小时迟发性出血，止血后未发现溃疡底穿孔。

Ⓑ ESD 次日出现迟发性穿孔。

Ⓒ 用 PGA 贴膜填塞穿孔部位。

Ⓓ 用 OTSC® 系统完全闭合迟发性穿孔部位，保守治疗后症状缓解。

迟发性穿孔多为固有肌层脱落形成大的缺损所致，另外穿孔周围的组织较硬，用一般的组织夹大多难以闭合。可尝试采用 OTSC® 系统闭合以及用 PGA 贴膜填塞穿孔部位。如果闭合困难，应立即行急诊手术。如果能够闭合，可留置经鼻十二指肠引流管，禁食，使用抗生素并严密地观察病情。如果给予保守治疗后情况没有改善，要考虑外科手术治疗。

针对迟发性出血的对策

　　十二指肠ESD后出血，第一选择是用组织夹止血。如果可见裸露的血管出血，要使用短的组织夹仅仅夹闭血管。夹闭较多的固有肌层有可能使固有肌层裂开，造成穿孔，需要注意。用组织夹止血困难时，我院使用止血钳（Coagrasper™，奥林巴斯）。应只夹持血管并轻微拉向腔内，进行短时间的凝固止血。图5.31显示的是迟发性出血止血后发生迟发性穿孔的病例。对固有肌层进行热凝固是迟发性穿孔的危险因素，因此需要最小限度地凝固止血。

专家点评

　　针对十二指肠ESD并发症的对策极其重要。需要充分准备好发生并发症时应采取的对策后再做十二指肠ESD。

（小田一郎）

■ 参考文献

[1] Kato M, et al：Outcomes of endoscopic resection for superficial duodenal tumors：10 years' experience in 18 Japanese high volume centers. Endoscopy：doi：10.1055/a-1640-3236, 2021

栏目

针对家族性腺瘤性息肉病伴发的十二指肠病变的对策

竹内洋司

家族性腺瘤性息肉病伴发的十二指肠肿瘤

家族性腺瘤性息肉病（familial adenomatous polyposis，FAP）为 5 号染色体上的 *APC* 基因发生致病性突变而导致的遗传性疾病，为常染色体显性遗传。发病率在日本为 1/17400，推测该病患者在结肠癌患者中占比不足 1%。在 *APC* 基因的等位基因中，除了生殖细胞的胚系突变外，一旦等位基因发生了二次打击损伤（two-hit model）（体细胞变异），就会导致腺瘤的发生。一般认为，癌的发生还要有致癌相关基因的变异。

FAP 的临床表现以多发结肠腺瘤为主要特征，如果置之不理，该病患者在 40 多岁时有约 50% 的人会发生结肠癌，而在 60 多岁时近 100% 的人会发生结肠癌。标准的治疗是在癌发生之前进行结肠切除（预防性结肠切除）。通过预防性结肠切除，可以降低 FAP 患者因结肠癌的死亡率。随着长期生存病例的增加，在结肠外也可以出现硬纤维瘤、十二指肠肿瘤、胃腺瘤等伴随病变。

在 FAP 患者的死亡原因中，十二指肠肿瘤是继结肠癌、硬纤维瘤之后的第三大原因，占 FAP 死因的 3%。FAP 患者出现十二指肠癌的相对风险为一般体检人群的 250 ~ 330 倍，十二指肠癌的累计发生率在 57 岁时为 4.5% 左右。30% ~ 90% 的 FAP 患者会发生十二指肠腺瘤，40 岁后腺瘤的患病率增高，最终达到 90%。Spigelman 分期（表 5.3、5.4）是关于 FAP 合并十二指肠腺瘤的临床分类。

针对 FAP 伴发的十二指肠肿瘤的标准对策

按照 Spigelman 的临床分期采取相应的治疗方案，Ⅲ 期及 Ⅲ 期以前是定期进行内镜随访（表 5.4）。《遗传性肿瘤指南》中指出，息肉数量多的时候，内镜下息肉切除术是不充分的，针对 Ⅱ 期 / Ⅲ 期患者，内镜下息肉完全切除的并发症多，复发率为 50% ~ 100%。到了 Ⅳ 期，有 7% ~ 36% 的病变已经癌变，需要考虑胰十二指肠切除术（包括保留幽门的术式）或者保留胰腺的十二指肠切除术。对 Ⅴ 期病变推荐进行外科切除。

表 5.3　Spigelman 评分

十二指肠息肉	分数		
	1	2	3
数量	1 ~ 4	5 ~ 20	> 20
最大径 /mm	1 ~ 4	5 ~ 10	> 10
异型度	轻度异型	中度异型	重度异型（包括黏膜内癌）
组织类型	管状	管状	绒毛状

表 5.4　Spigelman 分期和诊疗方案

分期	合计分数	诊疗方案
0	0	
I	1 ~ 4	每 2 ~ 5 年进行 1 次内镜检查
II	5 ~ 6	
III	7 ~ 8	
IV	9 ~ 12	每 6 ~ 12 个月进行 1 次内镜检查 外科手术
V	十二指肠癌	手术

注：根据参考文献 [1]、[2] 改编。

我院开展的积极的内镜治疗

现行的《遗传性大肠癌诊疗指南》基本上不推荐内镜治疗。但是，如果不治疗和随访，疾病会不断进展，到了 IV 期、V 期，就需要接受创伤性大的外科手术。另外，随着肿瘤长大，进行内镜治疗的风险会增加，异型度高的肿瘤其治疗的根治度要求会更高。考虑到这些因素，如果能够在早期通过创伤性较小的治疗来处理，治疗可能会更高效。

我院在确认冷圈套息肉切除术（CSP）的安全性的基础上，将 CSP 用到对 FAP 患者的十二指肠肿瘤的治疗中，并报道了在少数病例中的应用情况。结果显示一次切除多个息肉也基本没有发生不良事件，现在正在对关于其有效性的前瞻性研究的结果进行统计学分析。

原则上 CSP 是在住院后进行，在咪达唑仑、哌替啶镇静下完成。由于年轻患者较多，镇静效果不充分时可使用右美托咪定或者丙泊酚。

操作顺序是将细的治疗内镜（PCF-H290TI，奥林巴斯）尽可能插到治疗内镜可及的最深处后，一边退镜一边观察，依次对息肉行 CSP（图 5.32，视频 5.6）。即使是 10 mm 以上的病变，如果没有怀疑癌的表现，也可以进行分片 CSP。切除后的标本可以一起回收，选择 5 ~ 10 个大的标本并将其固定于福尔马林后送病理检查。如果有怀疑癌的表现，可以采用水下 EMR，单独取出标

视频 5.6

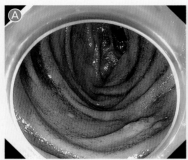 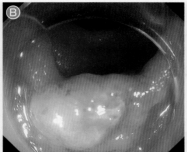 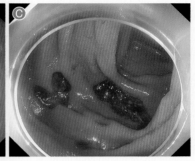

图 5.32（视频 5.6） 30 多岁女性，FAP 伴发的十二指肠多发性腺瘤

Ⓐ 十二指肠多发性腺瘤，无可疑癌的表现。

Ⓑ 不做局部注射，用 10 mm 的圈套器直接圈套病变，不通电切除。

Ⓒ 切除后的创面。没有做组织夹闭合等创面处理，没有发生严重的不良事件，1 次治疗切除了 63 个息肉。

本后送病理检查。

要根据病变形态选择随时可以通电的圈套器，笔者喜欢使用专门为 CSP 开发的可通电的 10 mm 或 15 mm 的 SnareMaster Plus（SD-400，奥林巴斯）。在直视镜下处理困难时，可以用后斜视镜（JF-260V，奥林巴斯）。SnareMaster Plus 在后斜视镜抬举抬钳器的状态下也可以很好地开闭。治疗中会有活动性出血，因此要利用内镜的注水功能进行充分清洗，从而尽可能多地切除病变。由于还有很多小的病变，并不要求在一次内镜治疗中切除所有的病变。内镜切除原本就是预防性治疗以降低患癌的风险，因此不必切除全部病变，要根据患者的情况判断一次切除的病变数量。

治疗后 2 ~ 3 个月以及每年应在门诊进行内镜随访，确认病变的残留情况及多发性病变的情况。在此期间如果发现 3 mm 以下的息肉，可以用大活检钳进行冷活检钳息肉切除术（cold forceps polypectomy，CFP），以进一步降低风险（图 5.33，视频 5.7）。也没有关于 CFP 时息肉切除数量的特殊限制，要根据患

视频 5.7

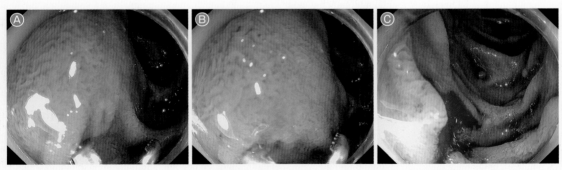

图 5.33（视频 5.7） 30 多岁男性，结肠全切除术后 FAP 伴发十二指肠多发性腺瘤，对大的腺瘤行 CSP 切除后的内镜随访

Ⓐ 十二指肠多发性腺瘤，未见癌的表现。

Ⓑ 钳取可以进入大活检钳杯内的病变。

Ⓒ 切除后的创面。创面没有用组织夹闭合，在门诊进行切除，没有发生严重的不良事件，一次切除 83 个息肉。

者的镇静状态等情况尽可能切除更多的病变。

本治疗方法的有效性在没有获得长期数据前是不明确的。虽然 FAP 所有的细胞都有基因异常，但是如果没有发生二次打击（two-hit）就不会发生腺瘤，没有致癌相关基因的进一步变异也不会发生癌变。因此，笔者认为从预防性外科切除的创伤性及后遗症的角度看，预防性外科切除应该是过度治疗。虽说如此，如果选择随访，等病变出现恶化后做高风险的内镜治疗和创伤性大的外科手术的治疗策略可能难以获得患者的理解。如果充分说明并取得患者的同意，我们需要考虑采取患者更容易接受的治疗方法。

患者检查发现多个比较大的早期病变、癌前病变，请教一下这种情况下的内镜管理

A 如果是浸润癌，为外科手术的适应证；如果是腺瘤及黏膜内癌，则是内镜治疗的适应证

正如《遗传性大肠癌诊疗指南》中所述，家族性肿瘤本来就是多发性病变，具有较高的复发率。与使用圈套的切除术相比，十二指肠肿瘤 ESD 的风险高，并发症多。也就是说，针对 FAP 伴发的十二指肠肿瘤的内镜治疗，缺乏支持选择可以完整切除病变的 ESD 的证据。如果是浸润癌，外科手术是不得已的办法，但是考虑到外科手术具有创伤性大、可能出现后遗症、有发生术后硬纤维瘤的风险以及将来因其他疾病行外科手术的可能性等，如果可以避免应尽量避免。如果是病变很大但是癌的可能性小的平坦型病变，可以选择 CSP 分片切除；如果是凹凸不平、不能排除癌的病变，就用允许分片切除的水下 EMR 法切除，根据回收标本的病理诊断探讨是否需要追加手术治疗。

■ 参考文献

[1] 「遺伝性大腸癌診療ガイドライン　2020 年版」（大腸癌研究会／編），金原出版，2020

[2] Spigelman AD, et al：Upper gastrointestinal cancer in patients with familial adenomatous polyposis. Lancet, 2：783-785, 1989

[3] Hamada K, et al：Feasibility of Cold Snare Polypectomy for Multiple Duodenal Adenomas in Patients with Familial Adenomatous Polyposis：A Pilot Study. Dig Dis Sci, 61：2755-2759, 2016

[4] Hamada K, et al：Safety of cold snare polypectomy for duodenal adenomas in familial adenomatous polyposis：a prospective exploratory study. Endoscopy, 50：511-517, 2018

附录 临床路径

日本国立癌症研究中心东病院临床路径

项目	治疗前一天	治疗当日（治疗前）	治疗当日（治疗后）	治疗后第1日	第2日	第3日	第4日	第5日 出院
日期								
治疗	晚上服用抑制胃酸的药物（过去未服用过抑制胃酸的药物）	• 如有医嘱，起床后服用抑制胃酸的药物 • 上午开始静脉输液	实施ESD	根据医嘱开始服用自带药物 →				如无异常，在治疗后第5日以后出院
饮食	晚餐开始禁食，仅可饮用水、茶水	起床后可饮用少量水（仅可为水或茶水），治疗前1小时禁水	治疗后禁食、禁水	医生查房后可饮水，不能进食	进食5分粥	进食全粥饮食		
体温	每日测3次体温（7:00, 14:00, 19:00），必要时护士到病房测量患者的体温及血压							
副作用（存在个体差异）			如治疗后出现疼痛，可使用镇痛药	• 出现腹痛、恶心、呕吐时呼叫护士 • 出现黑便时呼叫护士查看大便				
活动		• 穿没有金属的上下分体的衣服（可以租睡衣） • 请摘掉义齿、眼镜、隐形眼镜、戒指、手表等一切可以摘除的物品	• 安静卧于手床 • 仅限洗脸及如厕时走路，但治疗后第一次如厕要由护士陪同，请用呼叫器呼叫护士 • 第2次以后如厕时如有头晕，请叫护士	可在病房内步行，出病房要坐轮椅	可在病房内步行			
清洁	在住院前一天洗澡（可在住院前在自己家里完成）			可以用毛巾擦拭身体	可以淋浴	可以洗浴		
说明	• 护士说明治疗开始的大致时间 • 药师对口服药物进行说明	在内镜中心穿着弹力袜（内镜中心有预备）	治疗后返回病房后心电监测、吸氧，如无异常，持续一个小时	早晨可以脱弹力袜	营养师介绍出院后的饮食注意事项（ 年 月 日 开始）个人营养指导			出院前药师对出院带药进行说明

如有任何疑问，可随时询问护士及主管医生

使用说明手册
□ 给接受食管、胃部内镜治疗的患者的相关说明
□ 跌倒相关说明
□ 谵妄相关说明
□ 预防压疮说明（存在压疮风险时）

日本静冈癌症中心临床路径

接受内镜黏膜下剥离术的患者

（　　）先生／女士

项目	入院前	入院治疗日期 第1日 治疗前	入院治疗日期 第1日 治疗后	第1日	第2日	第3日	第4日（出院日）
身高/cm	（入院时）						
体重/kg	（入院时）						
体温/℃	（入院时）			6点 10点 14点 20点	6点 10点 14点 20点	6点 10点 14点 20点	（出院时） 6点
饮食	入院前晚餐最晚20点结束，其后禁食固体食物（可以饮水、茶、饮料）	禁食 治疗前可饮水	禁食、禁水	禁食 根据内镜治疗情况，可以饮水	中午开始进食（进食非医院提供的食物） （午餐）5分粥 主食 /10 菜 /10 （晚餐）5分粥 主食 /10 菜 /10	（早餐）软菜全粥 主食 /10 菜 /10 （午餐）软菜全粥 主食 /10 菜 /10 （晚餐）软菜全粥 主食 /10 菜 /10	（早餐）软菜米饭 主食 /10 菜 /10
排便				护士观察治疗后的第一次大便			
注射		入院开始，持续24小时		静脉输液到中午前 侧管注入抑制胃酸的药物			

用药	抗凝血药 从（ ）开始停用（ ）*	当日早晨按医嘱服药 将现在服用的药物交给护士	停用平时服用的药物	治疗后为了预防出血，静脉给药4次（如果没有侧管，则口服）	根据内镜检查结果，治疗溃疡的药物，从中午服用	患者出院带药
检查、处置			留置鼻导管 —— 内镜检查时拔出鼻导管	必要时吸氧	采血、内镜、钡餐造影	
活动		治疗前待在病房内	躺在平车上返回病房 回到病房后卧床 上厕所时叫护士	坐轮椅去检查室进行检查 检查结束后可在病房内活动	可在医院内活动	没有限制
清洁		入院前刷牙，摘掉义齿	不能洗澡	擦试身体	可以淋浴	可以泡澡
说明和指导	吸烟、饮酒会影响治疗部位的愈合，从治疗前开始禁烟酒	介绍住院生活及治疗	治疗后医生向家属介绍病情		告知患者下一次门诊就诊时间以及出院后的注意事项	
		• 尽可能减少携带的物品 • 自行保管贵重物品	在治疗当日容易出血			

如有腹痛、恶心，请通知医护人员

注：*前边的（ ）填写日期，后边的（ ）填写药物名称。

245

日本国立癌症研究中心中央病院临床路径

姓名：　　　主管医生：　　　主管护士：

项目	住院当日（治疗前一天）	治疗当日 治疗前	治疗当日 治疗后	治疗后第 1 日	第 2 日	第 3 日	第 4 日	第 5 日
目标	• 做好治疗的心理建设 • 配合术前准备	• 理解注意事项，安全度过 • 如果身体状况出现异常，立即告知				理解出院后注意事项	理解出院后注意事项	按计划出院
静脉输液、注射	如果有需要自行注射的药物，如胰岛素等，请告知医护人员	从上午开始静脉输液，持续 24 小时		预计 21 点结束静脉输液				
口服药物	• 如有平时服用的药物，请告知护士（忘记带了也要告知） • 入院后口服治疗溃疡的药物	• 请根据医生的医嘱继续服用或者停止服用口服药物 • 早晨服用治疗溃疡的药物		口服治疗溃疡的药物（仅早晨一次）	口服治疗溃疡的药物（仅早晨一次）	口服治疗溃疡的药物（仅早晨一次）	口服治疗溃疡的药物（仅早晨一次）	
检查、测量	测量身高、体重		心电监测	• 早晨采血 • 医生判断是否可行胃镜检查				
处置	测量弹力袜的大小	开始静脉输液 穿着弹力袜直到允许去除 去掉义齿、贵重金属、手表 允许戴眼镜及助听器	治疗后吸氧 2 小时，其后根据体情况可能持续吸氧	• 静脉输液结束后拔针 • 可自由穿脱弹力袜				
饮食	晚餐在 20 点前结束，其后禁食固体食物，禁食糖、口香糖	禁食	禁食、禁水	禁食固体食物	早晨开始饮食 溃疡半稀粥	溃疡全粥	禁食医院外食物	溃疡普食
饮水	20 点以后仅可饮水	仅可饮水	仅可服药时的少量饮水	获得医生允许后可饮水	• 可以饮用水、绿茶、大麦茶等 • 住院期间避免引用上述以外的饮品（如红茶、咖啡等） • 避免饮用含有咖啡因等能增加胃酸分泌的饮品			

246

活动	· 无限制 · 如果去院外，须告知医生并请假，一定要告知护士 · 在病房内活动		· 治疗后平车返回病房 · 尽量卧床	· 可以在病房内走动 · 长时间卧床后起立可能感到头晕，先在床上坐起，过一会儿再下床 · 出病房时要通知护士	
排泄	· 可以去厕所 · 去内镜室前请完成排便	· 仅在如厕时可以步行，在去厕所前一定要呼叫护士 · 根据情况可能需要导尿		· 治疗后初次排便后要请护士检查大便性状 · 以后如果有黑便也要通知护士	
清洁	· 可以洗澡，但要提前告知护士 · 卸妆，去掉甲油	· 静脉输液前可以洗澡，但是有时候会来不及，要和病房护士商量	不能洗浴	可以淋浴，要告知护士	可以洗澡
说明	护士介绍医院情况、入院后的生活及治疗流程	预计（　）点开始治疗，根据内镜室的情况有可能延长等待治疗的时间，请事先知晓。患者被呼叫后带着病历步行到内镜中心，如有家属，请一同来内镜中心，但是内镜室的等候区有门诊患者，因此需在病房或诊室等候	治疗结束后，在内镜中心由医生向家属介绍治疗内容		护士介绍出院后注意事项
其他	· 院内禁烟（院内无吸烟场所） · 签署知情同意书	患者治疗中、家属要在病房等候，如果有家属呼叫，请前往内镜中心	营养指导（周二、周五）		· 出院后在门诊向患者介绍治疗结果 · 需要住院证明等文书时，请到一楼文书室申请

日本大阪国际癌症中心临床路径

疾病名称：□早期胃癌 □胃息肉 □其他（　　　）
胃黏膜切除术、黏膜下剥离术入院计划书

患者编码

病房：

主管医师姓名：　护士姓名：
主治医师姓名：　日期：
患者签名：
代理人签名：

★ 有关住院的任何问题都可以提出来

项目	入院当日	治疗当日（治疗前）	治疗当日（治疗后）	治疗后第1日	第2日	第3日	出院日	出院次日
日期								
活动	在病房内自由活动	• 不要离开病房 • 治疗时前往内镜中心	如厕以外皆卧床	在病房内自由活动	在医院内自由活动			
饮食	内镜检查餐	禁食，仅可少量饮用水、茶水、运动饮料	• 治疗后禁食 • 治疗1小时后可饮少量水或茶水		5分粥	7分粥	全粥	普食
排泄		静脉输液时可以步行至上厕所		• 治疗后第1次排便前通知护士陪同，护士需要确认第2次大便，便后不要冲洗，用厕所呼叫器呼叫护士查看大便 • 出现腹痛、恶心、呕吐时呼叫护士 • 出现黑便时呼叫护士查看大便				注意大便颜色，直到术后2周
清洁	清沐浴及剪发	不允许沐浴			静脉输液结束后可淋浴	可以淋浴		
药物	• 确认自备药物 • 开始服用治疗溃疡的药物（兰索拉唑）	仅服用医嘱内药物			抗血栓药等药物按照医嘱服用，其他药物照常服用			
处置、治疗	出病房前开始静脉输液		• 静脉输液治疗 • 有时候会留置鼻胃管	• 静脉输液治疗 • 早晨采血	静脉输液到中午			
说明	为了避免错误，患者需要戴姓名手环并去掉指甲油	• 去掉发卡、手表、戒指等金属物品 • 患者被呼叫时前往内镜中心（3楼） • 家属请在内镜中心等候	如有腹痛、恶心、呕吐等不适，请通知护士		将出院后生活指导小手册及下次门诊的预约条交给患者			

注：疾病名称是现阶段的名称，随着后续的检查有可能发生变化。住院时间是根据现阶段的预测。